Elogios para
Mark *"Dr. Té"* Ukra

"El Dr. Té destaca la importancia del consumo de té para el control del peso y la buena salud —un secreto que se ha conocido por miles de años en el lejano Oriente. En su estupendo libro, *La dieta del té*, el Dr. Té trae el conocimiento de esta maravillosa bebida a nuestras costas".

—Michael D. Ozner, MD, FACC, FAHA, autor de
The Miami Mediterranean Diet, y presidente de la
American Heart Association de Miami

"*La dieta del té* brinda una gran riqueza de información acerca de cuán fácil es optimizar tu salud —cuando todo lo que necesitas es agua, una pava, tu jarrito favorito y hojas de té de tu elección".

—Dr. Bryce Wylde, autor de
The Antioxidant Prescription

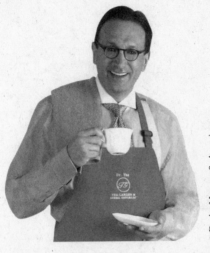

MARK *"Dr. Té"* UKRA es reconocido ampliamente como experto en té, historiador y representante del movimiento contemporáneo del té. Su familia ha estado involucrada en el mundo del té por más de doscientos años. Su abuelo fue uno de los mayores distribuidores de tés en el Medio Oriente. En los últimos catorce años, el *Dr. Té* ha viajado por todo el mundo para profundizar sus estudios sobre el té y es considerado una autoridad en el tema.

El Dr. Té y su esposa Julie e hija Lucky viven en Los Ángeles, donde son dueños de *Dr. Tea's* y están constantemente difundiendo los beneficios del té.

www.ultimateteadiet.com

ADELANTE

la
DIETA
del TÉ

la
DIETA

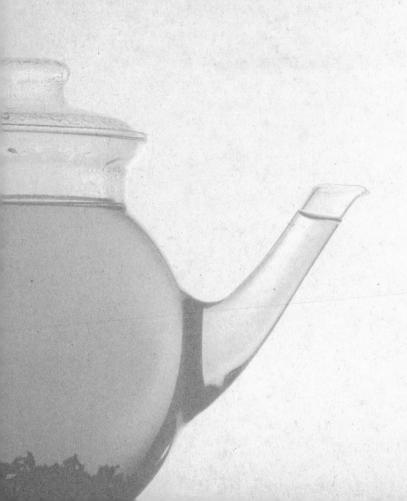

del TÉ

Cómo estimular
tu metabolismo,
reducir tu apetito y
conseguir el cuerpo
de tus sueños

Mark "Dr. Té" Ukra

con Sharyn Kolberg

Traducción del inglés por
Virginia Elizalde

 Una rama de HarperCollinsPublishers

Este libro instruirá al lector acerca de los beneficios que tomar té tiene para la salud. Está basado en experiencias personales, trabajo de investigación y observaciones del autor quien no es ni médico ni doctor naturopático. El propósito de este libro es informar y de ninguna manera debe ser considerado un sustituto para el consejo médico o de un profesional naturopático, los cuales deberían ser consultados por el lector en lo referente a su salud y antes de comenzar cualquier dieta o programa de salud. Tanto el autor como el editor renuncian expresamente a toda responsabilidad por cualquier efecto adverso que surja como consecuencia del uso o aplicación de la información contenida en este libro.

Diseño del libro por Jaime Putorti

Este libro fue publicado originalmente en inglés en el año 2008 por Collins, una rama de HarperCollins Publishers.

PRIMERA EDICIÓN RAYO, 2008

Library of Congress ha catalogado la edición en inglés.

ISBN: 978-0-06-162424-7

08 09 10 11 12   DIX/RRD   10 9 8 7 6 5 4 3 2 1

DEDICACIÓN

A toda mi familia, tanto los que están entre nosotros como los que están en nuestro corazón. A Gram y Grampa, Mamá y Papá, Sis, Curly Lulu y Mo. A toda persona buscando un cambio en sus vidas. A mi hija Lucky y mi amorosa y devota esposa y mi mejor amiga Julie, cuya orientación ha sido el catalizador para esta guía.

CONTENIDO

TERCERA PARTE:

Todo sobre el té

Nunca tuve la intención de escribir un libro.

Mi esposa y yo tenemos un negocio en Los Ángeles llamado dr. tea's. Todos los días, la gente viene para disfrutar una o dos tazas de té, quizá para leer un libro, trabajar un rato en una atmósfera tranquila o para charlar con amigos. Algunas veces me ven con mi bata o delantal naranja brillante y comenzamos a hablar. Y me cuentan sus problemas. Ahora, yo no soy médico, ni psiquiatra, ni siquiera barman, pero la gente tiende a hablarme acerca del curso de sus vidas. Muchos tienen una noción vaga de que el té es bueno, pero desconocen por qué, o cómo. Después de estar sólo dos años al frente de dr. tea's, ya había tenido miles de conversaciones sobre el té.

El tema que siempre aparece una y otra vez es: "¿Qué té puedo tomar para perder peso?" Y les he contado sobre el té y el hecho de que tiene tres ingredientes increíbles que trabajan juntos en la química del organismo para incrementar el metabolismo, disminuir el apetito y ayudar a estabilizar el nivel de azúcar en la sangre. Les he mostrado la planta *Camellia sinensis*, la planta de la cual provienen todos los té verdaderos, y les he contado que cualquier té —blanco, verde, Oolong o negro— que provenga de esa planta los ayudaría a perder peso.

Les he explicado qué funcionó para mi, y qué funcionaría para ellos también. La gente empezó a seguir mi plan, y perdieron peso. Y les comentaron a sus amigos, que a su vez vinieron a dr. tea's queriendo conocer mi "secreto". Les di la misma información, y ellos les comentaron a sus amigos —y tú sabes como sigue esto. Pronto me di cuenta de que lo mejor sería escribir mi historia del "té" y difundir la información.

De este modo nació *La dieta del té*.

¿Una dieta del té? ¿Realmente? No te culpo por ser escéptico. También lo sería yo —si se me dijeran que todo lo que tengo que hacer es beber té para que las libras simplemente desaparezcan. Pero no hay tal suerte. El té es maravilloso en muchos aspectos, pero no es una droga que haga milagros. Si quieres bajar de peso, tienes que poder decir: "Puedo bajar de peso, llevar una dieta balanceada y hacer ejercicios en una cantidad moderada". Pero no debes irte a los extremos, y no tienes que ser perfecto en cada comida por el resto de tu vida. Debes comer proteínas, grasas y carbohidratos (sí, carbohidratos). *La dieta del té* te mostrará cómo calcular fácilmente las proporciones y porciones de estos nutrientes sin una balanza o contador de calorías. Tendrás un plan de comidas para catorce días que puedes seguir tal cual es, o usar como guía para preparar tus propios desayunos, almuerzos, meriendas, cenas y hasta postres saludables. Y, ah sí, ¡las recetas! Quizá te sorprendas al saber que puedes no sólo beber té, sino que también puedes cocinar con él.

Yo mismo soy una prueba positiva de que *La dieta del té* funciona. Pero no soy la única prueba. Ahora tengo cientos de "test-TÉ-monios" de personas como tú que han perdido peso y pulgadas siguiendo esta dieta simple y bebiendo té todo el día —a la mañana, al mediodía, a la tarde, antes de las comidas, con las comidas, después de las comidas. Bébelo caliente, bébelo frío, bébelo del modo que prefieras. Simplemente comienza a beber té y comenzarás a ver y sentir una diferencia.

Este libro está dedicado a todos aquellos que se sienten desesperanzados, desalentados y cansados del modo que lucen y se sienten. Aquí no hay mentiras, está todo respaldado por la ciencia. Todo lo que debes hacer para iniciarte es encontrar un té que te encante y comenzar a beberlo.

Cuando comencé a beber té, ¡empecé a sentirme más saludable y feliz conmigo mismo! Empecé a tener control sobre mi vida —tú comenzarás a tener control sobre la tuya. El simple hecho de hacer una elección conciente, pensada cuidadosamente, acerca de cuál será tu ingesta del día, cada y todos los días, será tu pasaje para hacer todos los cambios que has querido hacer en tu vida.

Probablemente comenzarás la dieta sólo para perder peso. *Perderás* peso y *perderás* pulgadas. Pero ganarás mucho más. Verás diferencias en tu piel y en tu cabello. Querrás estar más activo y comenzar a hacer ejercicios y te sentirás más agudo y mucho más energético. Y volverás a tener la confianza en ti mismo que una vez tuviste y perdiste de algún modo a lo largo del camino.

Y puedo decirte todo esto con confianza, no sólo por mi experiencia, sino por toda la retroalimentación que he recibido de la gente que ha hecho la dieta del té y que me ha escrito a drtea@ultimateteadiet.com o ha vuelto para contarme cuánto han cambiado sus vidas, de a una taza de té por vez.

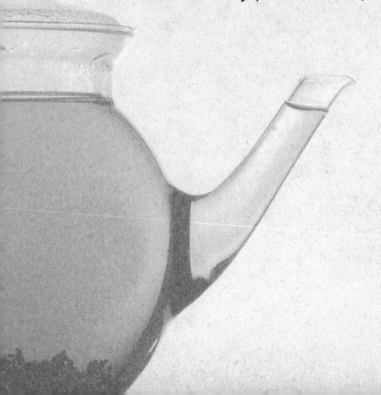

primera parte

la conexión té y pérdida de peso

1

¿Qué tiene que ver el té con todo esto?

Querido Dr. Té,

He sido gorda todo mi vida. Tengo una familia que me apoya mucho y compañeros de trabajo muy amables, pero cuando no te gusta como luces, nada de lo que digan o hagan para hacerte sentir mejor funciona. Era negativa conmigo misma y con todos a mí alrededor.

Aquí es donde apareces tú. De regreso a casa desde mi trabajo pasaba por dr. tea's diariamente y siempre me preguntaba cómo sería. Estacioné mi auto un par de veces, pero el patio estaba lleno de "gente hermosa" y me sentí terriblemente desubicada, así que me escapé. Un día mientras manejaba a casa iba escuchando un programa en la radio donde llaman los oyentes, y me encontré escuchando a una mujer con las mismas quejas y aflicciones que tenía yo —y sonaba realmente patética.

Estacioné mi auto junto a la acera y lloré por media hora. Entonces di la vuelta con mi auto y me dirigí hacia tu negocio, caminé entre la gente del patio y encontré un lugar vacío en tu bar de té. Comencé a hacerte preguntas sobre los beneficios para la salud de tus tés. Me dejaste anonadada cuando me hablaste sobre los increíbles beneficios para reducir de peso asociados al té. Luego comenzaste a contarme sobre tu Dieta de estilo de vida, y comencé a tomar notas.

Hice exactamente lo que me dijiste. Bebía mi té todo el día, comía lo que sabía era lo correcto para mí, meditaba por lo menos un minuto al día y comencé a hacer algo de ejercicio. No me había movido por años. Comencé caminando alrededor de la casa y, Dr. Té, ahora lo he hecho alrededor de la cuadra.

Me place contarte que he bajado 17 libras en el último mes. Me siento más feliz y saludable de lo que me he sentido jamás. Pensar de forma positiva ha cambiado todo sobre mi. Te debo tanto Dr. Té. Me trataste como si fuera alguien, y ahora lo soy. Que todas las bendiciones de mi vida te visiten a menudo.

Edith P., Los Ángeles, CA.

Edith P. está, como lo están millones de americanos, preocupada por su salud, infeliz por su apariencia e insegura acerca de su capacidad para cambiar su vida. Cuando se acercó a mí buscando un consejo le sugerí que hiciera lo que había funcionado para mí: comenzar despacio, terminar con la insensatez de todas las dietas eternas que no dan resultado y comenzar el camino hacia la buena salud, de a una taza de té por vez.

Correcto, té.

No soy médico, ni nutricionista, ni psiquiatra. Soy un hombre común, como tú, que entendió las cosas por si mismo quince años atrás. Soy un experto y un aficionado al té. Mi familia ha estado en el negocio del té por más de 200 años. He estudiado todo lo que hay para estudiar sobre este tema, y he viajado por el mundo para aprender sobre el té de primera mano. He saboreado y testeado casi todos los tipos de té que hay, desde bolsitas de té hasta valiosas tortas de té que han sido maduradas por décadas, y tés mezclados con mantequilla de yak servidas en la China más fina.

Y aquí está lo que sé: *¡Es la hora del té!* De acuerdo a la Asociación del Té de América (Tea Association of America), la industria del té superó los $6,2 billones en 2005 (y se espera que sobrepase los $10 billones para 2010) con los americanos bebiendo 2,2 billones de galones de té por año. Los americanos se están dando cuenta de que no necesitan una bebida "grande" en de la barra del café de la esquina para obtener el estímulo extra necesario para sobrellevar su día. Los beneficios del té pueden proveer la estimulación y empuje sin todos los efectos secundarios de una bebida con alto contenido en cafeína. Es simplemente una taza de buena salud cada día.

¿Sabes cuál es la bebida más consumida en el mundo? No, no es el café, ni la cerveza, ni el vino. Es el agua. ¿Y qué viene después en la lista? Todavía no es el café. No es vino, ni cerveza. Es el té. En los países más poblados del mundo, la bebida que más se consume después del agua es el té.

Es hora de que el té sea reconocido en este país, no sólo por los beneficios para la salud que la mayoría del mundo le ha reconocido por siglos, sino por su increíble capacidad para ayudar a detener una de las crisis de salud más grandes del mundo a la fecha: la obesidad. Los americanos, y los niños y adolescentes americanos, se están volviendo más y más gordos cada año y están pagando las consecuencias en diabetes, enfermedades cardíacas y derrames cerebrales.

Millones de americanos empiezan y abandonan dietas todos los días. Si estás leyendo este libro, probablemente seas uno de esos millones, y probablemente estés cansado de tu propio yo-yo de experiencias con dietas. Tratamos de comer correctamente, hacer elecciones saludables y librarnos de adicciones al azúcar y a la cafeína, pero es demasiado difícil.

Entonces nos volvemos hacia las drogas; compramos suplementos hechos de oscuras plantas encontradas sólo en los desiertos de África, suprimimos grupos de comida enteros y nos confundimos totalmente por lo que el gurú de las dietas más reciente nos dice que debemos comer (que es justamente lo contrario a lo que propugnó el gurú anterior). Lo que no sabemos es que no necesitamos drogas, suplementos o reglas de cálculos para ayudarnos a entender cómo liberarnos de las libras. Lo que necesitamos saber es muy simple: *Beber té nos ayudará a perder peso*. Sí, té. Económico. De buen sabor. Y disponible para todos en cualquier lugar. Té, con ingredientes *naturales* que no sólo nos ayudará a perder peso, sino que además reducirá nuestras ansias por los dulces, suprimirá nuestro apetito, elevará nuestra eficacia en relación a la insulina, disminuirá nuestro colesterol y estimulará la termogénesis, que ayuda al cuerpo a quemar grasa para generar energía. ¡Todo esto de una taza de té!

Esto no es teoría, conjetura o expresión de deseo. Esto es ciencia exacta, probada estudio tras estudio, llevados a cabo durante los últimos diez años por algunos de los científicos más respetados del mundo que han arribado a la misma conclusión: el té ayuda a reducir el peso.

Simple y verdadero.

¿Cómo funciona?

La dieta del té es el primer libro que revela el increíble potencial del té para perder peso. El secreto está en la sinergia de los tres ingredientes principales del té: cafeína, L-teanina y EGCG, y este secreto será explicado enteramente en los últimos capítulos. Pero aquí tienes un rápido resumen de los ingredientes, comenzando por la cafeína. Dado que la cafeína es un estimulante, te ayudará a perder peso. De todos modos, y desafortunadamente, la cafeína tiene efectos secundarios no saludables. Los estudios recientes han demostrado que la cafeína eleva tanto el nivel de azúcar en la sangre como el de insulina.

¿No tiene cafeína el té?

Sí, la tiene, pero es mucho menos que la que encontrarás en una taza de café. Y aquí está la "magia" del té: tiene además L-teanina, un aminoácido que funciona para contrarrestar los efectos dañinos de la cafeína. La L-teanina también tiene influencias sobre los neurotransmisores en el cerebro que afectan tus niveles de dopamina y serotonina, que son los que envían las señales de saciedad al cerebro. Cuanto más té bebas, más fuerte será el mensaje enviado a tu cerebro que dice "No tengo hambre". Por consiguiente, el té no sólo te ayuda a perder peso, te ayuda también a reducir tu apetito y a permanecer en la dieta.

El tercer ingrediente del té es EGCG, el antioxidante milagroso que estimula el metabolismo de tu organismo; realmente estás quemando grasa mientras estás allí sentado, tomando tu té. EGCG también disminuye los niveles de triglicéridos en la sangre e inhibe la acumulación de ácidos grasos en las células grasas, convirtiéndose de este modo en un agente importante contra la obesidad.

¿Puedes comer cualquier cosa que desees y aún así perder peso simplemente incluyendo té en tu dieta? Probablemente no. Pero si comienzas por beber té, comenzará a mostrar su influencia en tus ondas cerebrales alpha, tus neurotransmisores, y tu metabolismo para aumentar tu energía y disminuir tu apetito. Cuando agregues a La dieta del té el plan de comidas para perder peso y una cantidad moderada de ejercicio, las libras y pulgadas desaparecerán rápidamente y con seguridad.

Bien, justo ahora estarás pensando, *Aquí estamos nuevamente. Otro libro de dietas prometiéndome esto y aquello —sólo que éste es sobre el té. ¿Verdad?*

Error.

La dieta del té no es sólo otro libro de dietas. ¡De ningún modo! Estoy tan cansado como tú de todos esos libros de dietas que pregonan la pérdida de peso; ellos pueden ayudarte a perderlo por unas pocas semanas o meses —y luego recuperas nuevamente tu peso habitual o, peor aún, pesas aun más que antes, dejándote deprimido y desalentado por no haber podido mantenerte en esa dieta.

Esas dietas funcionan inicialmente por todo lo que debes dejar: dulces y meriendas y a veces categorías completas de alimentos (¿alguien extraña los carbohidratos?). En *La dieta del té*, tú tienes que reducir la cantidad de dulces y meriendas, pero también aprendes a comer de forma saludable, comidas balanceadas que incluyen todos los grupos de alimentos. Pero lo que hace única a esta dieta no es lo que tienes que dejar, sino lo que agregas: el té.

Y eso no es todo. *La dieta del té* es una simple guía para hacer cambios en tu vida que te permitirán perder peso. Por eso funciona, y por eso funcionará para ti como lo ha hecho para mi, y para incontables clientes de dr. tea's a lo largo de los años.

Una consecuencia de este estilo de vida es perder peso y mantenerte así.

*Una consecuencia de este estilo de vida es conseguir el control
sobre tu vida.*

*Una consecuencia de este estilo de vida es recuperar la con-
fianza en ti mismo que perdiste, tantas dietas atrás.*

*Una consecuencia de este estilo de vida es sentirte energizado
todo el día.*

*Una consecuencia de este estilo de vida es sentirte más saluda-
ble y más feliz.*

Historias exitosas

Al mismo tiempo que comenzaba a escribir este libro, invité a un
grupo de personas a emprender el camino de La dieta del té conmigo. Dieciocho intrépidos AmigoTes siguieron el programa durante ocho semanas, llevaron diarios, respondieron cuestionarios
semanales y perdieron un total combinado de 197 libras. Era un
grupo diverso, con edades entre los veinte y los cincuenta y un
poquito, con una variedad de objetivos de pérdida de peso. Fue
más exitoso que lo que hubiera jamás imaginado. Teníamos incluso tres miembros de la misma familia (dos hermanos y una
hermana) que perdieron juntos más de 60 libras ¡en sólo ocho semanas! Encontrarás las anécdotas de algunas de estas personas a lo
largo del libro, y escucharás lo que tienen para decir. Por ejemplo,
cuando se preguntó, justo después de la primera semana, cuál
fue la diferencia más notoria que había generado La dieta del té,
Christine A. respondió:

*¡Mi apetito! Wow... el primer día que bebí té todo el
día ni siquiera tenía apetito a la hora de la cena. ¡Eso
NUNCA me sucede! El té realmente suprime el hambre. Temía que el té no funcionara para mi, pero estaba*

*equivocada. Funciona. He sumado el té a mi vida y
lo amo.*

Hay múltiples factores que hacen que los seguidores de La dieta
del té sean tan exitosos.

1. *Su principio básico es fácil de recordar: encuentra los tés
   que te gusten y bébelos todo el día.* Una de las mejores cosas acerca de La dieta del té es que viene en una gran variedad de sabores y formas. En el próximo capítulo aprenderás a
   identificar los tipos de té que tienen más beneficios en relación a la pérdida de peso —pero en esas categorías tienes lite-
   ralmente cientos de opciones. Los hay dulces, agrios, salados,
   livianos, intensos. Hay tés frutales y con especias. Hay tés
   en bolsitas y en latas. Los hay relativamente caros y otros
   extremadamente económicos. Si hay algo que pueda garanti-
   zarte es que con todas estas opciones, podrás encontrar tés
   que no sólo te gusten, sino que estarás queriendo beberlos
   todo el día.

2. *El plan de comida sugerido es fácil de seguir.* Es una dieta
   saludable, balanceada, que incluye proteínas, carbohidratos
   y grasas, y hasta varias meriendas sabrosas y postres. Pero
   el aspecto más emocionante del plan es que todo en él ¡es
   hecho con té! Hay alimentos en base a té para el desayuno,
   almuerzo y cena, dulces y meriendas de mediodía, todo deli-
   ciosamente hecho con té de modo que obtienes los beneficios para la salud y para perder peso con cada bocado
   que das. Y ellos son para chuparse los dedos, ¡por si fuera
   poco! Y aquí viene la parte hermosa: todos sabemos que
   una pechuga de pollo magra es una opción saludable y dieté-

tica. Pero como te dirá cualquier persona que haya estado en una dieta, después de una semana de pechugas de pollo, entregarías a tu primogénito por un poco de asado. Por suerte, La dieta del té no sólo te da una enorme variedad de comidas además de pollo, sino que también podrás cambiar el sabor de tu comida simplemente variando el tipo de té que estás usando para sazonar. ¿Quieres sabor a asado? Prueba Lapsong Souchong. ¿Quieres un saborcito a cítricos? Sazónalo con un poco de Earl Grey (el cual está combinado con aceite de bergamota, una naranja pequeña y ácida). *La dieta del té* incluye más adelante docenas de recetas con consejos y técnicas para elegir el té que te dará el sabor que quieres.

Pero la verdadera belleza de La dieta del té está en el simple hecho de que el té puede ser agregado a cualquier otra dieta o plan de alimentación que estés siguiendo y seguirá produciendo resultados positivos para la pérdida de peso. Por lo tanto si estás haciendo la dieta Weight Watchers, puedes mejorar sus resultados bebiendo té todo el día y agregándolo a todas las recetas de Weight Watchers. Si estás siguiendo la dieta You on a Diet, o la Dieta Zone, o la dieta South Beach, o la Dieta Mediterránea de Miami, o Volumetrics, puedes hacer lo mismo. No sólo bajarás de peso si sigues La dieta del té, sino que, si simplemente bebes té todo el día, puedes destrabar el potencial para que funcione cualquier otro plan dietético.

3. *La filosofía de pérdida de peso del Dr. Té: Si quieres hacer cambios en tu vida, tienes que cambiar tus pensamientos y tus hábitos.* Hay muchos pasos de sentido común que puedes dar para que eso suceda:

✳ *Di que puedes ¡y podrás! Di que no puedes y no podrás.* No permitas que el "No puedo" continúe siendo la excusa para no cambiar tu vida y perder peso. Di que puedes cambiar tu vida, ¡y lo harás! Di que puedes perder peso, ¡y lo harás! Si quieres cambiar lo que comes, tienes que cambiar lo que piensas sobre la comida. Enfoca tu atención en beber té, comer bien y seguir el plan de comidas, y perderás peso.

✳ Bebe té todo el día de modo que tu organismo esté siempre metabolizando. Los científicos están de acuerdo en que un adulto promedio debería consumir entre 2 y 2,5 litros de agua por día (eso es cerca de ocho a diez vasos de 8 onzas). Este consumo necesita ser aumentado durante los períodos de mucho calor, y durante o después de períodos de actividad física. Sin embargo, el requerimiento diario no necesariamente es de agua pura. ¡El té también cuenta! Recomiendo por lo menos ocho tazas de 8 onzas por día. Aunque la mayoría de las personas que siguen La dieta del té llenan sus botellas de 16 ó 24 onzas, van bebiendo sorbitos durante todo el día, y la vuelven a llenar cuando es necesario. Cuando vayas leyendo el libro, irás encontrando muchos métodos ingeniosos para llevar y beber té a la mañana, tarde y noche.

✳ Planifica las comidas para el día. Cada cosa que hacemos comienza con nuestros pensamientos. Comienza el día pensando acerca del menú del día, y enfoca tu energía en cumplir tu plan.

✳ Identifica las comidas que provocan tus ansias de comer. Todos tenemos comidas que generan nuestros impulsos a sobrealimentarnos. Para algunos es el pan, para otros los helados, las galletas, las tortas o barritas dulces. Aún cuando el beber té ayudará a dominar esas ansias, tú debes conocer qué alimentos en particular te harán luchar contra los efectos del té. Al identificarlos, por favor elimínalos de tu despensa y de tu dieta.

✳ Come sólo cuando tengas hambre y deja de hacerlo al sentirte satisfecho. Todos comemos por una variedad de razones. Aprende a identificar tus hábitos de alimentación (¿comes cuando estás ansioso, feliz, estresado, muy cansado?). Permítele a tu cuerpo que te diga cuándo necesitas reabastecerte por sustento y energía, no por comodidad o para aliviar dolores emocionales.

✳ Reemplaza cualquier mal hábito de alimentación por una taza de té. Si tienes que comer algo dulce antes de ir a la cama, intenta tomar un té con sabor a caramelo —o chocolate— o un té preparado con ligero dejo a manzana, arándano o pastel de calabaza (sí, Virginia, existen). Si lo que estás por comer no está en tu plan del día, encuentra un té adecuado para reemplazarlo —y las libras comenzarán a desaparecer.

Si quieres dar comienzo a la dieta ahora, dirígete directamente al capítulo 8. Pero por favor, regresa y lee los capítulos del 2 al 4 de modo que entiendas cuál es el milagro del té y por qué funcionará para ti. Y asegúrate de leer los capítulos 5, 6 y 7 para que entiendas que *puedes* bajar de peso, ya sea que hayas sido exitoso antes o no, cambiando tus pensamientos y encontrando los té que satisfagan tus ansias y te ayuden a mantenerte en La dieta del té.

Mi meta es hacer que este viaje sea tan fácil para ti como sea posible. Como todo en la vida, cuanto más pones, más obtienes. No esperes ser perfecto, porque ninguno de nosotros lo es. Tendrás errores, contratiempos y lapsus en los cálculos como los tengo yo. Son temporarios. Relájate y aprende que el té es indulgente, y todo lo que tienes que hacer es regresar directamente a La dieta del té porque, como descubrirás leyendo el resto de este libro, los componentes fundamentales del té verdaderamente ayudarán a mantenerte en la dieta. Por lo tanto, si estás listo para hacer un cambio en tu vida, entonces ve y prepárate una taza de té —o mejor aún, prepara una pava entera para ti— y comienza el viaje a ser una persona más delgada, saludable, de a una taza de té por vez. Es tan fácil como uno —dos— TÉ.

> *Es muy extraño, este dominio de nuestro intelecto por nuestro aparato digestivo. No podemos trabajar, no podemos pensar, a menos que nuestro estómago lo desee. Determina nuestras emociones, nuestras pasiones. Después de los huevos y la panceta dice, "¡Trabaja!" Después del bistec y la cerveza negra, dice "¡Duerme!" Después de una taza de té… le dice a nuestro cerebro, "¡Ahora levántate, y muestra tus fortalezas! Sé elocuente, y profundo, y sensible; mira, con una vista clara, dentro de la Naturaleza, y dentro de la vida: despliega tus alas blancas de pensamiento vibrante y levántate, como un espíritu como de dios, sobre el mundo que gira debajo tuyo, a través de largos senderos de estrellas flameantes hacia las puertas de la eternidad."*

> JEROME K. JEROME (1859–1927):
>
> *Three Men in a Boat*

Perfil de un AmigoTÉ

Nombre: **Ron H.**

Edad: **37**

Peso perdido: **11 libras**

Pulgadas perdidas: **9,75**

Té favorito: **Jengibre y limón**

Comencé a engordar cuando estaba en la escuela primaria. Mis padres siempre me alentaron a que bajara de peso. La primera dieta que hice fue una similar a la de Weight Watchers. Tenía que ir a reuniones con mi mamá. Era el único niño allí. Nos sentábamos todos los días y contábamos calorías. Odiaba la dieta. La abandoné y volví a subir de peso.

En la universidad, tuve el típico aumento de peso de 15 libras. Luego volví a engordar y nuevamente volví a hacerlo más adelante. En el segundo año de la universidad, comencé a correr. No estaba por cierto en una dieta, pero eso me ayudó a perder peso. Luego me fui a California. Tenía asma y al salir a correr volvió a desencadenarse, así que dejé de correr. Por supuesto, volví a engordar.

Probé un par de dietas diferentes aquí y allá. Hice la Sin Grasa. Intenté una dieta con algo similar a la sopa que quema grasa. Eso fue muy repugnante. Perdí algo de peso y luego, al dejarla, me volví loco y recuperé todas mis libras.

Cuando tenía alrededor de 34 años, llegué a pesar 300 libras. Comencé la dieta Atkins y perdí 125 libras en nueve meses. Me sentía bárbaro y corría 6 millas por día. Tenía que comprar pantalones nuevos cada dos semanas. De todos modos, tan pronto como me permití comer algunos carbohidratos otra vez, fui derecho hacia el almacén de rosquillas. Y en un abrir y cerrar de ojos llegué a los 240. Luego me comprometí y tenía que verme bien para las fotos, así que perdí 20 libras haciendo la dieta South Beach. Me casé, se tomaron las fotos y volví a subir llegando a 260 libras.

El año pasado, nació mi primera hija. Comencé con problemas en las rodillas y dolor lumbar, y el asma me estaba fastidiando. Quería estar allí para ver crecer a mi niña, y quería participar en todo lo que ella quisiera hacer. Tenía un recién nacido y no estaba durmiendo, y mi trabajo era muy estresante. Además, sufrí problemas digestivos el año anterior y tuve que ir a ver a un gastroenterólogo. Me dijo que debía mejorar mi dieta, y dejar las siete u ocho tazas de café que estaba tomando todos los días.

Entonces escuché sobre el Dr. Té y La dieta del té. Ahora mi vida es muy diferente. Cuando me levanto paseo a mis perros junto a mi hija. Cuando regreso a casa del paseo, desayuno y preparo una gran taza de té verde matcha. A eso de las 11 A.M. bebo té helado que preparo la noche anterior. Luego bebo una taza de té durante el almuerzo. Un par de horas después del almuerzo, hago una merienda y bebo algo más de té. Después de la cena, bebo una taza de té Mugs de jengibre y limón. Me hace sentir como si estuviera recién levantado a la mañana, mi sistema se refresca y estoy listo para seguir.

A veces, es lindo a mitad del día tomarse sólo un ratito para beber una taza de té. Y me gusta el ritual de preparar un té. Toma el lugar que usualmente ocupa la comida en mi cabeza.

La diferencia más grande para mí es el haber podido suprimir las picaditas entre comidas. Siempre me había parecido que me despertaría en la mañana y comenzaría a comer. Siempre tenía hambre. La dieta del té me enfocó en tener tres comidas definidas, sabiendo que puedo hacer una merienda en la tarde si siento que lo necesito. También estoy mucho más conciente mientras como, de cómo me voy sintiendo en lo que respecta a saciedad. Eso es algo a lo que estoy más atento cuando estoy bebiendo té. No comienzo a comer con un apetito voraz, así que no siento que tenga que ingerir tanto. Cada vez que como, trato de consumir una proteína, un carbohidrato, una pequeña grasa, en vez de comer todo de un solo grupo alimenticio.

Pero una de las cosas más liberadoras que dijo Dr. Té fue que te puedes permitir tener un mal día. Y si lo tienes, no te salgas completamente del camino que vienes llevando. Piensa en esto como un cambio de vida, no una dieta pasajera en la que vas a perder todo tu peso y algo mágico va a suceder. Yo he tenido días malos. Incluso malas comidas. Pero más tarde ese día, puedo hacer una buena elección y beber otra taza de té.

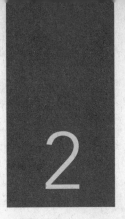

Remoja tu conocimiento:

Un pequeño manual sobre el té

No hace mucho tiempo en Estados Unidos, una taza de té era una taza de té. Ahora puedes ir a casi cualquier supermercado y encontrar docenas de marcas y sabores para elegir. Estas son buenas y malas noticias. Es bueno porque la gente está bebiendo más té que nunca, y eso es lo que queremos que suceda. Lo malo es que puedes confundirte —y hasta intimidarte— por todas esas opciones y no saber cómo hacer la elección correcta.

Este capítulo te ayudará a salir de tu confusión.

Aquí está lo primero y quizá lo más importante que necesitas saber: No todo lo que piensas que es té es realmente té. Todo el té verdadero viene de una sola planta, *Camellia sinensis.* ¡Así es! Todo el té viene de una sola planta. No hay una planta de té blanco, una planta de té verde, una planta de té Oolong o una planta de té negro. Sólo hay una planta de té. Ahora ya sabes más que el 95 por ciento del resto de los americanos. Por lo tanto si lees acerca de un estudio médico en el que se demuestra que el té verde colabora con la pérdida de peso, o si lees que el té blanco es bueno para reducir el colesterol, ahora sabes que todos los té provienen de la planta *Camellia sinensis*, así que no importa que tipo de té bebas.

A menudo me preguntan qué tipo de té es el más saludable. Mi respuesta es siempre la misma: "El tipo de té que más te gusta." Hay pequeñas diferencias entre las cuatro variedades. El té blanco y el verde tienen niveles de polifenoles (antioxidantes encontrados en las plantas) apenas más altos; el té negro y el Oolong han sido presentados recientemente como muy efectivos para prevenir ciertas enfermedades, como las del corazón y la alta presión arterial. De todos modos, hay acuerdo general en que el tipo de té que bebas no es tan importante como lo es que bebas té.

Los cuatro tipos de té tienen los mismos beneficios para la salud. Los cuatro tipos de té te ayudarán a perder peso; los cuatro tipos de té te ayudarán a reducir el colesterol. Y los cuatro tipos de té tienen comprobados muchos más beneficios para la salud, sobre los cuales leerás en los próximos capítulos.

Si la bebida que estás consumiendo no proviene de la planta *Camellia sinensis*, no es té. "Tisana" (Tee Sahn) es un término usado en la industria para todo aquello que semeja al té pero que no proviene de la planta del té. *Cuando hablemos de té a lo largo de todo el libro, a menos que específicamente lo señalemos, estaremos hablando de las cuatro grandes categorías de té que vienen de esa planta: blanco, verde, Oolong y negro.*

Esto es importante que lo recuerdes porque si quieres bajar de peso con La dieta del té, debes beber verdadero té. Sólo el té que proviene de la planta *Camellia sinensis* contiene las propiedades que te ayudarán a perder peso. Por supuesto que si quieres beber tisanas además de verdadero té, adelante. Aunque ellos no ayudan a perder peso, la mayoría tiene otros beneficios para la salud. Y muchos son extremadamente útiles para reducir las ansias de meriendas dulces, especialmente en las horas de la tarde.

Los cuatro tés de *Camellia Sinensis*

Si los cuatro té verdaderos provienen de la misma planta, ¿cómo fueron creados los cuatro tipos de té? Lo que distingue un tipo de té de otro es el modo en que las hojas y los brotes de hojas son procesados después de la cosecha; estos procesos varían algo de país en país, pero los conceptos básicos son los mismos en todo el mundo. Dado que todos los tipos de té provienen de la misma planta *Camellia sinensis*, las diferencias tienen su origen en el lapso que se deja "fermentar" u oxidar a las hojas.

Té blanco

El té blanco, que siempre ha sido venerado como el "Té de la realeza", es el más delicado y menos procesado del mundo. El té blanco, bautizado con ese nombre por el *hao*, o el cabello blanco en el brote o la hoja bebé, es conocido por su sabor suave y dulzura natural. Está hecho de hojas jóvenes que no han sufrido oxidación. La producción del auténtico té blanco está restringida a una limitada área geográfica en el sudeste de la provincia china Fujian. En realidad, el té blanco no se introdujo en el mundo occidental sino hasta los años noventa del siglo veinte. Es el tipo de té que tiene menos cafeína, y es muy apreciado por su carácter reconfortante y refrescante, al tiempo que libera muchos elementos antioxidantes y fortalecedores del corazón, y se está volviendo más y más popular como resultado de los beneficios para la salud recién descubiertos.

El té blanco ya se producía durante la Dinastía Tang (618–907 dC). En ese entonces, la naturaleza de la bebida y el estilo de preparación del té eran bastante diferentes al modo que experimentamos el té hoy. Las hojas se procesaban en tortas y se preparaban haciendo hervir pedazos del té compactado en pavas hechas de barro. Este té blanco especial de Tang era recogido durante la primera parte de la primavera cuando eran abundantes los nuevos brotes de los arbustos de té que semejan agujas de plata.

La secuencia del proceso del té blanco es:

1. Las hojas y brotes son cosechados.
2. Las hojas y brotes son limpiados.
3. Las hojas y brotes son secados.

Té verde

Durante la Dinastía Song (960–1279 dC), la producción y preparación del té cambió en toda China. Aún entonces, la gente buscaba la conveniencia; una nueva forma de té emergió como resultado del deseo de la gente de beber más y más té sin tener que tomarse el tiempo para dejar reposar las hojas. Las hojas de té eran recogidas y cocinadas al vapor para preservar su color y su carácter fresco. Después de ese proceso se las secaba. El té resultante era molido hasta convertirlo en polvo fino, el cual era batido en recipientes grandes. La bebida conseguida semejaba lo que hoy conocemos como té instantáneo —mezclabas el polvo de té con agua caliente y ¡voilà! Tu té estaba listo en un instante.

Este té era altamente estimado por su apariencia de color esmeralda profundo o blanco iridiscente, y por su energía saludable y rejuvenecedora. Este estilo de preparación del té, usando té en polvo y recipientes de cerámica, fue conocida como la ceremonia

Song del té. Aunque más tarde se extinguió en China, este estilo Song de té evolucionó a lo que es la ceremonia Japonesa del té que perdura aún hasta nuestros días.

Hoy, hay entre 12.500 y 20.000 tés verdes producidos sólo en China (aunque sus nombres son rebautizados tantas veces —sin razón aparente— que nadie sabe exactamente cuántos son). Es parecido al vino en ese aspecto. Hay muchos viñedos que producen vino; no todos producen para el mercado, y no tienen intención de hacerlo. Lo mismo sucede con el té en China. Hay miles de plantaciones de té individuales y cada uno produce su propia variedad de té. Algunos están destinados al consumo individual del granjero; otros pueden ser distribuidos en un área local; y aún otros son cultivados para el mercado comercial y exportados a todo el mundo.

Como con el té blanco, los brotes y hojas para el té verde son recogidas, limpiadas, y secadas. Las hojas luego sufren una mínima oxidación. El té verde tiene muy bajo nivel de cafeína y su buen sabor, distinguido y saludable, deriva del área en la que fue cultivado y de las técnicas usadas para producirlo.

La secuencia del proceso para el té verde es:

1. Las hojas y brotes son cosechados.
2. Las hojas y brotes son limpiados.
3. Las hojas y brotes son secados.
4. En Japón, las hojas son procesadas al vapor, lo cual frena cualquier fermentación.
5. En China, las hojas son ubicadas en woks muy calientes para frenar cualquier fermentación.
6. El té luego se enrolla, corta, muele o se modela de forma tal que se asocia únicamente a la plantación en la cual fue cultivado.

Dragon's Well es el más famoso de los té verdes chinos; crece en las cimas de la cordillera montañosa del Tieh Mu (t'yeh MOO). La mitología china nos cuenta que el dragón es el rey de las aguas. La historia dice que en el 250 dC, había sequía en el monasterio de Dragon's Well. Un monje le rezó al dragón, rogando por lluvia. Sus plegarias fueron respondidas inmediatamente, y el té producido allí recibió su nombre.

Té Oolong

El té Oolong, considerado el champagne de los té, es un té de hojas enteras semioxidadas, el cual retiene todos los nutrientes y factores curativos naturales contenidos en un té verde no fermentado, pero sin el sabor crudo a hierbas. Está en algún lugar entre el té verde y el negro, con sabor y aroma complejo. Las hojas sufren un proceso muy breve de fermentación, que elimina los duros agentes irritantes del té en bruto y crea las fragancias y sabores sutiles que distinguen a este té de todas las otras variedades.

La leyenda Oolong nos cuenta que Wu Liang (quien vivió en China durante las Dinastía Ming, cerca del 1400 dC), un agricultor de té, salió un día a recolectar té, como lo hacía a diario en la epoca de cosecha. Había cosechado bastante cuando descubrió un ciervo bebiendo junto al río. Dejó su actividad de recolección y mató al pobre animal (pido disculpas por tener que reportar esto). Llevó el animal muerto a su casa, ya que le proveería de comida por una semana. Olvidó todo respecto al té. Cuando regresó para recoger su carga, encontró que el té había empezado a oscurecerse. Ahora sabemos, había comenzado a oxidarse.

Wu Liang pensó que se había echado a perder, pero decidió proceder con su preparación tradicional. Secó el té a través de la cocción en cacerola, como se hacía con los té verde del día. Cuando preparó una taza de ese té, le sorprendió encontrar que sabía diferente al té verde habitual, y descubrió que le encantaba ese sabor. Le enseñó a sus amigos y vecinos cómo preparar el nuevo té, y luego se le dio el nombre en su honor. Siendo la lengua como es, el nombre evolucionó de Wu Liang a Oolong.

La secuencia del proceso para el té Oolong es:

1. Las hojas y brotes son cosechados.
2. Las hojas y brotes son limpiados.
3. Las hojas y brotes son colocados en contenedores de bambú y se sopla aire a través de ellos. Este proceso es llamado "hacer marchitar las hojas".
4. Las hojas marchitadas son enrolladas, lo cual libera los aceites que hay en la hoja. Estos aceites se mezclan con el oxígeno del aire y las hojas empiezan a fermentar u oxidizarse.
5. Cuando las hojas alcanzan un color azul-verde oscuro, son colocadas en un wok caliente para detener el proceso de fermentación y agregar sabor.

Té negro

De los cuatro tipos de té, al negro es al que más tiempo de oxidación se le permite y es conocido por su hermoso color rojo y suave sabor dulce. (Los Chinos lo llaman rojo porque el té líquido es rojo; los occidentales lo llaman negro porque las hojas usadas para prepararlo son usualmente negras.) Este proceso produce un fuerte sabor, rico y profundo. El té negro es el que contiene más cafeína, pero aún así es sólo la mitad de lo que tiene una taza de café regular. Cerca del 75 por ciento del té producido en todo el mundo, es té negro; es el tipo consumido por el 7 por ciento de los tomadores de té americanos.

ENTÉRATE

¿Pagarías $300 por una tetera de té?

El tipo más raro y caro de té del mundo es el misterioso té Pu-Erh (poo- AIR) de la región China Pu-Erh. El té Pu-Ehr es un té negro maduro, apreciado por sus propiedades medicinales y sabor a tierra. Hasta 1995 era ilegal importarlo a Estados Unidos, y el proceso de producción es todavía un secreto de estado en China, cuidadosamente guardado. Es muy fuerte; tiene un increíble sabor profundo y rico, pero no es amargo. El té negro Pu-Ehr ha sido fermentado de un modo similar al del vino y el queso. En realidad, el té Pu-Ehr es fermentado, y luego vuelto a fermentar después de que el primer proceso de fermentación ha terminado. Esto es lo que diferencia a Pu-Ehr de otros tés negros. Siguiendo el proceso de doble oxidación, el té es presionado dentro de una torta redonda o con forma de ladrillo. Y luego se lo deja madurar por más de cincuenta años (aunque hay mucho desacuerdo sobre la cantidad óptima de años para obtener el mejor sabor).

Hay dos tipos de té Pu-Ehr, por cierto, negro y verde. El negro es el fermentado, mientras que el verde no lo es. En el Tibet, el Pu-Ehr a veces es hervido con mantequilla de yak, azúcar y sal para hacer té con sabor a mantequilla de yak. Al té Pu-Erh sólo se lo encuentra en unos pocos negocios selectos del país (incluyendo dr. tea's) y puede costar tanto como $1.000 la onza, $300 una tetera o $50 una taza de té para empezar.

La secuencia del proceso para el té Oolong es:

1. Las hojas y brotes son cosechados.
2. Las hojas y brotes son limpiados.
3. Las hojas y brotes se dejan marchitar.
4. Las hojas marchitadas son cortadas y fermentadas.
5. Cuando las hojas cortadas varían del azul-verde al rojo oscuro o negro, son colocadas en un wok caliente para detener el proceso de fermentación y agregar sabor.

Cuando un té no es un té

Como expliqué antes, el verdadero té es el que proviene de la planta *Camellia sinensis*. Si no viene de la planta que con cariño llamo "Cami", no es técnicamente té. En este aspecto es como el champagne —para ser llamado "Champagne" el vino debe provenir del área de Francia: Champagne. Si proviene de cualquier otro lugar, se lo nombra técnicamente como "vino espumante." De forma similar, si una bebida no proviene de la planta *Camellia sinensis*, no puede ser llamada "té" —aún cuando la mayoría del mundo llama té a cualquier bebida caliente que luce, huele o sabe como el té.

Hay una enorme cantidad de tisanas, o infusiones de hierbas, que son comúnmente llamadas té. Los ves cada vez que vas al supermercado, en especial los eternamente populares manzanilla, menta y cedrón. Estos "tés" de hierbas son, de acuerdo a la Asociación Americana de Té (Tea Association of America), "una infusión de hojas, raíces, cortezas, semillas o flores de otras plantas [no *Camellia sinensis*]. Ellas carecen de muchas de las características únicas del té y no tienen relación con la investigación sobre los beneficios potenciales para la salud de los tés tradicionales". Estas infusiones de hierbas no contienen cafeína; generalmente se preparan vertiendo agua hirviendo sobre las partes de la planta y dejando reposar por unos minutos.

El alboroto sobre Rooibos

Hay una tisana que ha sido "descubierta" recientemente por los amantes del té y está cosechando mucha atención en la actualidad. Una bebida naturalmente descafeinada con altos niveles de antioxidantes, es conocida como Rooibos (ROI-bus) y ha estado creciendo por siglos en Sudáfrica en las montañas Cedeberg, justo al norte de Capetown.

El Rooibos no proviene de Cami. La planta Rooibos es parte de la familia de las legumbres y a menudo se la describe como de sabor dulce que deja un leve sabor a almendra. Dado que el Rooibos contiene menos de la mitad del tanino encontrado en un té regular (los taninos son una sustancia natural que se encuentra en muchas plantas, incluyendo las uvas y las hojas de té, y producen una sensación astringente, que hace fruncir la boca), es naturalmente dulce y la mayoría de las personas lo beben sin azúcar. Cuando se deja reposar, el Rooibos tiene un color marrón rojizo, que quizá explique por qué a veces se lo llame "té rojo."

Hay dos tipos de Rooibos, rojo y verde. El verde (inmaduro) es cosechado cuando la planta está todavía verde. El rojo es cosechado cuando el Rooibos está pasando del verde al rojo. Ambos, los Rooibos rojo y verde, son cortados en los campos, de forma similar al trigo, y llevados a una fábrica.

Cuando el Rooibos es cultivado comercialmente, las hojas similares a las agujas y tallos son cosechados usualmente en el verano, lo cual corresponde a los meses de enero a marzo en Sudáfrica.

El sabor suave del Rooibos, y el hecho de que sea naturalmente descafeinado, lo ha convertido en un componente popular de las infusiones de hierbas que son combinados con otros ingredientes, como el chocolate, caramelo, jengibre y frutas secas.

ENTERATE

Los sabores del té

En el capítulo 7, descubrirás varios modos de determinar el(los) tipo(s) de tés más apropiados para ti. Mientras tanto, mi consejo es que pruebes tantas variedades como te sea posible. Recuerda que muchos tés son combinados durante el proceso para darles un sabor adicional. El té verde, por ejemplo, puede ser mezclado con jazmín. El negro puede ser rociado con aceite de naranja bergamota para lograr el Earl Grey. En dr. tea's, preparamos ambas versiones, "regular" y descafeinado, de muchos tés de modo que los sabores naranja, arándano o ananá (para nombrar algunos) puedan ser consumidos por personas a las que les gusta el verdadero té (o están haciendo La dieta del té), y mezclamos varios de los mismos sabores con Rooibos para personas preocupadas por la cafeína en general o que quieren un té descafeinado para beber a la noche.

El té viene en distintas formas

Aprenderás muchas cosas sobre el té al leer este libro. Una de las cosas que aprenderás es que hay muchos modos de comprar té.

Puedes comprarlo en un negocio de té (hoy en día los hay en todo el país); lo puedes comprar por Internet; y puedes comprarlo en tiendas de comestibles, tiendas pequeñas que abren en horarios no habituales y hasta en farmacias. Esto para no mencionar cada lugar donde puedes conseguirlo ya preparado para ti. Todo establecimiento de comidas, desde un restaurante cinco estrellas hasta un parador junto a la ruta y hasta el consabido negocio de café, sirve té, tanto caliente como frío.

Cuando estás comprando té para preparar en casa, puedes conseguirlo en dos variantes: té suelto o en bolsitas. Probablemente estés más familiarizado con el té en bolsitas. Este es conocido como té de calidad comercial, y está hecho de *polvo* y *cascabillos*, los productos derivados del proceso de preparar té. El polvo es la partícula más pequeña del té, y los cascabillos son hojas de té partidas un grado más grande que el polvo. Aquí va lo primero que debes saber sobre las bolsitas de té: Obtienes los mismos beneficios para la salud y para la pérdida de peso de un té, ya sea que lo prepares con hojas de té suelto seco o con té en bolsitas, tanto si es blanco, verde, Oolong o negro. Lo segundo que necesitas conocer es que una bolsita de té de papel debería ser usado sólo una vez (entenderás por qué esto es importante al leer lo que resta del capítulo). El sabor que obtienes de una bolsita de té puede no ser tan rico como el que obtienes de los tés sueltos, pero de la única manera que puedes saber cuál te gusta más es haciendo una prueba de sabor.

Té suelto es exactamente lo que dice la palabra: té que no viene en una bolsita, sino que son hojas de té enteras o cortadas. Son hojas y brotes cosechados y procesados como se explicó anteriormente, y son generalmente vendidas al peso. Dado que es mayor la superficie del té suelto que lo que obtienes del polvo o cascabillos, generalmente el sabor es más rico.

ENTERATE

El quién, qué, dónde, cómo y cuándo del té

No importa quién produzca el té; qué tipo de té uses (blanco, verde, Oolong o negro); de dónde provenga (bolsita o suelto); cómo lo sirvas (caliente o frío). Lo que sí importa es *cuándo* usas el té, ya que no quieres beber té rancio. Si tus tés han estado en tu alacena por varios años, es hora de que consigas té nuevo. La mayoría de los tés estarán bien por un año, si han sido conservados en envases de papel o cajas de cartón. Si han sido conservados en envases de metal estarán frescos por dos años.

Prepara la tetera perfecta

Hay mucho más para aprender sobre el té. Pero me imagino que si estás leyendo este libro, tu verdadero interés es perder peso. Así que aquí va mi propuesta: si no lo has hecho todavía, ve y prepárate un taza de té o una tetera. No te preocupes si no tienes té suelto de excelente calidad esperando en tu alacena. Seguramente tienes por ahí atrás una bolsita de té. Si este es el caso, comienza bebiendo eso. Luego ve y compra algo de té suelto (si no encuentras una casa de té cerca de ti, hay muchos sitios en Internet que venden té), y prepárate una tetera.

Mucha gente se siente intimidada pensando en preparar té suelto, sólo porque no lo han preparado antes. Es fácil; en realidad, es más fácil que preparar café. Siempre recuerda que el té perfecto es diferente para cada bebedor; tu tienes el paladar y olfato refinado a tu gusto, y el modo en que preparas tu té será el ideal para ti. No te dejes enganchar por todos esos bombos y platillos acerca del tiempo de reposo y la temperatura del agua —simplemente prepáralo.

Aquí va una pequeña explicación de cómo preparar té: Calienta algo de agua, vierte un poco del agua caliente en una tetera, agítala y bota el agua. Luego coloca suficientes hojas de té en la tetera de modo que quede cubierto el fondo del recipiente con una delgada capa de té. No una pulgada, sólo una fina capa de té (cerca de $1/16$ pulgada). Agrega el agua, déjalo reposar por dos minutos más o menos, cuelalo y disfrútalo.

ENTÉRATE

Cómo preparar el té Oolong

El té Oolong requiere una preparación levemente diferente a los otros tres tés. El té blanco es cosechado como hojas enteras, de modo que es fácil ver cuánto té hay en el fondo de tu recipiente. Las hojas de los tés verdes y negros son cortadas durante su procesamiento, pero todavía puedes ver fácilmente cuánto hay en el fondo. El té Oolong, en cambio, es una única hoja que ha sido enrollada; por lo tanto debes cubrir con té Oolong sólo la mitad del fondo del recipiente porque cuando le agregues agua caliente, el té en la vasija duplicará su tamaño. Si cubrieras todo el fondo con Oolong, sería demasiado té para tu recipiente. Lo mismo es válido para cualquier té (Oolong o no) que esté enrollado, como el Jasmine Pearl o Gunpowder.

Tu "recipiente" es definido como lo que sea que toque las hojas de tu té durante la preparación. Si estás usando una tetera, entonces la tetera es tu recipiente. Si estás usando un colador, entonces el colador es tu recipiente y no la taza en la que pones el colador.

Aquellos de ustedes que quieran una explicación más detallada, simplemente sigan los pasos sugeridos aquí:

1. Comienza con agua fría en un cacerola o pava. No utilices agua caliente de la canilla para dar comienzo al proceso de hervir el agua ya que afectará el sabor. Trata de encontrar la mejor agua mineral embotellada, o utiliza agua de la canilla filtrada.

2. Precalienta tu tetera: Vierte un poco de tu agua caliente desde la pava o del pico de agua caliente en tu bebedero, dentro de la tetera, agítala y luego descarta ese agua. Haces esto para que el agua caliente (no hirviendo) no se enfríe demasiado rápidamente al tocar el té, y para permitirle a tu té suelto abrirse y relajarse antes de verter el agua caliente. Lo ves, el té es como nosotros. Cuando nos metemos dentro de la cama a la noche y las sábanas están frías nos acurrucamos un poquito y esperamos hasta adaptarnos al frío de las sábanas, y luego nos estiramos. Si las hojas de té están ubicadas dentro de un recipiente frío les pasa lo mismo; se acurrucan y esperan a relajarse cuando se adaptan a la temperatura. Cuando agregamos inmediatamente agua caliente al recipiente, las hojas de té entran en shock. Como te imaginas, esto afectará el aroma y el sabor de las hojas (para no mencionar tu placer).

3. Luego agrega tu té suelto a la tetera o colador como se explicó antes. No uses mucho té. Siempre puedes agregarle más a la próxima preparación.

ENTÉRATE

Elige una tetera pequeña...

Elegir los implementos apropiados puede influir en el modo en que tu comida se produce. Algunas personas prefieren cocinar en un wok porque una vez que está condimentado, los aceites y sabores maravillosos de cada cosa que hayas cocinado con anterioridad serán incluidos en cada nueva creación culinaria.

Lo mismo vale para los implementos del té —la tetera que utilices puede impactar el sabor del té. A algunas personas les gusta usar teteras metálicas específicamente por el "efecto wok." Si preparas té en una tetera de metal, esta absorberá el sabor. Por lo tanto si preparas una tetera de té negro en metal y luego té blanco en el mismo recipiente, el blanco tomará algo de las notas del té negro.

Personalmente, prefiero usar una tetera de vidrio. Este material no absorbe el sabor del té mientras se prepara, tampoco lo hacen las teteras de cerámica o las chinas. Por lo tanto puedes preparar cualquier tipo de té y la próxima tetera no estará impregnado con el sabor de la anterior. Pero este libro es todo sobre ti. Utiliza el recipiente que quieras; el té será perfecto para ti y eso es lo único que importa.

4. Coladores de té redondos: La mayoría de los expertos no aprueban el uso de estos coladorcitos cerrados y redondos porque no le dan lugar a las hojas de té para expandirse, lo cual le da su mejor sabor. Esto es la misma crítica que reci-

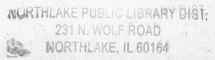

ben las bolsitas de té de calidad comercial. Cuando sientas que necesitas algo más para preparar tu té, cómpralo. Pero no es necesario que salgas corriendo a comprar un montón de accesorios para el té; preferiría que comenzaras preparándote un té con lo que este a tu alcance. Si ya utilizas este colador redondo, por favor sólo llénalo con té hasta la mitad para permitir la saturación y expansión completa de las hojas.

5. Vierte tu agua caliente sobre el té y cubre (deja sin cubrir si quieres que se enfríe más rápidamente) el recipiente. Algunas personas creen que el agua tiene que estar hirviendo (no hervida) cuando toca el té, y que si está simplemente caliente entonces el té será insípido. ¡Error! No uses agua hirviendo; destruye el sabor del té y disminuye los sabores de tus preparaciones adicionales.

6. Prepara el té a tu gusto. Un modo fácil de recordar el tiempo de reposo es comenzar dejándolos reposar a todos los tés por 2 ó 3 minutos. Tendrás siempre un té sensacional y puedes concentrarte en otros problemas de la vida mientras el té está reposando, o quizá puedas cerrar tus ojos y concentrarte en tu respiración por 2 ó 3 minutos. Si sientes que el sabor del té es demasiado débil, agrega más té a la próxima preparación. No lo dejes reposar por más tiempo para obtener un té más fuerte. Si lo haces, le arrancarás todo el sabor maravilloso y dejarás menos para las próximas preparaciones que hagas. Si el sabor es muy fuerte, reduce la cantidad de té la próxima vez.

7. Mientras el té está reposando, enjuaga tu taza o jarrito con agua caliente, del mismo modo que lo hiciste con la tetera.

8. Si te gusta tomarlo con leche, vierte la leche en la taza antes de verter en ella el té ya preparado. Esto evita que la leche se corte o coagule. Ahora, una nota importante para ustedes, amantes de la leche: hay actualmente una controversia respecto de si es bueno o no agregar leche a tu té. Un reciente estudio alemán parece que probó que poniendo leche al té se reducen y en algunos casos se eliminan los antioxidantes que necesitamos en nuestro té para asistir en la pérdida de peso y la buena salud. De todos modos, en un artículo titulado "Brewing Up The Latest Tea Research," publicado por el Servicio de Investigación Agrícola de los Estados Unidos (United States Agricultural Research Service), Dr. Jeffrey Blumberg, director asociado de la USDA Centro de Investigación en Nutrición Humana (Human Nutrition Research Center on Aging) sostuvo: "Ha habido un solo estudio mostrando que agregar leche disminuye la biodisponibilidad de catechines en el té. Esos resultados no fueron replicados en ninguno de los muchos estudios subsiguientes." Un estudio escosés publicado en mayo de 2007 midió los niveles de antioxidantes en la sangre de los participantes después de beber té sin leche, y luego hizo la misma medición después de ingerir té con leche. Este estudio descubrió que agregar leche no provoca ninguna diferencia en las propiedades benéficas. Por lo tanto aquí va mi consejo: ¡Bebe tu té del modo que te guste! Y si estás preocupado por el agregado de leche, podrías cambiar por leche de arroz o almendra de modo de estar seguro de que preservas los antioxidantes en tu té y además disfrutas la calidad láctea. O puedes darle a tu té favorito su propio sabor a leche agregando granos o extracto de vainilla Thahitian a tu taza o tetera (este es un consejo grandioso para quienes no pueden consumir lácteos).

9. Antes de verter el té, sacude la tetera un poquito y luego deja que las hojas de té vuelvan a aquietarse. Ahora vierte el líquido en tu taza o jarrito favorito.

10. Prueba el té, y luego agrega endulzante o limón si fuera necesario. Le pones endulzante o limón en último lugar por la misma razón que pruebas una comida antes de agregarle sal (no pones sal en el plato y luego pones tu carne sobre ella). Algunos tés son más dulce que otros y no tienes necesidad de agregarle nada. Y cada taza o tetera de té que preparas será diferente al anterior —puedes haberle agregado una pizca más o menos de té, o haberle permitido reposar por unos segundos más. Estos factores cambiarán el sabor. Si usas endulzante y prefieres no consumir azúcar, ágave (una sustancia similar a la miel proveniente de la planta de cactus) o miel, te recomiendo y ruego que te mantengas alejado de los químicos que vienen en paquetes azules, rosados, amarillos, y en cambio pruebes stevia, un sustituto natural del azúcar no calórico que puedes encontrar en cualquier almacén de comida saludable.

ENTÉRATE

¿Preocupado por la cafeína? Reutiliza las mismas hojas para preparar tu té

Aunque aprenderás mucho más sobre la cafeína al leer este libro, esto es algo de lo que la mayoría de los americanos no se dan cuenta: Puedes utilizar las hojas de tu té una y otra vez. Ya sea que prepares una tetera con té suelto o utilices una bolsita de té no comercial (las bolsitas comercia-

les son producidos para ser usados una vez y luego descarta-
dos), puedes volver a usarlo varias veces (al té suelto más que
al embolsado). Y la *cafeína prácticamente desaparece luego
del primer uso*. Por lo tanto si no quieres cafeína, sigue los
pasos señalados anteriormente para preparar tu té, pero no
bebas la primera tetera. Vierte el líquido en el lavadero ¡y la
mayor parte de la cafeína se irá con él!. O refrigera el líquido,
y utilízalo para hacer té helado cafeinado más tarde; úsalo
para cocinar (mira la receta Té de arroz en la página 241); o
incluso puedes usarlo para regar tus plantas.

Si estás utilizando una bolsita de té no comercial (algunos
té de alta calidad vienen en bolsas de una seda especial o
nylon), puedes volver a usarlo dos o tres veces. Pero cuando
usas té suelto de buena calidad, no en bolsitas, puedes reutilizar las hojas un mínimo de cuatro veces, y hasta diez o doce
veces. Puedes incluso usar el té muchas veces, refrigerar el
recipiente durante la noche, y usar las hojas nuevamente al
día siguiente. Asegúrate de descartar las hojas luego del segundo día, de otro modo pueden crecer bacterias dañinas.

Si tienes un jardín o plantas de interior, simplemente tira
las hojas usadas sobre la tierra o en las macetas para usar
como mantillo. ¡Tus plantas te adorarán por esto!

11. Si estás usando bolsitas de té en vez de té suelto, utiliza una
bolsa por taza. Como con el té suelto, primero debes poner
la bolsita de té, y luego agregar el agua. Muchos restaurantes
lo sirven en forma incorrecta —traen una taza de agua caliente con una bolsita al lado, y esperan que tú la introduzcas
en la taza. Verás que al hacerlo, flotará en la superficie. El
agua no satura el té, por lo tanto debes usar tu cuchara para

hacer que la bolsita se hunda. Si lo estás sirviendo en tu casa, vierte la leche dentro de la taza, si lo prefieres de ese modo, luego coloca la bolsita, y luego vierte el agua. Finalmente, agrega el endulzante o limón, si fuera necesario.

Cómo comprar té

Cuando miro el té suelto estoy buscando frescura y la posibilidad de reutilizar mis hojas varias veces. Estos son mis criterios:

1. Aroma: ¿Huele fresco o se le ha ido el aroma? Si no hay mucho aroma también puedes asumir que el sabor estará reducido.

2. Aspecto: Si es posible ver las hojas de té, pregúntate, "¿Se las ve frescas? ¿Se ven resecas o rancias?" Si hay sabores agregados, ¿cómo fueron agregados? Por ejemplo, si es un Té verde sabor a ananá, ¿hay trocitos de ananá en él o se le ha agregado sabor a la fruta? Las frutas secas significan mayor cuidado en la mezcla y pueden indicar que el té es de mejor calidad. Pero tengo muchos clientes que prefieren los saborizantes antes que la fruta real, así que es un tema de gusto personal. Si estás en un negocio de té, pide siempre una muestra antes de comprar cualquier cantidad de té. Si estás comprando online, pide una pequeña cantidad la primera vez, especialmente si no has utilizado ese proveedor antes.

3. Comprar té en bolsitas: Hay disponibles muchas formas diferentes de bolsitas de té. Algunos productores de té ponen las hojas en bolsitas de seda o nylon. Hacemos algunas en dr. tea's. Esas están pensadas para ser usadas una por taza, y pueden ser usadas para una o dos preparaciones. La mayoría de las bolsitas comerciales están hechas de papel con la idea de ser usadas sólo una vez. Lee las etiquetas en las cajas para

saber qué estás comprando. Recientemente vi dos cajas en la tienda de comestibles con nombres muy similares. Uno se llamaba Tiger Spice, y el otro Bengal Blend. Ambos tenían el dibujo de un tigre en la caja. Sin embargo, uno era té verdadero y el otro no. La etiqueta de ingredientes en Tiger Spice decía, "té negro, vainilla, jengibre, achicoria tostada" y muchos otros sabores. Eso me decía que el té negro era el ingrediente más importante. Los ingredientes en la segunda caja, Bengal Blend, eran "canela, raíz de achicoria tostada, algarrobo tostado, jengibre" y muchos otros sabores. Luego de leer la etiqueta, supe que era una combinación de hierbas (tisana) y no un té verdadero.

4. Este es el momento para experimentar y ver cuáles son los mejores tés para ti. Busca una casa de té local y familiarízate con su mercadería. O conéctate a Internet y chatea con un proveedor de té. Recuerda que si no tienen tiempo para contestar tus preguntas acerca de sus productos, tampoco lo tendrán para crear un gran té.

¿Hace calor afuera? Toma un rico té helado

No hay nada más refrescante en un día de calor que un vaso de té helado. La buena noticia es que es fácil de hacer. Si sólo quieres hacer un vaso para ti, prepara una vasija siguiendo las instrucciones dadas anteriormente, déjalo enfriar y luego viértelo sobre hielo. ¿Qué podría ser más fácil?

Si quieres hacer una gran jarra para toda la familia, o para la semana, necesitarás dos cacerolas grandes —como la que usas habitualmente para hacer los fideos. En la primera cacerola, hierve agua y quítala de la ornalla. Cubre el fondo de la segunda cacerola con tu té suelto (o tira varios saquitos, dependiendo de cuán fuerte quieras tu té). Vierte el agua caliente en tu segundo recipiente (la que tiene el té) y déjalo reposar por 2 ó 3 minutos. Coloca un colador fino en la parte superior de la primera cacerola grande (ahora vacía) y vierte nuevamente el líquido del té en ella. Deja que se enfríe el té y luego colócalo en tu jarra preferida. Ahí tienes tu té helado. Viértelo sobre hielo, o ponlo en el refrigerador para beberlo más tarde.

Pero no descartes esas hojas —las puedes volver a usar para hacer otra tanda de té helado o muchas teteras de té caliente. Recuerda, cualquier tipo de té puede convertirse en té helado. Y si quieres un gustito especial que sepa como un licuado de frutas, prepárate lo que en dr. tea's llamamos un Frostea. Simplemente vierte tu té ya preparado sobre hielo en una licuadora, agrega un poco de ágave o miel, y licua (ve al capítulo 11 para algunas sabrosas recetas de Frostea). He descubierto que los niños aman este gustito frío —y es mucho mejor para ellos que gaseosas o jugos de fruta endulzados.

Al preparar té helado, quizá quieras preparar tu té un poco más fuerte que lo habitual, ya que los cubos de hielo diluirán el té en la medida que se disuelvan. Por otro lado, si has hecho una tanda de té que resulta más suave de lo que te gustaría, siempre puedes hacer cubos de hielo con él (página 317) y luego ¡agrégalos a tu vaso!

El té de mejor calidad debe tener arrugas como la bota de cuero de los jinetes del Tártaro, plegarse como la papada de un potente buey, abrirse como una neblina levantándose en una quebrada, relucir como un lago tocado por un céfiro y ser húmedo y suave como una tierra fina recientemente rozada por la lluvia.

LU YU (733–804 DC),

The Classic of Tea

Perfil de un AmigoTÉ

Nombre: **Amber Z.**

Edad: **28**

Peso perdido: **12 libras**

Pulgadas perdidas: **12**

Té favorito: **Té blanco sabor a piña y coco**

Estos han sido un par de años difíciles para mí. He intentado todas las variedades de dieta que existen, y mi peso ha oscilado tremendamente. A raíz de esto, comencé a tener problemas mayores de vesícula. Entonces emprendí una dieta vegetarian estricta. Perdí peso y mi vesícula se sanó, pero luego pensé, bien, ahora estoy mejor — por lo tanto simplemente comencé a comer de todo otra vez.

Subí un poco de peso, pero me estaba yendo bastante bien. Hasta hace alrededor de cuatro años y medio, cuando conseguí un empleo en Starbucks. Tenía muchas tensiones en mi vida. Estaba cuidando a mi abuela enferma de cáncer. Trabajaba desde las cuatro de la mañana hasta la una de la tarde. Nunca desayunaba y rara vez almorzaba. Al final del día, podía prepararme una cena saludable, o no. Estaba todo el día dependiendo de la cafeína para mantenerme despierta y llena. Pensaba que como al menos no estaba fumando, entonces estaba bien.

Realmente me volví muy irritable y nerviosa. Mi novio siempre me preguntaba, "¿Qué sucede contigo?" Aumenté 45 libras durante el primer año de trabajo allí. Lo mantuve por cuatro años. Subí de 140 a 198. Me sentía muy triste. Empecé a cambiar mis hábitos alimenticios. Comencé a comer alimentos saludables. Comía avena a la mañana, y me hacía un almuerzo saludable. Y aún así no perdía peso. Habré perdido unas 4 libras. Estaba tan deprimida. Nunca me sentía bien. Estaba siempre cansada.

Cuando bebía café todo el día, me sentía terrible y caí en la depresión física y mentalmente. Justo antes de comenzar La dieta del té, dejé mi trabajo. Ahora que he perdido peso, me siento muy bien. Pienso que no hubiera podido manejar normalmente el proyecto de una boda o la búsqueda de un nuevo empleo. Pero algo relacionado con beber té me mantenía estable durante el día. Ahora, cuando estoy triste, en vez de ir hasta la alacena y buscar algo para comer, me tomo una taza de té. Y mi novio dice ahora, "¡Mi novia ha vuelto!"

Por un tiempo, no tenía confianza en mi misma, debo admitir, esta dieta cambió mi vida totalmente. Para mi, no es siquiera una dieta. Es un modo de pensar. Como nos dice siempre el Dr. Té: Si dices que puedes, podrás; si dices que no puedes, no podrás. Y realmente tengo esa cita bien cerca de mi cama de para que sea lo primero que vea al levantarme.

Recientemente conseguí un empleo en un gimnasio para mujeres. Dos meses atrás, jamás hubiera imaginado estar trabajando en un gimnasio. Comencé como recepcionista pero conseguí un ascenso hace una semana y ahora soy Jefa de Coordinación de Ventas y Marketing. Y sí, lo asocio con La dieta del té. Mi humor ha cambiado, mi actitud frente a la vida es mucho más centrada, y estoy recuperando la confianza en mi misma que una vez tuve. Me di cuenta del miedo que tenía a los cambios. Ahora me siento genial y mucho más energizada que en muchos años. Para ser honesta, dejé de ser una persona cansada y endeudada, quien odiaba su trabajo y no le gustaba lo que veía en el espejo, para convertirme en una mujer energética, motivada, que ama estar viva y está apasionada por la vida.

Estoy feliz de haber perdido peso, pero lo que es más importante, esta experiencia ha sido inspiradora para mi porque en el día a día, nunca me sentí tan bien.

Como mencioné antes, voy a casarme. Como muchas novias, compré un vestido dos talles más pequeños y dije, "Haré que me quede bien." Después de ocho semanas en La dieta del té, decidí probarme el vestido y ver si era todavía demasiado chico para mi. Pude levantar el cierre, y se me cayó la mandíbula. ¡Estoy feliz!

3

El metabolismo del té:

Los ingredientes secretos del té para perder peso

Estados Unidos es la tierra de las contradicciones. Parece que por cada paso hacia delante que damos, ya sea en política o cultura pop, damos tres para atrás. La obsesión de nuestro país con el peso y la pérdida de peso no es la excepción.

Aproximadamente el 65 por ciento de los americanos tiene sobrepeso, y un sorprendente 30,5 por ciento son considerados obesos. Al mismo tiempo, los americanos gastan cerca de $40 billones por año en productos y servicios para la pérdida de peso. Esto significa que como nuestros cuerpos se están volviendo más y más pesados, nuestras billeteras se vuelven más y más livianas pagando la pasajera dieta o píldora mágica que nos hará volver a estar en forma, esbeltos y saludables.

Bueno, estoy aquí para decirte que puedes volver a poner los

$40 billones en tu billetera y puedes dejar de quedarte atrapado por esos comerciales de la medianoche que te muestran fotos falsas del antes y el después para hacerte creer que todo lo que debes hacer es tomar tres de esas píldoras increíblemente caras para perder cientos de libras y desarrollar abdominales duros como una piedra. ¿A quiénes creen que están engañando? Esos suplementos nunca funcionan. ¿Quién sabe que tienen realmente, y qué daño pueden hacerle a tu cuerpo y a tu salud?

Eso es lo sorprendente en La dieta del té. Si sigues el plan de comidas balanceadas del capítulo 8, que incluye mi mantra, "Encuentra el té que te encanta, y bébelo todo el día," perderás peso. Y dado que no estás usando drogas ni suplementos para reducir el peso, no tienes que preocuparte por leer ninguna advertencia en letra chiquita. Beber té no tiene ningún efecto colateral, es por eso que la gente lo ha estado bebiendo por cerca de 5.000 años.

Té3: Los ingredientes secretos del té para perder peso

Todos saben, y lo saben sus mamás que el té es bueno para ti (encontrarás más acerca de los sorprendentes beneficios del té para la salud en el capítulo siguiente). Sólo piensa en la última vez que estuviste enfermo. ¿Dijiste, "Epa amor, ¿puedes traerme una taza de café?" ¡De ningún modo! Seguramente dijiste, "Epa amor, ¿puedes traerme una taza de té?". Pero sólo en los últimos diez años los científicos han comenzado a prestar atención al vínculo entre el té y la pérdida de peso. Sucede que hay tres ingredientes increíbles en el té que actúan sinergéticamente para influenciar los sistemas metabólico y nervioso ayudando a perder peso y mantenerlo bajo.

Cada uno de estos ingredientes tomados aparte tienen un grado de eficiencia para ayudar al cuerpo a despojarse de libras. Pero es la combinación —el poderoso triunvirato que llamo Té3— lo que le da al té su empuje para la pérdida de peso. Y recuerda, estos tres ingredientes se encuentran naturalmente en la planta *Camellia sinensis*, no son producidos en un laboratorio química. El té es verdaderamente un milagro de la naturaleza, lo que considero la planta más perfecta jamás creada. No puedo evitar apasionarme cuando hablo del té porque quedo maravillado con todo lo que la naturaleza puede proveernos, con sólo darle su debido lugar.

Y cada día me vuelvo más y más entusiasmado sobre el té en la medida que un estudio científico tras otro prueba que mi fe en Cami está justificada, especialmente cuando el té y la pérdida de peso están involucrados. Hay ciencia exacta detrás de la conexión entre el té y la pérdida de peso que explica la sinergía de los tres poderosos ingredientes Té3: cafeína, L-teanina, y Epigallogate-chin-3-gallate (EGCG). Los nombres pueden ser tramposos, pero la ciencia no lo es, y en este capítulo se explicará qué son y cómo trabajan juntos para incrementar el metabolismo, mantener la sensación de saciedad, y dar más energía sin ponerte al borde de una ataque de nervios.

Ingrediente secreto #1: La cafeína

Es difícil separar los ingredientes Té3 en términos de sus influencias en la pérdida de peso, dado que cada ingrediente tiene un efecto sobre el otro. Pero para ayudarte a comprender cómo funciona todo el proceso, trataré de explicarlo en términos simples no científicos, porque necesito simplificar las cosas para entenderlas y entonces incorporarlas a mi vida.

Comencemos con la cafeína. La cafeína es un químico encontrado naturalmente en más de sesenta especies de plantas, incluyendo el café, el té y el cacao. La Madre Naturaleza puso cafeína en las plantas como una defensa contra los insectos que consumen las hojas; la cafeína es muy amarga. Mucha cafeína puede ser perjudicial para tu salud, como leerás en detalle en el capítulo 10. De todos modos, la cafeína no es completamente mala. Es un estimulante natural que ha mostrado estimular el proceso conocido como termogénesis, o la generación de calor en tu cuerpo. Este proceso es central para la pérdida de peso; es el modo en el que las moléculas son "quemadas." La energía termal está dividida en calorías; cuanta más energía se gasta, más calorías quemas. Numerosos estudios han mostrado que la cafeína aumenta el gasto de energía.

Un estudio publicado en el American Journal of Clinical Nutrition en 1989 concluía que "la cafeína en las dosis comúnmente consumidas pueden tener una influencia significativa en el balance de energía y puede promover termogénesis en el tratamiento de la obesidad".

Esta es la razón por la cual encuentras cafeína en la mayoría de los suplementos dietarios de venta libre en los estantes de los supermercados y farmacias hoy, muchos de los cuales tienen efectos colaterales extremadamente insanos. En otro estudio publicado en el American Journal of Clinical Nutrition de 1999, los científicos que estudiaron el uso de extractos de té verde concluyeron que el té no sólo promovía la termogénesis, sino que además —a diferencia de la cafeína sola, la cual excita tu sistema nervioso y acelera tu ritmo cardíaco— el uso de extracto de té verde no estaba "acompañado por el incremento del ritmo cardíaco". Para resumir estos dos estudios, el consumo de té incrementará la quema de calorías y promoverá la pérdida de peso sin incrementar tu ritmo cardíaco.

Esto deja abierta la posibilidad de usar té verde como una alternativa a las drogas dietéticas basadas en estimulantes, encontradas en los negocios y publicitadas en la televisión, que pueden causar efectos adversos en individuos obesos y pacientes con hipertensión (alta presión arterial) y otras condiciones cardiovasculares. El té no tiene esos mismos efectos colaterales porque tiene los dos próximos ingredientes secretos: L-teanina y EGCG.

Ingrediente secreto # 2: La L-teanina

Hay sólo una planta en el mundo (además de un hongo oscuro) que contiene el ingrediente secreto # 2, y la planta es —lo adivinaste— *Camellia sinensis*. L-teanina (el-Thee-ah-neen-ah) es una aminoácido sin proteína que constituye entre el 1 y 2 por ciento del peso seco de las hojas de té. La cafeína forma sólo cerca del 0,5 por ciento.

Como dije más arriba, la cafeína es un estimulante. Acelera muchos de los procesos de tu organismo y manda a un estado de shock a tu sistema nervioso. Después de la ingestión, es incorporado dentro de la corriente sanguínea y marcha hacia el cerebro donde estimula las ondas cerebrales beta (mira el cuadro EntéraTE)

ENTÉRATE

Ondas cerebrales

Las ondas cerebrales son impulsos eléctricos que tienen su correlato en diferentes tipos de estados mentales y de ánimo. Hay cuatro categorías de ondas cerebrales:

❖ *Alfa*: presente predominantemente durante estados de alerta relajado

❖ *Beta*: presente predominantemente durante situaciones de alta tensión o emoción

❖ *Delta*: Presente predominantemente durante los estados de sueño profundo

❖ *Theta*: Presente predominantemente durante el sueño liviano y la somnolencia.

Las ondas cerebrales beta tienen por objeto ser estimuladas para el reflejo de lucha o huída: cuando estás en peligro, cuando sufres un accidente, cuando algo le sucede a un miembro de tu familia. Entonces es cuando tu organismo necesita ser estimulado, y tú realmente *quieres* entrar en un estado de tensión. Quieres poder levantar el auto que aplastó a tu auto amado, o correr a velocidad de 100 yardas en diez segundos para escapar de un delincuente en la noche.

Pero la mayor parte del tiempo, no estamos en situaciones que produzcan tales estados de emoción o tensión, aún cuando la cafeína le esté señalando eso al cerebro. Esta es la razón por la cual la L-teanina es tan importante, y lo que convierte a Cami en la más perfecta de las plantas. Algunos minutos después que la cafeína ha entrado en tu sistema, la L-teanina es secretada por el intestino delgado dentro del aparato circulatorio y dentro del cerebro donde estimula las ondas cerebrales alfa, las cuales producen un estado de alerta relajado y natural, cancelando por lo tanto los efectos dañinos de la cafeína. Dado que la cafeína ya alcanzó el cerebro y obtuvo un poco de la puesta en marcha de la cabeza, por decirlo de algún modo, obtendrás el estímulo despabilante que quieres a la mañana —pero sin los nervios y palpitaciones que proveen otras bebidas cafeinadas como el café, las consabidas bebidas energéticas y las gaseosas. Ahora has empezado a ver por qué amo a la planta Cami; la cafeína ingresa en tu sistema otorgando los beneficios para la pérdida de peso y estimulación, luego poco después, la L-teanina aparece para cancelar sus efectos negativos.

Dado los efectos de L-teanina sobre las ondas cerebrales alfa, es una medicina natural para el alivio del estrés, ansiedad y tensión. En realidad, en 2004, investigadores en Australia compararon la L-teanina con alprazolam (Xanax), un ansiolítico recetado. Encontraron que la L-teanina tendía a reducir la ansiedad durante la fase de relajación del estudio, cuando la droga no tenía tal efecto.

Los investigadores también descubrieron que la L-teanina aparece para jugar un rol en la formación de la gamma-ácido aminobutryc (GABA), la cual bloquea la liberación de los neurotransmisores dopamina y serotonina para promover un estado de relajación.

Pero eso no es todo. Cuando los niveles de estrés bajan, también lo hacen los niveles de cortisol, una hormona que, cuando es estimulada, aumenta el apetito y ejerce su influencia allí donde la grasa del cuerpo se almacena (mayormente en la región abdominal). En enero de 2007, científicos del Departamento de Epidemiología y Salud Pública (Department of Epidemiology and Public Health) de la Universidad de Londres publicaron algunos descubrimientos sobre el efecto del té sobre los niveles de cortisol. El estudio, en el Journal *Psychopharmacology*, descubrió que la gente que tomaba té lograba bajar sus niveles de estrés más rápido que aquellos a los que se les daba un placebo. Durante seis semanas los participantes tomaron cuatro tazas de té negro por día, o cuatro tazas de placebos cafeinados. Después de las seis semanas, se les dio a ambos grupos dos tareas desafiantes. Se encontró que ambos grupos tenían niveles de estrés similares al terminar sus tareas; de todos modos, una hora más tarde los niveles de cortisol habían caído un promedio de 47 por ciento en el grupo que había tomado té comparado con el 27 por ciento del grupo de los placebos cafeinados. Por lo tanto parece que la L-teanina no sólo solapa los efectos nocivos de la cafeína sino que asiste para reducir el estrés, el cual a su vez reduce el apetito y el almacenamiento de grasa en tu cuerpo.

Ingrediente secreto # 3: El EGCG

Aún si no estás familiarizado con la L-teanina, es probable que hayas escuchado hablar del EGCG. Se trata de un compuesto químico llamado Epigallocatechin-3-gallate, y ha estado apareciendo últimamente en un montón de etiquetas muy visibles. Los tés embotellados están ahora muy orgullosos de anunciar al EGCG como un ingrediente de su bebida (aún cuando está presente en *todos* los tés), y hasta la compañía Coca-Cola ha saltado a la carroza con Enviga, una bebida con gas de té verde que contiene EGCG y cafeína (y una cantidad de conservantes y endulzantes artificiales).

¿Qué es el EGCG? Es un compuesto químico conocido como catechin, que es una subclase de polifenoles, compuestos conocidos por sus propiedades antioxidantes. Los antioxidantes son sustancias que se encuentran en el té (y en muchos otros alimentos) y que pueden prevenir o desacelerar el daño oxidativo a las células del cuerpo. Cuando las células usan oxígeno, como lo hacen todo el día, naturalmente producen radicales libres (subproductos) que pueden causar daños a las células. Los antioxidantes actúan como "policías de los radicales libres y por lo tanto previenen y reparan el daño producido por estos. Pero el EGCG es más que un antioxidante potente. En combinación con los otros ingredientes secretos de Té3, es un factor importante en la estimulación de la pérdida de peso. Los estudios han mostrado que los extractos de té verde (conteniendo EGCG) inhiben significativamente encimas en el páncreas que ayudan a digerir la grasa in vitro (lo que significa "en un tubo de ensayo"), lo cual puede ser traducido como digestión con reducción de grasa en los humanos.

En un estudio de 2005 en el *Journal of Clinical Nutrition*, treinta y ocho hombres japoneses recibieron cada uno una botella de 340 mililitros (aproximadamente dos tazas) de té Oolong para beber con la cena cada día. La mitad de los hombres tenía té con cerca de 22 miligramos de catechines de té verde (mayormente EGCG), y el resto tenía té mezclado con 960 miligramos de catechines.

Todos los participantes fueron puestos en una dieta en la que se cuentan las calorías. Después de doce semanas, ambos grupos de hombres perdieron peso. Aquellos que bebían té con baja cantidad de catechines perdieron aproximadamente 3 libras, mientras que el grupo con alto contenido de catechines perdió un promedio de más de 5 libras. Aun más importante, mucho del peso perdido en el segundo grupo provenía de la grasa —el total de volumen de la grasa cayó 10,3 por ciento en el grupo de alto contenido en catechines, mientras que cayó 2,6 por ciento en el otro. Ambos grupos descubrieron que habían perdido pulgadas en sus cinturas.

Otras razones por las que el EGCG te ayuda a perder peso incluyen:

✴ *El dúo dinámico:* EGCG y cafeína: Ya hemos aprendido que la cafeína en el té estimula la termogénesis, el proceso bioquímico a través del cual la grasa del cuerpo se quema para producir energía. Los estudios han demostrado ahora que hay una interacción sinergética entre el EGCG y la cafeína que además promueve el gasto de energía. Un estudio de 1999 para el cual un grupo de hombres recibieron 90 mg de EGCG tres veces por día concluyó que los hombres que tomaban EGCG quemaban 266 más calorías que aquellos a los que se les daba placebos. Los autores del estudio llegaron a la conclusión de que el EGCG no sólo estimulaba sino que además prolongaba la termogénesis del tejido graso a una extensión mucho mayor que la cafeína sola, y que "las propiedades de termogénesis del té podían residir primariamente en una interacción entre su alto contenido en catechines-polifenoles y cafeína..." Esto prueba que el EGCG ayuda a quemar grasa aún si no estás haciendo nada más que no sea estar sentado bebiendo té todo el día. Por lo tanto cuanto más té bebes más grasa quemas.

✴ *El EGCG y los triglicéridos:* Los triglicéridos son una forma de grasa llevada a través del torrente sanguíneo en transportadores llamados lipoproteínas. El problema es que las lipoproteínas que tienen abundantes triglicéridos también tienen abundante colesterol, el cual, como sabes, puede conducir a enfermedades cardíacas. El EGCG realmente limpia la sangre de los triglicéridos adicionales antes de ser depositados en el tejido adiposo (grasa), y haciéndolo, también se disminuyen los niveles de colesterol. Ahora lee esto con detenimiento porque es importante: Si en realidad los triglicéridos son limpiados por el EGCG, tus venas y arterias comienzan a estar más limpias. Si tus arterias están más limpias, obtienes más oxígeno para tu sangre, lo cual te da más energía, lo que a su vez te permite gastar más energía y quemar más calorías... y perder peso.

✴ *El EGCG reduce la producción de insulina:* En un estudio sobre la insulina publicado en el Journal of Biological Chemistry en abril de 2006, los investigadores encontraron que el EGCG podía modular la secreción de insulina mediante la inhibición de glutamato dehidrogenase (GDH). El GDH juega un rol dominante en la estimulación de la secreción de insulina. Los investigadores estudiaron los efectos del EGCG sobre el GDH y encontraron que estos compuestos podían inhibir el GDH y por lo tanto inhibir la secreción de insulina, lo cual es bueno para la pérdida de peso.

¿Por qué son tan importantes los niveles de insulina en la pérdida de peso? Porque la insulina juega un rol importante en el aumento de peso, e incluso no nos deja perder peso. Cuanta más insulina produces, más difícil es bajar de peso. Conseguimos la mayor parte de nuestra energía de los carbohidratos, los que son digeridos y descompuestos en glucosa, o azúcar en la sangre. Cuando los niveles de azúcar en la sangre aumentan, la insulina, producida en el páncreas, comienza a hacer su trabajo, el cual consiste en acompañar el azúcar en la sangre dentro del hígado y los músculos donde se convierten en glucógeno y espera a ser quemado como energía. Si hay más azúcar en la sangre que espacio de almacenamiento en la célula, el exceso se convierte en grasa.

Si consistentemente sometes a tus células a una sobrecarga de carbohidratos y tu cuerpo está acumulando demasiada azúcar en la sangre como grasa, los sensores que son normalmente receptivos a la insulina comienzan a desactivarse. El organismo continúa produciendo insulina, pero no puede seguir utilizándola eficiente o efectivamente. Por lo tanto tienes insulina producida sin otro uso que decirle a tu cuerpo que queme menos grasa y acumule más grasa; esto es comúnmente conocido como resistencia a la insulina.

Esto da comienzo a un círculo vicioso: Cuando tienes sobrepeso, las células grasosas inhiben la liberación de glucosa como energía porque tienes demasiada insulina. Dado que la glucosa no está siendo usada como energía, está encerrada dentro de su espacio de almacenamiento en la célula y nada más puede entrar. Cuando se consumen más carbohidratos, y se producen más glucosa e insulina, no tienen donde ir, por lo tanto la glucosa se convierte en grasa que llegado el momento inhibe el uso de la glucosa… Se vuelve más y más difícil perder peso porque el cuerpo se ha convertido en un productor automático de grasa. Cuanto más té bebas, menores serán los niveles de insulina en tu cuerpo.

❋ *El EGCG del té aumenta la efectividad de la insulina:* En un estudio publicado en 2002 en el Journal of Agricultural Food Chemistry, los té negro, verde y Oolong (no las tisanas) son señalados como responsables del incremento de la actividad de la insulina (efectividad) por más del 15 por ciento in vitro (tubo de ensayo). Cuanto más alta es la efectividad de la insulina (como la causada por el EGCG), mayor es tu capacidad para convertir los azúcares en energía, y mayor tu capacidad para perder peso. Cuanto más té bebas, más alta es la efectividad de la insulina.

Esta es una buena noticia para las personas con diabetes del tipo 2 (si tienes diabetes, asegúrate de consultar a tu médico antes de producir cualquier cambio en tu dieta). La diabetes implica que, o no estás produciendo suficiente insulina, o tus células están volviéndose insensibles a la insulina que está allí. Dado que beber té vuelve más efectiva a la insulina, ésta puede prevenir la enfermedad, o al menos posponer su comienzo.

Pónlos todos juntos...

En caso de que no te has convencido todavía, aquí va una razón más por la que la combinación Té3 es tan efectiva en ayudarte a perder peso:

❋ *El té aumenta el consumo de grasa:* Otro estudio, este publicado en 2001 en el Journal of Nutrition de la Sociedad

Americana para las Ciencias Nutricionales (American Society for Nutricional Sciences), dividió a los participantes en cuatro grupos los cuales, por un período de tres días consumieron: 1) agua, 2) té sin diluir, 3) té diluído al 50 por ciento, y 4) agua conteniendo 270 mg de cafeína (equivalente a la concentración del té sin diluir). El gasto de energía fue incrementado significativamente para dos de los tratamientos, los del té sin diluir y los del agua cafeinada. Además, la oxidación de grasa (consumo) era significativamente más alta (12 por ciento) en los sujetos que consumían el té sin diluir que en los del agua, lo que nos muestra que la cafeína sola no es tan buena como la combinación Té3 para perder peso.

Podría seguir listando estudio tras estudio que prueban que beber té te ayudará a perder peso, y puedes encontrar muchos de ellos listados en la sección de referencias en la última parte de este libro o en Internet. Pero debería quedar claro para ti desde ahora que hay evidencia científica para respaldar las afirmaciones respecto de los beneficios de Té3. La belleza de esto es que todo lo que debes hacer para obtener estos beneficios maravillosos y comenzar a perder libras y pulgadas es encontrar el té que te guste y comenzar a beberlo todo el día. Ahora, ¿acaso no suena a algo que puedas hacer? ¡Sé que sí! ¡Es fácil y funciona!

Si tienes frío, el té te hará sentir calor. Si tienes calor, te refrescará. Si estás deprimido, te divertirá. Si estás excitado, te calmará.

WILLIAM GLADSTONE, PRIMER MINISTRO BRITÁNICO

Perfil de un AmigoTÉ

Nombre: **Christine A.**

Edad: **28**

Peso perdido: **10,5 libras**

Pulgadas perdidas: **11,5**

Té favorito: **Té negro Barrita Dulce de dr. tea's**

He estado luchando con mi peso durante los últimos ocho años y he caído en la rutina yo-yo. Ninguna de esas dietas significó un cambio de vida. Perdí un montón de peso y lo recuperé nuevamente porque nunca estaba bien en mi vida. Siempre ansiaba algo que no podía tener.

Hace un poco más de un año subí mucho peso porque me quebré el tobillo en una caminata. No podía hacer ejercicio y entonces me deprimí mucho. Luego, justo cuando mi tobillo estaba casi normal noté que toda mi pierna estaba inflamada e hice que la examinaran. Descubrieron que tenía un coágulo y que no podría hacer ejercicio al menos por seis meses por la medicación que me estaban recetando. Me deprimí aún más y, por supuesto, aumenté de peso. Después de casi un año, finalmente mi médico me autorizó a hacer ejercicio. Mi misión era encontrar un plan perfecto para mi vida… un plan que no sólo se ajustara a mi vida sino que se volviera parte de mi vida para siempre.

Planeé viajar a Los Ángeles con mis mejores amigas después que escuché sobre el Dr. Té en la televisión. Sabíamos que queríamos ir, encontrarlo y probar los té de dr. tea's. El día que lo conocí supe que mi vida cambiaría para mejor. Él me contó acerca de La dieta del té.

Escuché al Dr. Té hablar sobre los beneficios de beber y cocinar con té y todo lo que hace por ti, por tu cuerpo y energía. Él ha estado donde estoy yo ahora y sabe exactamente qué siento en este momento de mi vida en relación a mi peso. Fue un gran giro para mi vida y sabía que podía hacerlo… ¡y lo haría! ¿Qué tenía para perder? Me encantaba la idea de beber té y perder peso en el proceso. Sabía que ese era el plan para mi.

Con La dieta del té tú puedes comer lo que deseas… ¡en forma de té! Amo las papas fritas y ¿adivinen qué? Tiene un té para ese antojo. Debo beber mucho de ese té durante los almuerzos porque deseo mucho las papas fritas, y el té las ha reemplazado en mi vida. También como cosas dulces. El Dr. Té tiene uno de los mejores tés que jamás hubiera podido soñar. Cada vez que siento que necesitaré algo dulce, bebo un té sabor a barrita dulce de dr. tea's y ¡el antojo está satisfecho!¡Ahora se me antoja el té en vez de los dulces! No importa qué ansíes, puedes encontrar un té justo para ti!

Con sólo una semana de hacer La dieta del té, tenía tanta más energía, que no lo podía creer. Bebía té todo el día y sentía los beneficios sobre los que hablaba el Dr. Té. ¡Mi hambre voraz estaba desapareciendo! ¡No lo podía creer! En los momentos en los que acostumbraba a comer un montón, sólo lo hacía en poca cantidad y me sentía satisfecha. Qué sensación maravillosa. Hasta mi esposo estaba siguiendo la dieta y sentía un cambio en su apetito y energía. Tenía suficiente energía como para hacer ejercicios, ¡y quería hacerlos! Comencé a dormir nuevamente durante las noches ¡sin luchar para conciliar el sueño! Después de un par de semanas, comencé a ver que mi ropa comenzaba a quedarme grande. Tenía un par de capris que eran mis favoritos y no los había podido usar por dos años. Me los probé y me quedaban perfectamente bien. Estaba muy sorprendida y tan orgullosa de mi.

Pero lo mejor sucedió una noche cuando mi esposo me pidió que saliera con él a correr alrededor de la manzana. Yo había luchado contra el asma desde la secundaria y los peores momentos los había vivido corriendo. Estaba un poco nerviosa porque pensaba que no podría dar la vuelta completa a la manzana. Pensé que luego de la cuarta casa, tendría que caminar. Pero acepté correr de todos modos. Comenzamos a correr y yo lo hacía muy bien. Pasamos esa cuarta casa ¡y todavía me sentía bien! Luego llegamos a la mitad del camino y aún estaba corriendo. Mi esposo me preguntó, "¿Cómo vas?" y exclamé, "¡¡¡Bien!!!" Cuando hicimos el último giro y pude ver nuestra casa, me sentí tan bien. Tan pronto como llegamos a nuestro garage ¡comencé a llorar! Estaba tan impresionada conmigo misma, ¡entonces supe que estaba en el camino correcto para mi salud!

A medida que pasa cada semana veo distintos cambios en mi cuerpo. Mi panza luce cada vez menos hinchada y mis piernas tienen cada vez menos celulitis. Mi acné está desapareciendo, mis hábitos alimenticios han cambiado —ya no quiero la comida chatarra ni papas fritas. Mis niveles de estrés también están nivelados. Me siento mucho más segura de mi misma. Camino con mi cabeza en alto porque ya no tengo razones para sentirme deprimida o triste.

¡No hay nada más emocionante que saber que estoy en el camino correcto para retomar el control de mi vida! Si yo puedo hacer esto… ¡tú también puedes!

4

Los otros beneficios del té para la salud

Imagina que tú eres un investigador científico escrutando la flora y fauna sobre la tierra, buscando aquellas sustancias naturales que podrían ayudar a la raza humana a defenderse de las enfermedades y mantener sus cuerpos sanos. Imagina que estás buscando alimentos que pudieran prevenir el cáncer, las enfermedades cardíacas, la osteoporosis, el Alzheimer, el derrame cerebral; que pudiera disminuir la presión sanguínea, reducir el peso, reducir la inflamación, proteger contra las arrugas y daños del sol; y que pudiera acrecentar la creatividad y la excelencia en el desempeño.

Ahora imagina que encontraste todas esas propiedades en un sustancia natural derivada de una planta, económica, no calórica, disponible y de buen sabor.

Estarías como lo estoy yo: extasiado, emocionado, en la luna y ansioso por difundir al mundo expectante, el nombre de tu fantástico nuevo descubrimiento: el té.

Por supuesto, pronto te darías cuenta que tu "nuevo" descubrimiento tiene más de 4.700 años de antigüedad, pero no fue sino hasta el último siglo que los científicos comenzaron a entender verdaderamente cuán rico y variados beneficios había en cada y todas las tazas de té.

Por lo tanto ahora es tiempo de una corta, pero importante, lección de ciencia. Por favor, no te la pierdas. Estoy incluyendo esta información de modo que entiendas y aprecies todos los increíbles beneficios del té para la salud. Tómate el tiempo para leer este capítulo de modo que tú también entiendas sobre qué he estado leyendo y analizando los últimos quince años, acerca de qué puede hacer esta planta milagrosa por nosotros más allá de la pérdida de peso. Recuerda, como aprendimos en el capítulo 1, todos los tés provienen de la misma planta, por lo tanto aún cuando los estudios médicos debajo usaron sólo un tipo de té, todos los otros tipos producirían resultados similares.

Los flavonoides y radicales libres

¿Qué es lo que hace al té tan saludable? Para empezar, los radicales libres. Un radical libre es una molécula de oxígeno con un número dispar de electrones en el anillo exterior de uno de sus átomos. Los radicales libres son inestables dado sus electrones perdidos. Para tratar de corregir esta condición, los radicales libres agarran las células sanas y tratan de "robar" sus electrones. Lo que resulta, de todos modos, es que se crean más radicales libres, causando una reacción en cadena con el potencial de causar una destrucción de una tremenda cantidad de células. Con el paso del tiempo, la actividad de los radicales libres puede producir un daño extremo, y en algunos casos, células malignas (cancerígenas).

Los radicales libres son producidos naturalmente cuando el oxígeno interactúa con sustancia orgánica (corta una manzana, déjala sobre la mesada y se volverá marrón: eso es oxidación). Nuestros organismos están constantemente oxidándose. Tristemente, ayudamos a ese proceso cuando comemos alimentos que han sido refinados y procesados, o han sido freídos en grasas y aceites a temperaturas muy altas. Nuestros cuerpos no han sido diseñados para vérselas con la acumulación de tantos radicales. Una vez que supera ese umbral, nuestras células comienzan a envejecer prematuramente, y contribuimos a nuestro propio camino hacia la enfermedad y la discapacidad.

No tendríamos ninguna esperanza si no fuera por los antioxidantes; vienen al rescate destruyendo a los radicales libres y desacelerando el proceso de oxidación. Sucede que el té es rico en antioxidantes llamados flavonoides, siendo el EGCG uno de los más potentes (EGCG es un catechin, una subclase de los polifenoles, que es a su vez una subclase de flavonoides).

El té blanco es el que tiene la mayor cantidad de estos flavonoides, luego el verde, luego el Oolong, luego el negro. Para los propósitos de La dieta del té, realmente no importa que té estés bebiendo porque las diferencias de cantidades de flavonoides son pequeñas.

De acuerdo al Departamento de Ciencia de la Alimentación y Nutrición Humana de la Universidad del Estado de Iowa, hay aproximadamente 316 miligramos de flavonoides en una taza de té verde; una taza de té negro contiene cerca de 238 miligramos de flavonoides. Los científicos han calculado que la planta de té está entre las plantas con mayor contenido de flavonoides. El Servicio de Investigación Agrícola, una rama del Departamento de Agricultura de los Estados Unidos, establece que "el té verde contiene más flavonoides simples, llamados catechines, mientras que el té negro contiene variedades más complejas, llamadas Tearubigines y teaflavines. Algunos polifenoles han sido determinados recientemente —en estudios de tubo de ensayo— como antioxidantes más potentes que las más conocidas vitaminas A, C y E. "La investigación ha demostrado que ambos, catechines y teaflavines, son igualmente efectivas para buscar los radicales libres y mantener tu salud.

ENTÉRATE

Los radicales libres y el ejercicio: Buenas y malas noticias

La mala noticia es que el ejercicio, el cual sabemos que es crítico para perder peso, en verdad genera radicales libres.

¡Pero no dejes que eso impida tu corrida matinal, caminata intensa o entrenamiento en resistencia! La buena noticia es que si bebes una taza de té antes de hacer ejercicio, no sólo estás haciendo pesas, si no que además estás bombeando antioxidantes en tu torrente sanguíneo y eludiendo el daño oxidativo causado a las células.

En realidad, algunos científicos creen que el té es aún más saludable que el agua. En agosto de 2006, el *European Journal of Clinical Nutrition* publicó un artículo sobre estudios relativos al té realizados entre 1990 y 2004 que arribaron a conclusiones fascinantes:

* El té no es deshidratante. Muy altas dosis de cafeína son deshidratantes, pero un taza de té, por más fuerte que fuera, no

tiene ni cerca la cantidad de cafeína necesaria para deshidratar el cuerpo. Por lo tanto, adelante, llena tus botellas de agua con té y siente la diferencia como la Dra. Carrie Ruxton explica abajo.

✳ El té verde no es más saludable que el negro. Ambos tipos de té contienen cantidades similares de antioxidantes, aunque son de tipos diferentes. Ambos proveen los mismos beneficios para la salud.

✳ Beber tres o más tazas de té al día (tres tazas equivalen a 24 onzas) puede reducir el riesgo de una amplia gama de problemas de salud, que van desde cáncer a enfermedades cardíacas.

La Dra. Ruxton, autora líder del estudio, le dijo a BBC News que ella recomendaba consumir entre 1,5 y 2 litros (6 a 8 tazas, o 48 a 64 onzas) de líquido por día, y dijo, "eso puede incluir té." Y también, tal vez lo más importante, agregó: "Beber té es realmente mejor que beber agua. Beber agua es esencialmente reponer líquido. El té repone líquido y contiene antioxidantes por lo tanto hay dos razones para beberlo".

La inflamación y la immunidad

Otra buena razón para beber té es que vigoriza tu sistema inmunológico, un complejo conjunto de órganos, tejidos y células especializadas en proteger al organismo de bacterias, virus y otras toxinas internas y externas. Cuando estas toxinas invaden el cuerpo, desencadenan una respuesta inflamatoria. El tejido lastimado libera químicos que causan hinchazón con el fin de aislar al "invasor" de un contacto mayor con el cuerpo. De todos modos, cuando el sistema inmune encuentra una inusualmente gran cantidad de toxinas, se agregan otros síntomas a la hinchazón, como enrojecimiento, dureza y dolor, y pueden darse enfermedades incluyendo asma, artritis reumatoidea, alergias y muchas otras enfermedades autoinmunológicas graves.

Muchos estudios recientes han demostrado que ambos, la L-teanina y el EGCG, son efectivos para estimular el sistema inmunológico y para combatir la inflamación. En un estudio, publicado en 2003 en *Proceedings of the National Academy of Sciences*, los científicos de Harvard descubrieron que el té actúa como una suerte de vacuna natural que "enseña" a las células a reconocer indicadores en la superficie de toxinas que invaden. Con anterioridad al estudio, se midió en los participantes ciertos linfocitos que juegan un rol crucial en la resistencia a infecciones. Luego se les pidió que bebieran cinco o seis tazas diarias o de té o de café por cuatro semanas. Cuando fueron medidos posteriormente, los que habían bebido té —*pero no los que habían bebido café*— vieron incrementada la producción de una importante proteína que lucha contra las enfermedades en sus linfocitos. Los investigadores concluyeron que la L-teanina en el té ayuda "humanos… linfocitos… (a) proveer resistencia natural a las infecciones microbiales".

Otros estudios han mostrado que el EGCG ayuda a bloquear la producción de una molécula clave (interleukin) que causa inflamación en muchas condiciones como la artritis. Un estudio que involucró ratas proclives a la artritis demostró que cuando se les daba el equivalente a cuatro tazas humanas de té verde por día, reducían a la mitad los riesgos de desarrollar la enfermedad. Un estudio de 2007 de la Universidad de Michigan encontró que el EGCG inhibía la producción de muchas moléculas en el sistema inmunológico que contribuyen con la inflamación y el daño de articulaciones en personas con artritis reumatoidea. Y en otro estudio de 2007, el

Dr. Stephen Hsu, un biólogo especializado en células en el Departamento de Biología Oral y Patología Maxilofacial de la Univesidad de Medicina de Georgia investigó el síndrome de Sjogren, una enfermedad autoinmunológica que daña las glándulas que producen la saliva y causan lo que es comúnmente conocido como boca seca. Notó que cerca del 30 por ciento de los ancianos americanos sufren de boca seca, mientras que la padece sólo el 5 por ciento de los ancianos en China, donde se consume ampliamente el té. Se les dio té verde para beber a algunos participantes, y agua a otros. Al final del estudio, el grupo del té verde mostró significativamente menor daño en sus glándulas salivales. El Dr. Hsu estableció que estos resultados reforzaban los descubrimientos anteriores que mostraban un fenómeno similar en un estudio de laboratorio, y que un estudio más abarcador podría ayudar a determinar el rol protector del té en otras enfermedades autoinmunológicas.

Asuntos del corazón

En los años sesenta, los científicos americanos hicieron algunos descubrimientos interesantes. Cuando hacían autopsias, observaban que las arterias de los chino-americanos bebedores de té tenían sólo las dos terceras partes de enfermedades de arterias coronarias en relación a los bebedores de café caucásicos. Desde ese momento, muchos estudios más han demostrado el vínculo entre el té y la prevención de enfermedades cardíacas. Como aprendimos en el capítulo anterior, el té ayuda a limpiar la sangre de triglicéridos y colesterol. En el 2003, los *Archives of Internal Medicine* publicaron un estudio en el cual, luego de un período de doce semanas, 240 hombres y mujeres chinas con colesterol moderadamente alto recibieron o extracto de té verde incrementado con teaflavines del té negro o un placebo sin té. Después de doce semanas, el grupo del placebo no mostraba cambios en los niveles del colesterol total o del "malo" LDL. En el grupo que había consumido té, en cambio, el colesterol total bajó un 11,3 por ciento y el LDL un 16,4 por ciento. Al mismo tiempo, los niveles del colesterol "bueno" HDL aumentaron un 2,3 por ciento en el grupo del té, mientras que el grupo del placebo sólo vio un incremento del 0,7 por ciento.

Otro estudio, publicado en 2003, usó té negro, y descubrió una reducción de lípidos en la sangre (grasas) del 6 al 10 por ciento en los bebedores de té negro, en sólo tres semanas. El Servicio de Investigación Agrícola reportó la conclusión de los autores del estudio: "Beber té negro, en combinación con el seguimiento de una dieta prudente, moderadamente baja en grasa, colesterol y ácidos de grasa saturada, reduce el colesterol total y el LDL en cantidades significativas y puede reducir el riesgo de enfermedades coronarias".

El té también protege al corazón ayudando a bajar la presión arterial. La hipertensión, o alta presión arterial, es la más común de las enfermedades del corazón, y es un factor de riesgo mayor de muerte de corazón. Un estudio sobre bebedores de té chinos publicado en 2004 mostró que bebiendo tan poco como media taza de té verde u Oolong por día puede reducir el riesgo de alta presión arterial en cerca del 50 por ciento. Algunos investigadores encontraron que hombres y mujeres que bebían té en forma diaria por al menos un año, eran menos proclives a desarrollar hipertensión que otros que no lo bebían, y cuanto mayor cantidad de té bebían, más beneficios obtenían. Aquellos que bebían al menos media taza de té verde u Oolong moderadamente fuerte, por un año, tenían un riesgo menor en un 46 por ciento de desarrollar hipertensión, que los que no bebían té. Entre los que bebían más de dos o dos tazas y media diarias, el riesgo de alta presión arterial se reducía un 65 por ciento.

El té y la gran C

La evidencia de que el té ayuda a prevenir el cáncer es abrumadora. Desde los años noventa se han realizado cientos de estudios mostrando que el té puede inhibir la formación de tumores y desacelerar el crecimiento de los que ya están formados. En 1997, investigadores de la Universidad de Kansas descubrieron que el poder antioxidante del EGCG es cerca de cien veces mayor que el de la vitamina C, y veinticinco veces más que la vitamina E en proteger al DNA del daño provocado por aquellos radicales libres considerados de riesgo cancerígeno. Los investigadores también descubrieron que el EGCG es capaz de darles una señal a las células del cáncer para que detengan la producción, promoviendo la apoptosis —un proceso celular normal que conduce a la muerte de la célula— sin dañar ninguna célula sana. Un estudio de la Universidad de Purdue de 1998, mostró que un enzima llamada quinol oxidase, o NOX, es necesaria para el crecimiento de tanto células normales como cancerígenas. La fórmula hiperactiva de NOX es conocida como tNOX (Tumoral Associated NOX, por sus siglas en inglés) o NOX asociada a lo tumores. En tubos de ensayo, usando soluciones de proteína NOX purificadas, los investigadores encontraron que dosis bajas de EGCG —tales como las que pueden ser consumidas cuando se beben varias tazas de té al día— eran capaces de inhibir la actividad de las células tNOX pero no inhibían la actividad NOX de las células sanas.

Aquí están sólo algunos ejemplos de lo que han demostrado los estudios relacionados al cáncer:

* ✳ *Té y cáncer de pecho:* Los científicos han notado largamente que el cáncer de pecho es mucho menos común en países donde el té verde se consume regularmente. Un estudio ja-

ponés descubrió un disminuido riesgo de recurrencia en las fases tempranas de cáncer en las pacientes que tomaban tres o más tazas de té verde diarias. Esto sugiere al menos la posibilidad de que el consumo regular de té verde pueda prevenir la recurrencia del cáncer de pecho en los casos de fases tempranas. Un estudio chino descubrió que las mujeres que consumían al menos 26 onzas de hojas de té verde cada año reducían el riesgo de cáncer de pecho en comparación con las que no lo bebían. Veintiséis onzas de hojas secas por año equivalen a sólo 300 tazas de té verde en el curso de un año, o sea menos de una taza por día.

* *Té y cáncer de ovario:* Un estudio sueco realizado con más de 61.000 mujeres, publicado en 2005, mostró que las mujeres que consumían dos o más tazas de té verde o negro todos los días, bajaban sus riesgos de contraer cáncer de ovario en un 46 por ciento, con cada de taza de té adicional haciendo descender el riesgo otro 18 por ciento. Un estudio realizado con 1.200 mujeres americanas, publicado en 2007, mostró que cuanto más té negro bebían las mujeres, mayor era la protección contra el cáncer de ovario: comparadas con las mujeres que no bebían té negro, aquellas que tenía un consumo habitual de al menos dos tazas por día experimentaban un 30 por ciento de descenso en el riesgo de cáncer de ovario.

* *Té y cáncer de pulmón:* Un estudio publicado en 2003 encontró que los fumadores que bebían cuatro tazas de té verde descafeinado por día demostraban un descenso del 31 por ciento en los indicadores de daño de DNA oxidativo en células blancas de sangre en comparación con los que bebían cuatro tazas de agua. El daño DNA oxidativo está implicado en el desarrollo de varias formas de cáncer. Un estudio publi-

cado en 2007 en el Journal of Inflammation encontró que el té negro tenía un positivo efecto preventivo. En este estudio, conejillos de India eran expuestos al humo de cigarrillo y luego se les daba té o agua para beber. El humo de cigarrillo, no hace falta decirlo, causaba daños en los pulmones de los conejillos, el cual era prevenido cuando se les daba a beber infusiones de té negro en vez de agua.

❋ *Té y cáncer de próstata:* Aparte del cáncer de piel, el cáncer de próstata es el más común de los que afectan a los hombres. Más de 230.000 hombres americanos son diagnosticados con esta enfermedad cada año, de acuerdo a la Sociedad Americana de Cáncer. Un estudio publicado el 1 de diciembre de 2004 mostró que los polifenoles presentes en el té verde ayudan a prevenir la propagación del cáncer de próstata a través de la selección de los senderos moleculares que impiden la proliferación y dispersión de las células tumorales, como también inhibiendo el crecimiento de vasos sanguíneos que alimenten al tumor. Un estudio italiano publicado en 2005 descubrió que un suplemento que contenía antioxidantes provenientes del té verde era 90 por ciento efectivo para prevenir el cáncer de próstata en hombres con alto riesgo para la enfermedad. Ese estudio mostró que después de un año de consumir catechines de té verde, de un grupo de treinta y dos hombres con alto riesgo de contraer cáncer de próstata, sólo uno desarrolló la enfermedad, mientras que nueve hombres de un grupo de treinta de alto riesgo que tomaban un placebo, desarrollaron cáncer de próstata.

Ya sea que elijas seguir La dieta del té o no, es una buena idea perder peso para evitar el cáncer de próstata. Un estudio de la Sociedad Americana de Cáncer que incluyó 900.000 americanos controlados después de dieciséis años, mostró que el incremento de riesgo de desarrollar cáncer de próstata para hombres con sobrepeso era del 8 por ciento, para hombres obesos el riesgo se incrementaba a un 20 por ciento y para los severamente obesos al 34 por ciento, en relación a los hombres de peso normal.

Un estudio sobre hombres australianos reportó que los hombres obesos eran 2,2 veces más propensos a desarrollar cáncer de próstata agresivo que los delgados, con cada 22 libras de exceso de peso elevando el riesgo al 40 por ciento. Y la obesidad abdominal ha sido relacionada a un incremento del triple en el riesgo de cáncer de próstata en China.

✳ *Té y otros cánceres:* Cientos de otros estudios han sido hechos para demostrar que el té puede ayudar a prevenir muchos otros tipos de cáncer, incluyendo el de piel, estómago, hígado y colon.

✳ *Té y quimioterapia:* Estudios preliminares han demostrado que la L-teanina aumenta los resultados de algunas drogas de la quimioterapia previniendo que las células cancerígenas rechacen las drogas después que han entrado en las células del tumor. También se demostró que la L-teanina sirve para mejorar algunos efectos colaterales de estas drogas.

La evidencia acumulada mostrando al té como un agente preventivo contra el cáncer es tan fuerte que animó a los investigadores provenientes de la Fundación de Investigación de los Efectos de la Radiación en Hiroshima, Japón, a establecer que "el consumo diario de té verde en cantidades suficientes ayudará a prolongar la vida evitando la muerte prematura, en particular la muerte causada por cáncer". Aunque este estudio utilizó sólo té verde, sabemos ahora que todo té verdadero otorgará los mismos beneficios.

ENTÉRATE

¿Te gusta la carne roja? Bebe algo de té

Sabías que algunos mutágenos poderosos (compuestos conocidos como causantes de cáncer) se forman cuando asas o fríes carne? Los científicos creen que estos mutágenos incrementan los riesgos tanto de cáncer de pecho como de colon. ¿Entonces tienes que dejar tu proteína preferida?

¡De ningún modo! Un estudio publicado en la publicación *Mutation Research* en el 2002 mostró que la aplicación de té verde o negro en ambas superficies de la carne antes de cocinarla inhibe la formación de los mutágenos. Por lo tanto lee el capítulo 11 y experimenta con las recetas de adobos de té que hallarás allí. Encuentra la(s) que prefieras y utilízalas —y sé generoso. Cuanto más té frotes, menos agentes causantes de cáncer tendrá tu carne. Y, sí, ¡más sabroso será tu bife!

El rompecabezas cerebral

Si estás en medio de una actividad artística, tratando de resolver un problema complicado o a punto de entrar a un evento atlético, podrías querer un pequeño descanso y beber una linda taza de té. Cuando la L-teanina del té de tu elección estimula las ondas cerebrales alfa, genera un estado de alerta relajado —y esto también mejora tu capacidad para concentrarte— al tiempo que promueve la claridad mental. Mejora tu capacidad para aprender cosas nuevas. El incremento de la actividad en las ondas cerebrales alfa conduce a una creatividad potenciada. Y los científicos del deporte han demostrado que un aumento de las ondas cerebrales alfa usualmente preceden a un desempeño de excelencia. Así que si quieres ser el mejor, y hacer lo mejor, ¡parece que una taza de té podría ser tu mejor amigo!

Y eso también va para la protección de tu cerebro. Un estudio japonés de aproximadamente 6.000 mujeres descubrió que aquellas que bebían cinco o más tazas de té por día eran significativamente menos proclives, que aquellas que no lo hacían, a sufrir un derrame o hemorragia cerebral. Un estudio alemán publicado en los Archives of Internal Medicine en 1996 reveló que beber cinco tazas de té negro por día también reducía las probabilidades de derrame cerebral —tanto como en un 69 por ciento.

Y en 2004, un equipo inglés determinó que tanto el té verde como el negro inhibían la actividad de enzimas asociadas al desarrollo de la enfermedad de Alzheimer, pero que el café no tenía ningún efecto significativo. Aunque ahora hay drogas en el mercado que tienen el mismo propósito, a menudo tienen desagradables efectos colaterales. El director de investigación Dr. Ed Okello, quien es un profesor universitario en la Escuela de Biología de la Universidad Newcastle, dijo: "Aunque no hay cura para el Alzheimer, el té podría potencialmente ser otra arma en el arsenal que se usa para tratar esta enfermedad y frenar su desarrollo".

El té de adentro hacia afuera

Mientras el té está llevando a cabo todos sus milagros médicos en el interior de tu organismo, está también mejorando el exterior. En el 2006, un equipo de investigadores americanos y alemanes publicaron los resultados de su estudio sobre el efecto de la aplicación de extracto de té tópicamente sobre zonas de la piel dañada por tratamientos con radiación, en pacientes con cáncer. Ellos descubrieron que el té reducía la duración del daño de piel en cinco o diez días, y concluyeron que el té trabaja a nivel celular inhibiendo los senderos de la inflamación y reduciéndola. El Dr. Stephen Hsu, presentado anteriormente en este capítulo, llevó adelante un número de estudios sobre el té verde y el EGCG. En 2003, él y sus colegas publicaron los descubrimientos sobre el normal crecimiento de las células de piel versus el crecimiento cuando son expuestas al EGCG. Estaba atónito al descubrir que el EGCG reactivaba células de piel que morían. En una publicación de noticias proveniente del Medical College de Georgia, el Dr. Hsu dijo que "cuando son expuestas al EGCG, las viejas células encontradas en las capas superiores de la epidermis parecen comenzar a dividirse nuevamente. Ellas hacen DNA y producen más energía". También descubrió que el EGCG podría beneficiar las condiciones de piel en los casos de soriasis en arrugas y heridas. "Si podemos estimular las células de piel para diferenciar y proliferar," dijo, "podemos acelerar potencialmente el proceso de curación de las heridas y prevenir las marcas de cicatrices".

Más y más dermatólogos están usando productos con base de té para sus pacientes. La Dra. Julia Tatum Hunter de Skin Fitness Plus en Beverly Hills recomienda muchos de estos productos, al tiempo que aconseja a sus pacientes que beban al menos tres tazas de té por día. "En nuestro mundo tóxico de hoy donde el ozono ha sido disminuido, donde la radiación ultravioleta provoca cada vez más toxicidad e inflamación en la piel, es imperativo consumir más antioxidantes", dice la Dra. Hunter. "El té no sólo tiene buen sabor, puede además reemplazar las gaseosas y el café que aumenta tu toxicidad y tu inflamación. La inflamación afecta la descomposición del colágeno, que es lo que provoca las arrugas y causa que tu piel decaiga cuando vas envejeciendo. Por lo tanto, cuanto más té bebas, mejor".

ENTÉRATE

¿El té mancha tus dientes?

La respuesta es: podría hacerlo. El té, como el café, las gaseosas, el vino tinto o el jugo de uva, contiene taninos, unos componentes que le dan a estas bebidas sus cualidades astringentes. Estas bebidas también son conocidas como "cromogénicas", lo que significa que tienen la capacidad, con el paso del tiempo, de manchar tus dientes. Una simple regla general indica que si un alimento o bebida puede dejar una mancha permanente en tu ropa o alfombra, puede probablemente manchar tus dientes también. Pero los dientes son sustancias muy personales; los dientes de algunas personas pueden decolorarse por algunas de estas bebidas, mientras que otras no sufren ningún efecto.

Aquí van algunos consejos para seguir en caso de que tus dientes estén cambiando de color:

❖ Visita tu dentista: Los dientes se oscurecen naturalmente con la edad, por lo tanto puede ser que no tenga nada que ver con lo que comes o bebes. Pueden haber también razones patológicas para la decoloración (como deterioro de los dientes), que sólo un dentista puede identificar. Asegúrate de que te hagan limpiezas regulares, las cuales a menudo se ocupan del problema de las manchas.

❖ Si estás bebiendo mucho té, enjuaga tu boca con agua común varias veces durante el día.

❖ Cepíllate a menudo. Los cepillos de dientes eléctricos pueden ser más efectivos para librarte de las manchas que los cepillos manuales.

❖ Utiliza hilo dental regularmente. Los dientes se manchan más alrededor de los bordes. Allí es donde se forma la placa, y la placa atrae las manchas.

❖ Prueba con el té helado. Los líquidos calientes penetran el esmalte de los dientes más fácilmente que los fríos. Y es aún mejor si tomas tus bebidas frías a través de un sorbete, de modo de reducir la exposición de los dientes a las bebidas que manchan.

❖ Blanquea tus dientes. Tu dentista puede hacerte un blanqueamiento en su consultorio, o puedes intentar con las pastas, geles o cintas para blanquear que se venden sin receta. Cuando selecciones un blanqueador asegúrate que tenga el sello de aceptación del American Dental Association, que asegura que el producto cumple con los standards de seguridad y efectividad de ADA.

Nota sobre la dientes saludables: El té es una fuente rica en flúor. El flúor es un elemento natural encontrado en la corteza terrestre como así también en el agua y aire. Junto con la saliva protege el esmalte de los dientes de la placa y los azúcares. La planta de té (*Camellia sinensis*) extrae flúor desde el suelo, y se acumula en sus hojas. Por lo tanto el té, aunque puede causar algo de decoloración, ¡es realmente bueno para tus dientes!

Como en los capítulos anteriores, podría seguir y seguir enumerando beneficios del té: Ni siquiera he cubierto todas las áreas de investigación; descubrimientos recientes están mostrando que el té puede ayudar a prevenir la osteoporosis e inclusive, en estudios preliminares, reduce el riesgo de infección del HIV. Con todos los estudios mencionados más arriba y los miles que están en curso hoy, es importante notar que, a diferencia de otras bebidas cafeinadas que conozco (café, bebidas energizantes y gaseosas), parece que el té no tuviera inconvenientes: No hay estudios que muestren que el té haga algún daño. Todas las noticias sobre el té son buenas.

Ahora que sabes todas las cosas increíbles que el té puede hacer por ti, y ahora que has empezado a beber té (espero), estás listo para empezar a hacer cambios en tu vida. Así que, adelante, prepárate otra taza de tu té favorito y comencemos La dieta del té.

Siete tazones de té traen siete ventajas:
Una, promueve la producción de fluidos en tu cuerpo y
satisface la sed;
Dos, refresca la mente;
Tres, ayuda a la digestión;
Cuatro, induce a transpirar para aliviar un resfrío;
Cinco, ayuda a las personas gordas a perder peso;
Seis, activa el pensamiento y fortalece la memoria;
Y siete, asegura la longevidad.

DE *HEALTH BENEFITS OF TEA* POR LU TONG, ESCRITO
DURANTE LA DINASTÍA TANG MÁS DE 1.100 AÑOS ATRÁs

Perfil de un AmigoTÉ

Nombre: **Canary G.**

Edad: **52**

Peso perdido: **19 libras**

Pulgadas perdidas: **26,5**

Té favorito: **Té negro Barrita Dulce de dr. tea's**

Cuando entré a dr. tea's el 10 de marzo de 2007, no tenía idea de que mi vida estaba por cambiar completamente. No sabía que estaba por descubrir algo que sería tan arrollador y me causara tanta emoción. He estado tratando de bajar de peso por más de diez años —es triste decirlo, pero es la verdad. He probado todo, todas las dietas, y nada funcionaba. Y si funcionaba, era sólo por un minuto, y luego perdía interés y siempre recuperaba las libras perdidas.

Desde que estoy haciendo La dieta del té, algo cambio en mí. Quería probar algo que funcionara, algo en lo que creyera y algo que restaurara lo que tenía tan perdido en mí. Bien, lo encontré, y me ha seguido identificando con eso todos los días.

La que realmente suscitó mi interés en el té fue una amiga de South Carolina que me dijo que había perdido 15 libras en menos de dos meses bebiendo té. El repartidor en mi trabajo me contó cuanto mejor se sentía bebiendo té negro y que yo debía probarlo. Pensé para mi misma, crecí bebiendo té helado a diario y quizá debería regresar a mis raíces. Tenía una lata de té verde en mi oficina y comencé a beberlo diariamente por más o menos dos semanas. Durante esas semanas navegué por Internet y estuve leyendo sobre cómo el té promueve la pérdida de peso.

Mientras estaba navegando en la red, llegué al sitio de Internet de dr. tea's, hablé con el Dr. Té y días más tarde fui a visitarlo a dr. tea's. Me senté en el bar, miré, escuché y bebí el té más rico que hubiera probado en mi vida. La gente seguía llegando, una tras otra, dando sus testimonios sobre cuán bien se sentían, cuánta energía tenían ahora y cuanto peso habían perdido.

La dieta del té es un programa que puede cambiar totalmente tu estilo de vida, tu modo de pensar, el de sentir y tu apariencia. La primer semana perdí 6,5 libras y estaba totalmente anonadada. Reemplacé el café y las sodas por ocho a trece tazas de té por día. Me sentía maravillada al probar tés saborizados de dr. tea's como el té negro con sabor a barrita dulce de dr. tea's, el blanco de arándano y el sorbete con sabor a pastel de lima y sámara, por nombrar solo algunos. Es como hacer una trampa de buen modo para la buena salud.

La dieta del té funciona naturalmente con tu sistema y te causará cambios que no podrás creer. Mi piel está más despejada. He perdido pulgadas en todo mi cuerpo y mi resistencia física ha crecido. Bebo algunos de los tés para dominar mi apetito por cosas como barritas dulces, papas fritas y vino. No me entiendas mal, tendrás esas urgencias, pero no serán tan fuertes al beber estos tés.

Aprenderás a comer saludablemente siguiendo el plan de comida de 14 días. Aprenderás a adaptar los alimentos a tu gusto de una manera saludable. Sé que quizá estés pensando, no puedo comer esto y no me gusta aquello. Ahí es donde aparece el té. El sabor de los tés es tan bueno para mi que me motivan a para cambiar lo que como y el modo en el que está preparado. No es que pensara que estaba comiendo mal ni nada, sólo que encontré un mejor modo de hacerlo. Algunas de las recetas me sirvieron de guía para empezar bien. Ahora me encuentro usando té en casi todo lo que cocino —arvejas, repollo, bistec, huevos o lo que sea.

Pero mayormente cambié mi mente, cambié mi modo de pensar. "Si digo que puedo, podré; si digo que no puedo, no podré". Este programa puede funcionar y lo hará con todo aquel que quiera perder peso. Puedes perderlo a tu propio ritmo y no tienes que matarte de hambre o saltear comidas. La pérdida de peso es sorprendente; dirás, "Ajá, como que sí puedo hacer esto". A cualquier lugar al que voy, voy yo y mi té. ¡Lo amo!

Estoy sorprendida con los resultados que estoy teniendo con La dieta del té. Me pone feliz decir que me han reducido a la mitad la medicina que tomo para la presión arterial. La ropa me queda grande y las pulgadas están desvaneciéndose, ¡qué felicidad! Me entreno tres o cinco veces por semana, como alimentos sabrosos que me hacen bien. Debo decir que he adoptado La dieta del té y que ella ha me ha adoptado a mí.

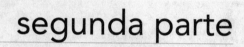

segunda parte

la dieta del té

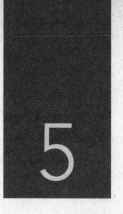

5

El tao del té:

Tú puedes si piensas que puedes

Cuando comienzas una dieta o un plan de ejercicios, o dejas de tomar café, bebidas energizantes o gaseosas dietéticas, o quieres cambiar cualquier mal hábito en tu vida, te estás exigiendo mucho. Los cambios son duros. No importa cuanto té bebas, perder peso será un arreglo provisorio a menos que encares el modo en que piensas sobre tu vida y tú mismo. Yo no tenía intención de escribir *La dieta del té* quince años atrás cuando hice el giro de mi vida. Todo lo que sabía era que debía hacer un cambio en mi vida. Tenía que volverme más fuerte, estar más saludable. Tenía que empezar por cambiar quién era yo. Tenía que empezar por cambiar cómo pensaba acerca de quién era yo.

Cuando el té me encontró, cambió mi vida y mi salud, ¡y cambiará la tuya también! Yo soy mi propio mejor testimonio. Leerás sobre el evento de mi cambio de vida, cuando tenía treinta y ocho años, cuando tuve que elegir entre continuar en la ruta vieja, yendo a los mismos lugares viejos y sintiendo lo mismo respecto de quién era yo, o salirme de esa vieja ruta y hacer un giro hacia un camino nuevo, una ruta de buena salud y buenos pensamientos, con diferentes perspectivas y un destino completamente nuevo —un destino lleno de buena salud y la energía de un hombre de la mitad de mi edad. Hice ese giro. ¡Tenía que hacerlo! ¿No es tiempo de que tú también hagas ese mismo giro?

Al principio tenía que avanzar muy lentamente por esa nueva ruta. Luego comencé a caminar, luego a trotar, a correr y, finalmente, estuve en condiciones de manejar por esa ruta porque había tomado el control de mi vida. Y, para mi sorpresa, me di cuenta que para cada nuevo giro había un té o algo relacionado con el té. Creé La dieta del té (aunque no tenía nombre en ese momento). Comencé reemplazando una de las muchas tazas de café de las que estaba bebiendo cada día por una de té; lentamente llegué a beber tanto té como podía beber en todo un día. Aprendí a cocinar con té y noté la diferencia en mi fisiología y psicología casi inmediatamente. Estaba mucho menos frenético. No estaba tan necesitado. Dejé el alcohol que estaba bebiendo, y mientras lo hacía aprendí a preparar tragos con té. Comencé a perder peso. Comencé a hacer ejercicio y sentirme más saludable y feliz que nunca. Incluso comencé a meditar.

Ahora, por favor no pienses que estoy comenzando un culto al té. No vas a empezar a mendigar descalzo, pidiéndole dinero a los extraños para una taza de Oolong. No tendrás que abandonar tus posesiones mundanas e ir a compartir una casa con otros muchos bebedores de té (a menos que lo elijas). Pero si quieres que La dieta del té sea exitosa para ti, tendrás que hacer algunos cambios.

ENTÉRATE

El té y el alcohol

No estoy alentando a nadie a beber alcohol. Pero si lo haces, te insto a beber té antes y después. Esto es porque muchos estudios sobre animales han mostrado que los antioxidantes en el té protegen al hígado y cerebro del daño causado por el alcohol.

En un estudio de enero de 2004 surgido en la publicación *Alcohol*, en el cual los animales de laboratorio (de acuerdo, ratas) eran intoxicadas crónicamente con alcohol por cuatro semanas, se demostró que el té verde previno el daño en sus hígados.

Otro estudio, también publicado en 2004 en la publicación *Food and Chemical Toxicology*, una vez más involucrando animales de laboratorio, observaron los efectos del té negro y concluyeron: "Estos resultados indicaron efectos beneficiosos antioxidantes del té negro en relación a todo el tejido examinado, pero especialmente al hígado". Y otros estudios han mostrado que el té protege el tejido cerebral contra los daños de los radicales libres causados por el consumo de alcohol.

Mi historia

Cuando era un joven de dieciocho años, viajé a Europa por primera vez. No tenía dinero que digamos, así que tenía que racionalizar todo. Mis amigos que tenían más fondos comían libremente, mientras yo me sentaba allí muerto de hambre. En algunas oportunidades lo único que podía solventar era algo para beber. Rápidamente me di cuenta que los capuchinos y expresos solamente aumentaban mi apetito. Beber té realmente reducía mis retorcijones de hambre. No conocía ninguna de las razones científicas de las que aprendí más tarde para explicar eso; lo único que sabía era que no necesitaba tanta comida como pensaba que necesitaba, todo porque estaba bebiendo té. El té se volvió mi consuelo y mi salvador. Nunca me falló para hacer llevadera mi hambre.

En el mismo viaje, recuerdo que cuando sí tenía comida, me aseguraba de darle una porción a alguien más. Este acto realmente reprimía mi apetito. Estaba más satisfecho con lo que tenía frente a mí habiendo dado una porción de mi comida, y no estaba tan hambriento tan pronto después de comer. Es una de las leyes no escritas del universo.

Después de un tiempo, volví a casa a mi vieja vida —y mis viejos hábitos. Me olvidé del té. Bebía café todo el día. Comía caramelos. Trabajaba y jugaba demasiado. La vida sucedía, y parte de ella era muy dolorosa. Y luego, cuando las cosas estuvieron en su peor estado, encontré mi camino de regreso al té.

Cuando tenía treinta y ocho años, cualquiera que no me conociera (y aún muchos de los que me conocían) podrían haberme mirado y pensado, "Ese tipo tiene todo". En cierto modo lo tenía. Aunque, había tenido un matrimonio fallido y un divorcio más amargo. Pero tenía mucho éxito en los negocios, primero como un agente de deportes y luego en el campo del negocio inmobiliario. Pero en verdad, mi vida de negocios no me estaba satisfaciendo. Era un adicto al café; bebía diez, doce, catorce tazas por día. Tenía que tener mi dosis todos los días. Pero tenía mi casa multimillonaria de cuatro pisos en la playa en Malibu (donde viven todas las estrellas del cine). Tenía un Ferrari flamante, que hacía girar todas las cabezas. Recorría el mundo. Comía en las mejores mesas de los mejores restaurantes, iba a fiestas con una multitud de lo más alto de la sociedad, tenía cita con mujeres que no necesariamente me gustaban pero que se veían fantásticas de mi brazo. La verdad era que, lo tenía todo.

Casi. No me tenía a *mi mismo*. Suena cursi, lo sé, y lo has oído una y otra vez. Pero un día mientras bebía mi cuarto o quinto café de la mañana, parado solo en la terraza del cuarto piso de la hermosa casa de la playa, sólo yo y mis perros, me di cuenta de cuán vacío era todo... y cuán vacío era yo. ¡Y estaba listo para dar por terminado aquello! Un pequeño salto desde el cuarto piso a las rocas y océano debajo lo habría resuelto muy bien.

Era un hombre infeliz, algo excedido de peso, fuera de forma, que recibía mucho de la vida y entregaba muy poco a cambio. Pero había una voz dentro mío que decía, "Hoy no, Mark. Puedes salir de esto. Tienes que lograrlo porque hay todavía algo que debes hacer".

Hace quince años, cuando hice aquel giro en la intersección de mi vida, elegí concientemente cambiar mi vida, y todo lo demás cambió. Lo que cambió primero fue haberme dado cuenta que mi vida a la fecha no era más que la suma de todas mis realidades. Era lo que yo mismo había creado. Había creado el éxito en mis negocios, y también había creado un matrimonio fracasado. Había creado una casa fabulosa para mi, y también había creado un estilo de vida que me hacía sentir triste. Tenía que cambiar mi realidad para cambiar mi vida.

Comencé observándo*me* largo y tendido. Me di cuenta que estaba yendo en la misma dirección, yendo a los mismos lugares, con la misma gente de siempre, con los mismos resultados: infelicidad y desilusión. Durante todo ese tiempo me estuve escondiendo, sin querer ser visto, tratando de mezclarme en el fondo y ser como todos los demás. Pero estaba viviendo una mentira. En realidad quería ser notado. Quería estar en primer plano. Estaba gritando sin decir siquiera una palabra, "¡POR FAVOR MIRENME! ¡ESTOY AQUÍ! ¡NECESITO TU AYUDA!"

Pero la única ayuda que apareció fui *yo mismo*.

Me preguntaba qué podía hacer para ayudarme. ¿Qué cambios podía hacer en mi comportamiento que pudieran cambiar mi realidad? Una de las cosas que observé fue cuánto café estaba bebiendo, y lo que me estaba produciendo. Vi que no era una gran persona estando en el café. Estaba nervioso, tratando a la gente de mal modo, indiferente, tenso, intenso (y no de una buena manera). Sin saber por qué, sabía que era una mala influencia en mi vida. Entonces, comencé a beber té. No era por sus propiedades medicinales —no tenía ni idea de que existieran. No porque fuera una ayuda para perder peso —hasta ese momento, nadie me había hecho un comentario al respecto. No porque mi familia acostumbrara a participar del negocio del té —ese pensamiento nunca cruzó mi cabeza. Y ciertamente no por su sabor —ni siquiera me gustaba el té que tomaba en ese tiempo.

Comencé a beber té porque era una bebida caliente que me parecía lo más cercano al café. Podía tomar té en el mismo jarrito del café, tomar muchas tazas al día y desear que me ayudara a llenar el vacío que me dejaba el hecho de haber dejado tomar café. Era como si hubiese sido un fumador que comenzara a consumir goma de mascar para ayudarse a dejar el cigarrillo.

Lentamente, comencé a darme cuenta de que el té me estaba cambiando. Empecé a querer más y mejor té. Quería entender qué era realmente lo que le estaba pasando a mi cabeza y a mi cuerpo. Comencé a leer todo lo que podía encontrar sobre el té. Entrevistaba a todas las personas disponibles que supieran algo sobre el té, desde médicos tradicionales hasta homeópatas, naturalistas y patólogos, y les pedía que me explicaran las cualidades especiales del té. Viajé a las regiones productoras de té más grandes del mundo y aprendí directamente de los maestros acerca de la producción y cómo determinar lo bueno de los tés grandiosos. Fui a las subastas de té para ser testigo de la calidad de compañías de té que estaban comprando. Consulté a mi padre sobre la historia de nuestra familia en relación al negocio del té. Absorbí cada información, justo como me absorbió mi nueva opción de bebidas, el té. Me di cuenta, no sólo por los cambios en mi vida y en mi cuerpo, que estaba en algo que debía ser compartido con el resto de mi país, que el té, combinado con esta dieta probada, sería lo que finalmente serviría para despertar a Estados Unidos y dar pasos hacia la buena salud ¡de a una taza de té a la vez!

Aunque el té ha estado dando vueltas por miles de años, no ha habido una cara o una voz del té hasta que el té me encontró y yo encontré dr. tea's.

Cómo nació el "Dr. Té"

Cuando mi esposa y yo abrimos dr. tea's, decidimos que mi personal y yo debíamos vestir delantales de laboratorio de modo de lucir como profesionales. Elegimos el color anaranjado porque es el que usa el Dalai Lama, y él representa la paz y la tranquilidad. Un día, un grupo de niños de seis años, estaban celebrando una fiesta en dr. tea's. Uno de ellos saltó y dijo, inocentemente, "mami, ese señor con el delantal naranja parece un doctor". Y así fue como nació "Dr. Té".

Antes de que encontrara el té, yo era una persona de perfil bajo. Nunca había hablado sobre nada en mi vida, mucho menos escrito un libro o aparecido en la televisión o en la radio, ni había sido entrevistado para una revista. Pero ahora descubrí esta nueva voz y estoy hablando sobre el té a todo aquel que escuche. Puedes encontrarme entre un gentío dondequiera que vaya, vestido con mi delantal naranja. ¡Creo que soy un ejemplo perfecto de cómo puedes cambiar tu vida a cualquier edad si estás abierto a que eso suceda!

La dieta del té no es más que la dieta de mi vida de los últimos quince años. El té me cambió. La L-teanina del té me cambió. Los polifenoles me cambiaron. Como resultado, pude cambiar mi dieta. Pude comenzar a meditar. Empecé a hacer ejercicios. Pude dejar ir las influencias negativas en mi vida y comenzar a atraer personas amables, sensibles, positivas hacia mi, como mi hermosa esposa Julie.

Lo mismo puede sucederte a ti. Pero tú debes ser quien haga los cambios. Por supuesto, recibirás el apoyo y el aliento de tus amigos y seres queridos. Pero ellos no pueden hacer los cambios por ti. Al final, es tu decisión. Y La dieta del té es toda sobre ti; y por eso funciona.

Tú eres el conductor; el té es el vehículo

Tenía suficiente del mundo que había creado para mí. Era hora de crear algunas realidades nuevas y cambiar mi vida. Lo hice, y amigo, ¡estoy feliz de haberlo hecho!

El té fue el vehículo para mi nuevo ser pero no fue lo único que hice o debía hacer. Comencé pensando qué áreas de *mí* necesitaba o quería fortalecer que me permitieran ser feliz y estar en control de todo *mi ser*. Decidí fortalecer mi mente, cuerpo y alma.

Estoy seguro que habrás escuchado esto antes, personas diciéndote que cambies esto, aquello o lo otro, y tú has resistido. Todos resistimos los cambios; está en nuestra naturaleza. No te estoy diciendo que hagas nada. Sólo te hago saber lo que hice yo y lo que funcionó para mi. Si algo de lo que digo resuena en ti, inténtalo. Date una oportunidad. El único que se beneficiará con esto eres ¡*tú!*

Esto es lo que hice yo. Comencé por escribir las áreas sobre las que estaba más preocupado junto a una solución posible:

1. Problema: *Adicción a la cafeína:* Necesitaba ayuda para salir de mi adicción a la cafeína de las doce a quince tazas de café diarias

   Posible solución: Empezar a cambiar té por café. Sin los cambios que hice en mi ser como un todo, mi adicción podría haber durado más tiempo del previsto, o peor aún, podría haber vuelto a mis antiguos días de la cafeína del café y a mi antiguo ser. Además de beber té, comencé a trabajar en los siguientes tres problemas.

2. Problema: *Mente.* Necesitaba ayuda para fortalecer mi mente de modo que pudiera manejar todas las adversidades de la vida y la forma que pensaba sobre mí.

   Posible solución: Aprender a reconvertir mi mente viviendo a través de este mantra: Si pienso y digo que puedo, ¡podré! Si pienso y digo que no puedo, ¡no podré!

3. Problema: *Cuerpo.* Necesitaba ayuda para fortalecer mi cuerpo físico de modo que pudiera mantenerme alejado de la cafeína del café y tener la fortaleza de continuar mi cambio.

   Posible solución: Reconocer cuánto me afectaba mis malos hábitos alimenticios en todos los aspectos de mi vida, y que de veras somos lo que comemos y tomamos.

4. Problema: *Alma.* Necesitaba ayuda para fortalecer mi alma. Finalmente fui presentado a mi alma a la edad de treinta y ocho años, cuando comencé a beber té y a hacer esos pe-

queños cambios en mi vida. Antes de eso, nunca me había conectado con mi alma, y ni siquiera había pensado en ella. Posible solución: Comenzar a meditar y conectarme con mi verdadero YO interior.

Ahora, quiero que dejes el libro, vayas a preparar una tetera de té y consigas un bolígrafo. Tómate un tiempo y piensa acerca de tu propia vida. Completa las áreas que te preocupan debajo (o en tu propio diario) y tus propias soluciones posibles. Sé honesto contigo mismo, especialmente en lo que tiene que ver con tus adicciones. Nos permitimos consistentemente excusas para frenar nuestras dietas, nuestros ejercicios y hasta el tiempo para relajarnos o reflexionar. Es en este tiempo de reflexión en que debes ser más honesto contigo mismo. Entonces bien, muchos de nosotros somos adictos a algo, puede ser a la cafeína (como yo), la comida, el alcohol, las drogas, el juego, el ejercicio, los dulces, las compras, la televisión, Internet, lo que sea. Si está interfiriendo tu camino hacia lo mejor de la vida, es una adicción.

Si no puedes pensar una solución inmediata, vuelve a esta página después de que leas este capítulo o este libro, o simplemente cuando estés listo. Por favor no esperes una cura de la noche a la mañana. Te ha llevado 20, 30, 40, 50 ó 60 años ser la persona que eres ahora. Date un poco más de tiempo para trabajar en convertirte en la persona que quieres ser.

1. Problema: *Adicción.* _____

_____

_____

Posible solución: _____

_____

_____

_____

_____

_____

_____

2. Problema: _Mente._ _____

_____

_____

Posible solución: _____

_____

_____

_____

_____

_____

_____

3. Problema: _Cuerpo._ _____

_____

_____

Posible solución: _____

_____

_____

_____

_____

_____

_____

4. Problema: _Alma._ _____

_____

_____

Posible solución: _____

_____

_____

_____

_____

_____

_____

ENTÉRATE

Hazlo más fácil para ti: Bebe té

No olvides continuar bebiendo té durante este proceso. Dada la influencia de la L-teanina en las ondas cerebrales alfa, cambiar tu realidad se vuelve más fácil con cada taza de té que bebas.

Todo comienza con tus pensamientos

Nuestros pensamientos son la herramienta más poderosa que tenemos. Cuando nacemos tenemos nuestros propios pensamientos sobre qué está bien para nosotros, pero dado que no podemos hablar, no podemos convertirlos en nuestra realidad. Por lo tanto nuestra realidad nos la proveen nuestros padres o quienes nos cuidan.

Cuando crecemos un poco, continuamos teniendo nuestros propios pensamientos, pero dado que vivimos con nuestros padres, ellos terminan teniendo control sobre nuestras acciones; por lo tanto terminamos activando sus pensamientos y sus pensamientos se convierten en nuestra realidad. ¡Por eso nos revelamos del modo que lo hacemos cuando somos adolescentes! Tenemos nuestros propios pensamientos sobre qué queremos hacer, vestir, comer o beber, pero no tenemos el control para activar nuestras realidades.

Entonces, ¿qué podemos hacer?

Disimulamos y lo hacemos cómo queremos. Comenzamos a activar nuestros propios pensamientos. Quiero beber cerveza, o quiero salir con esa persona, o vestir ese conjunto para la fiesta, y esos pensamientos se convierten en realidad. Y a veces la realidad que hemos creado, dado que somos jóvenes, inexpertos y tontos, nos mete en problemas.

Justo cuando estamos a punto de activar nuestros propios pensamientos, dejamos nuestra casa para ir a trabajar o a la escuela, para casarnos o para vivir nuestras propias vidas, ¿y qué hacemos? Volteamos todos nuestros pensamientos a nuestro próximo par de padres, el grupo de moda, o la fraternidad o hermandad; la residencia; la banda; o el grupo atlético de la universidad; nuestros jefes en el trabajo; o nuestros parejas. Entonces activamos los pensamientos de esos grupos, haciéndolos nuestra realidad porque queremos ser aceptados, adaptarnos, ser amados. ¡Nos volvemos ellos! Exactamente como yo me volví otro distinto a mi porque quería ser como todos los demás.

Luego vemos las interminables revistas en las cajas con fotos y titulares en grandes letras mostrando qué están haciendo, bebiendo, comiendo y vistiendo las grandes estrellas. Y ahí, ¿qué hacemos? Seguimos adelante y activamos los pensamientos que son correctos para ellos, y se nos vuelven nuestra realidad (tengo que ser tan delgada como Nicole, tan popular como Paris o estar tan a la onda como Brad). O miramos a nuestro vecino de la puerta siguiente que luce dos talles menos y perdemos un montón de peso tomando píldoras que ella consigue a través de un infocomercial (no vemos que ella se está matando de hambre). Vemos a alguien que envidiamos y pensamos que debemos hacer lo que ella hace, ser quién es ella, para ser valiosos nosotros mismos. Ni nos damos cuenta que estamos desperdiciando nuestros pensamientos.

Aduéñate de tus propios pensamientos

A los treinta y ocho años de edad comencé a tener control sobre mi vida. Hasta que me di cuenta que mi vida no era mía para nada, y ahí pensé, *Ciertamente tengo suficientes cosas a mi alrededor para validar que tengo control sobre mi vida. ¡Debo de estar haciendo algo bien!* Me había casado, era un empresario exitoso y un agente de deportes, vivía bien, era reconocido socialmente, jugaba polo, tenía novias, viajaba por el mundo, ¡lo tenía todo!

¿Entonces por qué estaba tan triste? ¿Por qué no tenía la fortaleza para manejar las tragedias que entraban en mi vida? ¿Por qué estaba aumentando de peso y no hacía ejercicio y no me sentía bien conmigo mismo?

Estaba permitiéndome activar los pensamientos de lo que otros estaban haciendo, y convirtiéndolos en mi realidad.

¿Qué hice?

Me juré que haría un cambio. Y lo mismo puedes hacer tú. Debes decirte todos los días como lo hacía yo entonces y todavía lo hago: "Soy dueño de todos mis pensamientos, no importa qué sucede en mi vida o en la de los demás".

ENTÉRATE

La responsabilidad personal

Somos todo lo que pensamos y decimos que somos.

Todo en la vida comienza con un pensamiento. Tus pensamientos, más la energía que pones en ellos, equivalen a tu realidad. Para cambiar mi realidad (que incluía mi modo de comer y mi adicción a la cafeína del café), debía cambiar tanto mis pensamientos como el foco de mi energía.

Yo = Suma de mis realidades
Mis realidades = MIS pensamientos + energía
Cambiarme= cambiar MIS pensamientos

Iba a hacer un cambio. Así que lo primero que hice fue crear un inventario de las "verdades" sobre mí en las que creía en ese momento, tratando de ser tan honesto como me era posible. Por supuesto, había algunas cosas positivas. Era entrenador de la Little League en un parque cercano, estaba donando mi tiempo como un entrenador universitario y al final comencé a enseñar como suplente en el Beverly Hills High School. Era un buen maestro y tenía un montón para ofrecer.

Pero al mismo tiempo, lo negativo de mi vida sobrepasaba lo positivo. Por eso necesitaba un cambio. Por lo tanto mi inventario de hace quince años lucía así:

Yo = soy un bebedor de café
Yo = soy un bebedor de alcohol y a veces bebo demasiado
Yo = tengo sobrepeso
Yo = soy infeliz
Yo = tengo un empleo
Yo = no estoy casado
Yo = soy un mentiroso
Yo = no estoy haciendo ejercicio
Yo = no estoy comiendo bien

Crea un inventario de las cosas que creas sobre ti mismo, siendo tan honesto como puedas, incluyendo algunos puntos positivos como así también algunos negativos.

Yo=

Yo=

Yo=

Yo=

Yo=

Yo=

Yo=

Yo=

Yo=

Me di cuenta cuando gire hacia mi nueva ruta de vida, que debía tirar todo mi viejo equipaje y conseguirme uno nuevo. Esto significaba que debía agarrar mi bolsa de viaje con todo lo que estaba pensando y diciendo o volvería a mi jarra de café y mi vieja vida.

Mi vida estaba llena de negativos. Estos eran mis pensamientos:

No puedo beber té todo el día.

No puedo dejar de beber café.

No puedo comer correctamente.

No puedo perder peso.

No puedo meditar.

No puedo estar saludable.

No puedo ser feliz.

No puedo dejar de beber alcohol.

No puedo encontrar el amor.

No puedo entrenar.

Prepara una lista de tus pensamientos negativos más frecuentes:

_____

_____

_____

_____

_____

_____

_____

Con sólo leer la lista puedes deprimirte. Sin embargo así era como estaba viviendo mi vida. Todos estos pensamientos negativos de "No puedo", los convertía en mis realidades. Decía "No puedo" y no podía. "No puedo" era mi excusa para no hacer nada, ¡y probablemente es la tuya también!

> *Pensaba que no podía dejar de tomar café por lo tanto no podía.*
> *Pensaba que no podía comer correctamente por lo tanto seguía gordo.*
> *Pensaba que no podía perder peso por lo tanto no podía.*
> *Pensaba que no podía hacer ejercicio así que no podía.*

Fue entonces que creé mi mantra sencillo y lo escribí: *Si digo que puedo, podré. Si digo que no puedo, ¡no podré!*

Escribí mi lista de positivos (Yo puedo)

> *Puedo beber té todo el día.*
> *Puedo dejar de beber café.*

Puedo comer bien.

Puedo perder peso.

Puedo meditar.

Puedo estar saludable.

Puedo ser feliz.

Puedo dejar de beber alcohol.

Soy una buena persona.

Puedo encontrar el amor.

Puedo hacer ejercicio.

Leer esta lista te hace sentir fuerte y listo para enfrentar al mundo. En cuatro semanas, comencé a sentirme más fuerte, con más confianza, y finalmente fui tomando control de MÍ y de mi vida.

Prepara una lista de los positivos para ti:

_____

_____

_____

_____

_____

_____

_____

¿No te sientes más energizado?

Cuando comencé a escribir todo lo que estaba pensando y activando para convertir mi realidad, me sorprendió ver cuánto de lo que hacía todo el día, lo hacía por hábito, como beber café en vez de preguntarme, "¿Es esto lo que quiero beber? ¿Es esta la bebida adecuada para mi? ¿Realmente me gusta el sabor del café? ¿Me gusta lo que me produce?" Comencé a hacerme preguntas todos los días:

1. ¿Quiero beber café y obtener la euforia de su cafeína?
2. ¿Quiero que mi corazón lata con fuerza y que mis manos transpiren por la cafeína?
3. ¿Quiero ser como todos los demás?
4. ¿Me gusta eso de beber alcohol?
5. ¿Quiero salir con esta mujer?
6. ¿Quiero pasar tiempo con esta persona?
7. ¿Quiero comer eso?
8. ¿Quiero otra taza de té?
9. ¿Quiero vestir esto?
10. ¿Quiero comprar esto?
11. ¿Quiero trabajar aquí y hacer lo que estoy haciendo?
12. ¿Quiero comenzar a hacer ejercicios?

Si la respuesta era si, lo hacía, aún cuando fuera "malo para mi". Y está bien. Finalmente estaba tomando responsabilidad sobre lo que estaba haciendo. Si la respuesta era no, entonces hacía lo imposible para no hacerlo. A veces no lograba llevar a cabo mi intención, pero al menos estaba haciendo progresos porque estaba haciendo todo esto para *mí* y no por mero hábito o porque alguien más lo hacía.

Comencé a cuestionarme todo lo que hacía y a preguntarme "¿Por qué?"

Comencé a rendirme cuentas y a tomar responsabilidad por todos mis pensamientos. De aquí fue que tomé los primeros pasos para responsabilizarme de mi vida.

Desde aquí comenzarás tú a tomar control de tu vida.

El negocio de la vida

Después de que hice estas listas para mi, tuve otra epifanía. Triste como estaba, todavía era exitoso en mi vida de negocios. Entonces me pregunté, "¿Qué es lo que hago para que mi negocio sea exitoso?" ¿La respuesta? Tomo mi eslabón más débil y lo hago el más fuerte. Hago un inventario de mi negocio y luego observo, no lo que estoy haciendo mejor, sino lo que estoy haciendo peor. Y encuentro el modo de fortalecer ese eslabón débil hasta que se vuelve la parte más fuerte de mi negocio.

Me di cuenta de la dicotomía entre mi vida empresarial y la personal. En los negocios, mi realidad era: "No hay cosas tales como problemas, sólo respuestas". En mi vida personal, mi realidad era: "No hay nada más que problemas, y no hay respuestas".

Comencé a darme cuenta de que si quería cambiar, tenía que usar mi vida empresarial como modelo. No podía aproximarme a quien era yo desde un punto de vista negativo, constantemente pensando que no había respuestas. Me dije a mi mismo, "Tú puedes hacer esto. Puedes crear respuestas para ti". Necesitaba soluciones. Y la primera fue mantenerme firme en mis pensamientos, dar vuelta los más débiles y crear mi nueva realidad.

Tú puedes hacer lo mismo. Observa tu vida como si fuera un negocio. La verdad es que la mayoría de nosotros somos solucionadores de problemas. Lo somos para nuestros hijos, nuestros padres, nuestros hermanos, nuestros compañeros de trabajo. Ahora tienes que serlo para ti. Ya tienes las habilidades que necesitas, sólo tienes que ponerlas en práctica.

EL TAO DEL TÉ

Remitiéndolo todo al té

Con toda esta charla sobre los "puedos" y "no puedos" y eslabones débiles, probablemente estés pensando, "¿Qué tiene que ver el té con todo esto?" El té fue el catalizador para todos estos cambios que hice en mi vida. Cuando bebía café todo el día, estaba "volando" todo el tiempo. Era como una versión trucada del conejo de Energizer. Las ondas beta de mi cerebro estaban en un permanente estado de aceleración, innecesariamente listas para pelear o volar. Estaba tan ocupado *haciendo* cosas que no tenía tiempo para pensar en quién me estaba convirtiendo.

Fue el té lo que me calmó. El té me compensó y me permitió comer correctamente, hacer ejercicio, perder peso y hacer muchos cambios que me condujeron al hermoso lugar donde estoy ahora.

Tú también puedes hacerlo. Aquí están algunos trucos que aprendí a lo largo de mi camino para hacer un poco más fácil el viaje:

✳ *Encuentra un té que te encante beber.* En este punto no importa de dónde venga el té ni cuánto cueste. Sólo tiene que ser un té (esto no incluye Rooibos ni tisanas herbales) que te encante beber todo el día. Usualmente recomiendo a los clientes que realmente aman el sabor del café (muy pocos) nuestro dr. tea's Coffee Tea, el cual es un té Oolong que he tostado como a los granos de café. Luce, huele y sabe muy similar al café, pero es té. Prueba muchos tés diferentes y encontrarás varios que realmente le gustarán a tu paladar.

✳ *Rompe tus hábitos alimenticios "malos".* Hay muchos misterios que la ciencia todavía no ha resuelto, y el hábito de comer mal es uno de ellos. Cuando se nos antojan algunos alimentos y sabores, parte del problema puede ser químico, parte puede ser mental. Pero mayormente, es hábito, que es un patrón de comportamiento adquirido a través de la repetición frecuente. Y una vez que la repetición se arraiga, es muy difícil desplazarla. Todos saben que la gente que fuma cigarrillos, por ejemplo, son adictos a la nicotina. Pero lo que la mayoría de la gente no sabe es que la adicción a la nicotina decrece en un par de semanas después de haberlo dejado. Es más difícil quitarse el hábito de fumar.

En realidad, es casi imposible romper un hábito. Los hábitos llenan un vacío. La única forma de abandonar un hábito es reemplazarlo con algo más, preferentemente algo nuevo y positivo para tu vida. No abandones el helado, a cambio toma un Té sabor a paleta (página 262). No dejes esa barrita dulce totalmente de lado; simplemente reemplázala por una taza de té con sabor a barrita dulce. El punto no es enfocarse en lo que dejas de hacer, sino poner el foco en el nuevo comportamiento que lo reemplaza.

✳ *Rompe tu adicción a la cafeína.* No cometas el error que cometemos la mayoría de nosotros de sufrir el síndrome de abstinencia por tu adicción a la cafeína o al café. El acto de reemplazar una taza de café por una de té te permitirá que la L-teanina en el té elimine lentamente los efectos negativos que la cafeína ha dejado en tu organismo a través de los años. Aquí está el plan:

◆ A la noche, quiero que dispongas tu té y el recipiente con tu té como acostumbras a disponer tu café y tu cafetera. Asegúrate de tener una tetera pequeña y un colador y tu té favorito en tu trabajo.

◆ La primera semana, todos los días, quiero que reemplaces una taza de café (o merienda o alimento nocivo) con por lo menos una taza de tu té favorito.

◆ La segunda semana, todos los días, quiero que reemplaces dos tazas de café (o merienda o alimento nocivo) con por lo menos dos tazas de tu té favorito.

◆ La tercera semana, todos los días, quiero que reemplaces tres tazas de café (o merienda o alimento nocivo) con por lo menos tres tazas de tu té favorito, y así sucesivamente.

◆ Bebe tanto té durante el día como te haga sentir bien.

✳ *Ten presente que puede ser duro.* Intenta continuar bebiendo té todo el día si puedes y quieres. No te obligues. Escucha a tu organismo, escucha lo que te está diciendo. Si puedes beber tazas adicionales de té durante el día, entonces hazlo, si no, está bien así. Si tu cuerpo está chillando por una bebida helada licuada, trata de satisfacer el impulso inmediatamente con una taza de té. Mejor aún, prepárate un trago de té helado Frostea (recetas en el capítulo 11) para sofocar el impulso.

✳ *Usa tu taza predilecta.* Este es uno de mis trucos favoritos. Usa tu taza de café o recipiente preferido cuando comiences con este plan. Si eres un bebedor de café, lo más probable es que, como todos nosotros, siempre bebas en la misma taza o jarrito. Cuando comiences a beber té, hazlo de la misma taza o jarrito. Si bebes gaseosa dietética de la lata, guarda tus latas vacías, enjuágalas y llénalas del té que te guste. Luego bebe tu té directamente de la lata. O utiliza un sorbete —sale más rápido. La mayoría de las personas no tiene ni idea de qué están bebiendo, les gusta cómo se siente la lata en la mano y se vuelve un hábito. Por lo tanto vierte tu té en la lata y bébelo de ese modo (puedes conseguir tapas de plástico para las latas de gaseosa abiertas). Si te gusta verter tu gaseosa en un vaso con hielo, vierte tu té en un vaso con hielo a cambio.

✱ *No temas beber té a la noche.* Pensaba que no podía beber té a la noche por la cafeína. Por lo tanto lo que aprendí fue a no beber una taza de té antes de ir a la cama. En cambio preparaba mi té y luego tiraba el líquido de la primera tetera. Luego agregaba agua extra y preparaba la tetera siguiente y la bebía. A esto se lo llama "enjuague", una forma de remover todas las pequeñas cantidades de cafeína que hay en tu primera taza o tetera ya que la cafeína es muy soluble. Esto es bueno para la noche, antes de dormir, porque durante el sueño las ondas cerebrales relajantes delta y theta estarán haciendo su trabajo y no quieres que las ondas beta estimuladas por la cafeína interrumpan tu preciado sueño.

✱ *Ten en cuenta que puede llevarte tiempo.* Algunas personas no tienen problema para superar su adicción a la cafeína, a sobrealimentarse o a la comida chatarra en sólo unas pocas semanas. Pero no te alarmes si a ti te lleva más tiempo. Podría llevarte varios meses (como me llevó a mi), hasta que estés completamente libre de tu adicción. Simplemente hazlo lenta y firmemente, no te desvíes, y di, "Puedo..." Yo pude y lo mismo puedes tú.

No hay problema tan grande o grave que no pueda ser atenuado con una hermosa taza de té.

BERNARD-PAUL HEROUX

Perfil de una AmigoTÉ

Nombre: **Suzy B.**

Edad: **23**

Total de peso perdido: **12 libras**

Total de pulgadas perdidas: **18,5**

Té favorito: **Pastel de fresa**

Desde que era una niña pequeña, hasta la adolescencia, siempre fui flacucha como un hilo. Era realmente activa y podía comer cualquier cosa que quisiera, a lo largo de todo el día, sin ni siquiera tener que preocuparme por eso. Y luego, cuando fui a la universidad, comencé a engordar, y descubrí la cerveza, y la comida basura y todo lo demás. Aumenté alrededor de 25 libras en cuatro años.

Cuando me gradué de la universidad, pensé que mucho de todo eso desaparecería, ya que no bebería tanto, y tampoco iba a estar comiendo tan mal —pero eso no fue lo que sucedió. Entonces fui al médico por primera vez y me hicieron un análisis de sangre. Descubrí que, con veintitrés años, mi colesterol ya estaba alto. Qué susto me llevé: Parece ser algo que te preocupa cuando tienes muchos, muchos más años que veintitrés. Por lo tanto decidí que si quiero vivir mucho tiempo, de una forma saludable, necesito empezar ahora.

Estaba exhausta la mayor parte del tiempo. Era como si no pudiera empujarme para sobrellevar el día. Y yo no era así. Solía tener tanta energía y tanta vida, y soy tan vivaz. Pero no me he sentido la misma por mucho tiempo.

Pero todo eso cambió cuando comencé La dieta del té. Honesta y absolutamente, amo beber té. Mi doctor me había dicho también que no estaba bebiendo suficientes líquidos. Y entonces, de repente, tenía miles de sabores de tés deliciosos para probar y era mucho más fácil beber la cantidad apropiada de líquidos a lo largo del día. Encima, puedes usar las mismas hojas varias veces. Por lo tanto, utilizo las hojas, luego bebo varias tazas de esa especie de té y después cambio hacia un nuevo tipo de té, y bebo varias tazas de ese nuevo sabor.

Bebo té desde el minuto en que entro a mi trabajo hasta el momento en que salgo. Y todos dicen, "Oh, allí está Suzy con su té nuevamente". Tomo todos mis diferentes sabores de té en mi escritorio, y mis compañeros siempre me preguntan sobre todo eso. Todos se entusiasman cuando consigo un nuevo sabor, ¡y ahora estamos comerciando tés!

Pero lo mejor es, en lo que a mi concierne, cuando voy a casa. Mi compañero de cuarto también está siguiendo La dieta del té, así que realmente disfrutamos juntos cocinando y bebiendo té. Tenemos un tercer compañero de cuarto, y también tenemos un par de novias que vienen a menudo, y un par de amigos que viven abajo en nuestro edificio. Y cada vez que vienen dicen, "Y, ¿qué tipo de té tienen?" Por lo tanto preparamos teteras de tés, y nos sentamos alrededor de la mesa, y es un momento social súper relajante. Simplemente charlamos. No necesitamos mirar una película, o la televisión, o jugar algún juego o cualquier otra cosa. Simplemente nos sentamos allí, bebiendo té y disfrutándonos.

He comenzado a hacer ejercicios nuevamente. Voy al gimnasio durante la semana, y ahora, en los fines de semanas, estoy empezando a planear actividades que quiero hacer. El último fin de semana fuimos con algunos amigos a la playa, y patinamos desde Santa Mónica hasta Venice —en vez de sentarnos a ver un video.

Ahora, recibo cumplidos sobre el modo en que luzco. Una mujer en el trabajo, a la que hacía meses que no veía, me detuvo en el hall y me dijo que casi no me reconocía. Y por primera vez en años, puedo ir a la playa y sentirme cómoda con mi traje de baño.

Realmente estoy muy contenta con los resultados. No tuve resultados tremendos el primer par de semanas. Pienso que a mi cuerpo le llevó un poquito más de tiempo acostumbrarse a los cambios. La primera semana, no bajé nada; la segunda ciertamente aumenté dos libras. Luego, la tercera semana, bajé tres; y después la cuarta bajé otras tres y he estado perdiendo peso desde entonces.

Antes de que comenzara con esto, realmente no confiaba en las dietas, y me hubiera rebelado contra ellas. Esta, sin embargo, es una dieta en la que realmente creo. Porque todo es sobre la nutrición, y ciertamente se trata de comer bien en vez de privarte de cosas que tu organismo necesita. Lo que descubrí, luego de todos estos años, es que realmente no tenía hambre, ¡tenía sed! En realidad, esta no es una dieta, es educación para aprender comer bien ¡con la ayuda de deliciosos tés!

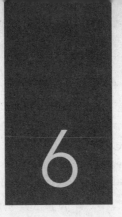

Comienza el proceso:

*Diez pasos para simplificar
la dieta*

Como dije al comienzo, el objetivo de este libro no es sólo ayudarte a perder peso. Es ayudarte a generar cambios en tu vida que te permitirán cambiar tu modo de alimentarte, y por consiguiente perder peso. Mi meta es ayudarte a que recuperes la confianza que has perdido en algún lugar a lo largo del camino y ayudarte a tomar control de tu vida. Esto fue evidente en la tercera semana del estudio de La dieta del té, dado que todos los Amigo-Tés comenzaron a sentir cierta confianza en si mismos. Hubo una revitalización de sus pasos. Finalmente tenían un plan que era sencillo y tenía sentido, por lo tanto podían incorporarlo en sus vidas diarias y estaba funcionando para ellos, como lo hizo para mi y como funcionará para ti.

Créeme, sé que esto no siempre es fácil. Todos somos tan buenos creando excusas: "Estoy demasiado ocupada para parar y prepararme la comida apropiada". "Estoy deprimido y necesito comer". "Estoy celebrando y necesito comer". "No encontré nada saludable en el menú". "Es mi cumpleaños". "Es martes". Cualquier cosa puede convertirse en una excusa si lo permites.

Es tu elección. Puedes permitir que las excusas organicen tu día, o puedes elegir —sólo por este momento— tomar otra ruta (como yo tomé otra ruta hace quince años). Sólo por este momento puedes elegir una ensalada en vez de un cuenco de pasta, o una Hamburguesa de pavo envuelta en lechuga (ver receta en la página 242) en vez de un sándwich de pastrami. Tal vez sólo por este momento puedes elegir olvidarte de la bebida licuada y elaborada, alta en calorías, alta en cafeína que normalmente tomas, y prepararte una deliciosa, saludable taza de té, un té helado Frostea, o un TodTé caliente (ver capítulo 11) en cambio.

Todos cometemos errores cuando tratamos de cambiar todo en nuestras vidas al mismo tiempo. Cuando dices, "¡No lo volveré a hacer!" no te sorprendas si te ves cayendo nuevamente en viejos hábitos antes de darte cuenta. No trates de tomar decisiones globales que involucren el resto de tu vida —has hecho eso antes y el compromiso no dura. Pero puedes hacer pequeños compromisos contigo mismo ahora, y luego otro pequeño compromiso más tarde, y otro, y otro.

Tú y yo no hemos engordado todas nuestras libras en un día, una semana o un mes. Por lo tanto no trates de desprenderte de ellas en un día. El té te ayudará pero no es mágico. No puedes esperar que sin hacer esfuerzos consigas resultados. La vida no funciona de ese modo, y tampoco se pierde peso así. Si haces cambios más grandes, perderás más peso. Si comienzas lentamente, te tomará más tiempo perderlo. Pero lo perderás.

Antes de comenzar, hay algunas cosas que necesitas saber:

1. *Pregúntate lo siguiente: ¿Realmente quieres perder peso?* Esta es la pregunta más importante que puedes hacerte. Hazla ahora, y si la respuesta es verdaderamente "SI," continúa leyendo. Si la respuesta es "NO," deja el libro y vuelve a agarrarlo cuando estés genuinamente listo para perder peso. Porque si realmente no lo deseas, entonces nada de lo que pruebes funcionará nunca, incluyendo La dieta del té, y sólo te estarás engañando y ¡malgastando tu tiempo! Debes realmente querer hacer un cambio en ti; es la única forma en que funcionará. Un simple chequeo para ver si estás realmente listo es si puedes decir en voz alta, "Puedo bajar de peso". Si puedes, y lo haces, entonces estás listo. Si no puedes, entonces lo que realmente estás diciendo a ti mismo es, "No puedo bajar de peso, no estoy verdaderamente listo".

Como discutimos en capítulos anteriores acerca de tu vida y realidades, tu peso no es sino otra realidad de quien eres. Si eres gordo, sin importar cuál sea tu peso, es porque has activado hábitos alimenticios pobres, los cuales han resultado en la realidad de ser más gordo de lo que desearías. Pero si finalmente estás listo para hacer un cambio, cambia tu realidad y comenzarás a perder peso como perdí yo y cada AmigoTé en el estudio La dieta del té.

TU VIDA = TUS pensamientos (plan) +
la energía para llevar a cabo TUS pensamientos.

Observa detenidamente estos dos ejemplos:

Ejemplo #1

Cena = Decidiré qué comer cuando regrese a casa
del trabajo + Sólo tengo energía para poner algo
en el microondas

Ejemplo #2

Cena = Pollo al té, verduras, papas horneadas, un TodTé caliente como postre y té el resto de la tarde (una taza de té) + la energía que pongo para comprar los alimentos correctos, planear la comida y cocinar de acuerdo a las recetas.

Podrás ver por ti mismo, la persona en el ejemplo #2 realmente quiere bajar de peso. Ha cambiado su modo de pensar acerca de la cena, ha pasado de correr a último momento a planear con anticipación. Sólo después pudo preparar la comida apropiada y suministrar la energía necesaria para hacer una realidad el comprar con tiempo, planificando la comida y preparando los ingredientes saludables.

Sólo funciona si ciertamente quieres hacerlo. Recuerda que estamos cambiando el modo de pensar en las cosas.

2. *Bebe té todo el día.* La dieta del té funciona sobre el principio simple de beber té todo el día, todos los días. Está bien comenzar lentamente. Como dijimos en el capítulo anterior, si estás actualmente bebiendo mucho café (o gaseosa dietética o bebidas energizantes o cualquier otra bebida cargada de cafeína), reemplaza una de tus tazas habituales por una taza de té, y bébelo en tu taza de café hasta que dejes de sentir las ansias de tomar café. La próxima semana, reemplaza diariamente dos tazas de café por dos tazas de té. Sigue haciendo pequeños progresos hasta que estés bebiendo té todo el día. Haz lo mismo si eres adicto a los dulces como las tortas o los caramelos, o a las meriendas saladas, como las papas fritas. Encuentra el té que satisfaga tu gusto (lee el próximo capítulo) y reemplaza una merienda por una taza de té. Luego

reemplaza dos meriendas, y así sucesivamente hasta que sientas que ya no quieres —ni necesitas— la merienda nociva.

Lleva té contigo todo el tiempo. Las bolsitas de té son fáciles de llevar en las carteras o bolsillos. Si alguien te ofrece café en su casa u oficina, y no tiene té, siempre puedes pedir agua caliente, buscar la bolsita en tu propia cartera y prepararlo. Puedes llevar una botella de agua o un termo con té preparado en casa. Puedes comprar té listo en la mayoría de los negocios de venta de comestibles. Pide té cada vez que comas afuera. No importa qué tipo de té sea. Todo lo que importa es que agregues té (blanco, verde, Oolong o negro, no Rooibos ni combinaciones herbales) todo el día para tu plan de dieta. La excepción es cuando estás comiendo algo que te tienta o te incita a comer de más, entonces bebe cualquier té, incluyendo Rooibos o combinaciones herbales, en vez de comer tu alimento tentador.

Sabemos a partir de centenares de estudios científicos (alguno de los cuales ya conociste en el capítulo 3) que beber té realmente reprime el apetito y ayuda a mantener la grasa del cuerpo bajo control. Un estudio en particular que apareció en 2005 *Annuals of Nutrition & Metabolism* mostró que el suplemento de EGCG suprime —en realidad frena— la obesidad inducida por dieta (significa que alimentaron a propósito a los participantes del estudio con una dieta alta en grasas para que aumentaran de peso). El estudio concluyó, "El suplemento dietario con EGCG debería ser considerada como una opción de tratamiento natural valioso para la obesidad".

Cuando bebes té todo el día, tu organismo está trabajando para metabolizar el té en tu sistema circulatorio a través de tu estómago. Cuando la L-teanina del té llega a tu cerebro, actúa como un estabilizador del humor y del apetito, otorgándote esa sensación de saciedad que sientes al terminar de comer. Como el día continúa y tú sigues bebiendo té, éste sigue estimulando la termogénesis de tu organismo (procesos que quema calorías).

La próxima vez que tengas ansias de comer, especialmente cuando no estás físicamente hambriento, bebe algo de té a cambio. Sucederán dos cosas: primero, el impulso de comer disminuirá, y luego, cuando tu cuerpo te diga que es hora de una comida, verás que estás comiendo menos.

3. *Identifica los alimentos que te tientan o inducen a sobrealimentarte.* Recuerdas la propaganda que solía decir, "Apuesto a que no puedes comer sólo una". Ese comercial se refería a las papas fritas, y era tan cierto. Es casi imposible comer sólo una de ellas. Algunas personas pueden comer sólo un puñado, y luego irse. Para otros, no podrá ser otra cosa que el paquete completo. Si eres una de estas personas, entonces las papas fritas son para ti un alimento disparador.

Los alimentos disparadores, disparan atracones. Son los alimentos que saldríamos a buscar en una atroz tormenta de nieve o a medianoche aún cuando nuestra casa está llena de comida. Tienden a ser altos en azúcar o en grasa, o ambas cosas. Tiene muy poco que ver con el hambre (aunque si estás muy hambriento, los alimentos que tientan son usualmente más difícil de resistir). Si sientes que pierdes el control con una comida en particular tienes que eliminarla de tu realidad. Si amas comer helado, por ejemplo, y no puedes parar después de una o dos bochitas sino que tienes que terminar el medio galón, entonces, *no puedes tener helado* en tu casa. *No puedes pedir helado como postre* cuando sales.

Esto va para cualquier cosa relacionada a una compulsión: caramelos, rosquillas, fritos, cervezas, tortas, papas, gomas de mascar, galletas, panes o cualquier cosa que te induzca a comer más de lo que quisieras. Si realmente quieres bajar de peso y cambiar tu realidad, entonces:

Deja de comprar esos alimentos para tu casa.
Deja de ordenarlos cuando sales.
Deja de comer tus alimentos tentadores.

Encuentra un té, Rooibos o una combinación de hierbas que te encante, y bébelo cada vez que tengas un antojo de esos alimentos. Esto realmente funciona y te hemos provisto en el capítulo 7 de una lista de tés, Rooibos y combinaciónes de hierbas identificadas en nuestro estudio de La dieta del té para satisfacer el deseo de comer la mayoría de los alimentos tentadores más comunes.

4. *Planea tus comidas.* Recuerda, todo lo que haces comienza con tus pensamientos. Comienza tu día pensando en comer alimentos y comidas saludables desde el desayuno hasta la cena. Arma un plan de lo que vas a comer, luego escríbelo. Pon tu energía en ejecutar el plan comiendo lo que te propusiste. Diviértete, no lo hagas como una tarea. Asegúrate de hacerla variada; nada sabotea más una dieta que comer la misma comida aburrida una y otra vez. La dieta del té te da un increíble despliegue de opciones y recetas, muchas de las cuales están hechas con té.

5. *Come sólo cuando tengas hambre y deja de hacerlo cuando estés satisfecho.* Esto suena como sentido común, pero sé

que es muy difícil de hacer. Los hábitos son difíciles de abandonar, y el hábito de comer para satisfacer necesidades emocionales es uno de los más difíciles. Pero, ¿no estás cansado de estar cansado porque nada ha funcionado hasta ahora para ti? Entonces es hora de escuchar tu organismo y comer cuando te dice que necesita que lo vuelvas a abastecer. No comas porque estás teniendo un mal momento, o porque no estás teniendo un buen día, o porque la persona con la que estás tiene hambre. Deja de comer cuando estés satisfecho —o mejor aún, antes de sentirte lleno, dado que le lleva como veinte minutos al cerebro avisarle al organismo que ha sido suficiente lo que comió. No es delito dejar comida en tu plato, a pesar de lo que tu mamá te haya dicho. Puedes recrear las sobras después agregándoles té cuando las calientas o utilizando un condimento (como ketchup, mostaza o mayonesa) sazonado con té.

6. *No comas entre comidas.* Bebe té a cambio. Te lo digo porque es lo que hago, y es lo que ha funcionado. Por supuesto, quiero que vayas a ver a tu médico o nutricionista profesional antes de que comiences con esta o con cualquier otra dieta. Si tienes problemas de azúcar en la sangre, él o ella puede pedirte que comas algo cada tres o cuatro horas. Si ese es el caso, come uno de las meriendas saludables incluidos en el Plan de la dieta del té, o elige uno entre los listados a partir de la página 182. Si no, come sólo las comidas planeadas y bebe tanto té como quieras entre ellas. Cuando quieras una merienda, bebe una taza de té primero, espera quince o veinte minutos y luego fíjate si todavía tienes necesidad de comer algo. Y si la tienes, y dado que este plan es todo sobre ti, haz una elección inteligente. Si estás comiendo las comi-

das balanceadas de La dieta del té en conjunción con tu té favorito bebido a lo largo de todo el día, tus ansias y necesidad de comer cuando no tienes hambre desaparecerán. Esto sucede usualmente entre los primeros días y hasta una semana después de la implementación de La dieta del té.

7. *El desayuno es obligatorio.* Planea comer algo como desayuno dentro de la primera hora después de levantado, cada y todos los días para el resto de tu vida, aunque esto sea sólo un pedazo de fruta. En este caso, tu mamá tenía razón: El desayuno es la comida más importante del día. Un desayuno saludable, balanceado (con una taza de té, por supuesto) es el combustible que te permite tener un comienzo intenso de las aventuras de tu día.

8. *Reemplaza los malos hábitos de alimentación por una taza de té.* Todos nosotros tenemos ciertos hábitos que hemos desarrollado cuando éramos jóvenes y mantenido por el resto de nuestras vidas. Yo tenía que comer una barrita de caramelo antes de ir a la cama cada y todas las noches. Si no podía comer mi barrita dulce, comía helado con torta. Cuando comencé con mi propia dieta del té, no estaban disponibles todos los tés y tisanas que hay ahora en los negocios u en Internet. Por lo tanto preparaba mi propio té de reemplazo agregando pequeños pedazos de chocolate o caramel en la tetera. Reemplacé mi bocadillo dulce nocturno (alrededor de 500 calorías) por una taza de mi propio té dulce (5 calorías). Bebía mi té de reemplazo de barrita dulce hasta satisfacer mi necesidad de algo dulce y luego me iba a la cama. Podía dormirme inmediatamente porque no me iba a la cama con un un incremento de azúcar. Me despertaba sintiéndome muy bien —sin resaca de azúcar— y confiado de que estaba en la ruta correcta y lleno de energía. En el capítulo 7 encontrarás

una lista práctica de sabores de tés y en el 11 recetas par preparar tu propio té de reemplazo que te ayudará a satisfacer una variedad de antojos.

Sigue esta regla simple pero muy importante: Si lo que estás a punto de comer no está en tu plan del día, o tienes las ansias de comer una barrita de caramelo, papas fritas, café o cualquiera que sea tu mal hábito personal, encuentra un té para reemplazar tu deseo o hábito como lo hice yo, y mira como desaparecen las libras mientras agregas salud a tu cuerpo.

ENTÉRATE

Deja el vicio nocturno

Mucha gente que viene a dr. tea's me cuenta que su peor vicio, más que una comida en particular, es el comer tarde en la noche. Se vuelve un mal hábito difícil de dejar. Si sientes que necesitas comer algo tarde en la noche, no vayas por un alimento de los tentadores. Primero bébete un té. Luego, si debes hacerlo, elige una merienda saludable. Cómete un yogur dietético bajo en calorías con algunas hojitas de té mezcladas, o un pedazo de fruta con tu té dulce favorito. Después de un tiempo, el té te ayudará a reducir el impulso de comer a la noche.

¿Será difícil saltar este obstáculo? Toda adicción es dura de romper. El té podría no satisfacerte en un principio, pero pronto la L-teanina comenzará a trabajar sobre la dopamina y serotonin para calmar esas ansias y ayudarte a dejar ese vicio nocturno.

No me fue fácil superar exitosamente el síndrome de abstinencia por los dulces; tuve noches en las que tenía que comer mi barrita dulce. Pero esas ansias nocturnas lentamente desaparecieron, y deseaba beber mi té a cambio.

9. *Disfruta ser un bebedor de té.* Ignora los viejos estereotipos que dicen que el té es para la gente "con dedos meñiques levantados", o para las pequeñas ancianitas, o para maridar con panecillos o sándwiches de pepinos a la inglesa. La verdad es que el té está a la onda, el té es saludable —y el té es sexy. Déjame explicarlo. Acostumbraba a ordenar café para ser macho y para hacer lo que todos hacen. Pero cuando comencé a cambiar mi vida y a beber té, sucedió algo gracioso. Cuando salía en una cita, pedía té al terminar la comida. Y las mujeres comenzaron a verme diferente. Decían que era sensible. Decían que escuchaba. Pensé que estaban bromeando; después de todo, ¿no había escuchado siempre? No, no lo había hecho. Había estado tan conectado con el café, que todo lo que podía escuchar eran mis propios pensamientos agolpándose en mi cerebro. Cuando el té comenzó a afectar mis ondas cerebrales alfa, ¡realmente me volví un mejor oyente! Y de repente me volví más popular que nunca entre las mujeres. ¡Quién sabía lo que una simple taza de té podía lograr! Y no sólo los hombres se vuelven más sensuales. Ser sensual no es ser nervioso, ansioso y tenso a causa de la cafeína o por un exceso de azúcar o comida chatarra. Eres sensual cuando tu piel está despejada, tus ojos están brillantes, tu cabello es luminoso, tú estás tranquila y centrada, tu ropa te sienta bien y eres la mujer con más confianza en si misma del sitio. (Te hace sentir deseos de otra taza de té ya, ¿no es así?)

10. *No esperes la perfección.* Todos somos humanos. Todos nos equivocamos. Yo lo hice y tú lo harás. Cuando te suceda, sigue adelante. Vuelve inmediatamente a tu té. Aprende de tu error; podría ser sólo un recordatorio para que tengas presente cómo te sentías antes de comenzar La dieta del té. Me acuerdo de una noche "comiendo a hurtadillas" una barrita dulce antes de acostarme. Me desperté a las cuatro de la madrugada y no podía volver a dormirme. Cuando finalmente lo hice, me dormí de forma irregular y me levanté deseando una taza de café. No tenía apetito. Me sentí tan mal que realmente me ayudó a hacer una mejor elección la vez siguiente. Sentía el deseo de un bocadito dulce a la noche. No te empantanes en lo que hiciste —consigue conectarte con lo que harás de allí en adelante.

Un día podrías encontrar que tienes un deseo de tu bebida cafeinada favorita. Esto me sucedió cuando estuve a punto de abandonar todo. Una noche me dio pereza y olvidé conseguir algo de té cuando me quedé sin él. La mañana siguiente fui al centro de compras de Malibu para conseguirlo. Encontré un lugar en el estacionamiento, miré hacia arriba y allí estaba: la consabida cafetería. Estaba sin ayuda. Podía sentir el aroma a café enlazando mis sentidos. Antes de que lo supiera, me encontré sentado bebiendo mi vieja droga de selección: un café regular con un poquito de espresso. Y ¿sabes una cosa?, ¡Fue grandioso! Me sentí nuevamente en casa. Y por unos minutos, me sentí maravillosamente bien. Luego, en unos veinte minutos comenzó a aparecer la vieja sensación inquietante. Mi corazón comenzó a latir a todo dar y estaba listo para la acción. Había perdido mi estado de conexión a tierra y balance, y en cambio, allí estaba, justo al otro extremo. Tenía que salir de ahí. Fui hasta la playa de estacionamiento y ni siquiera podía encontrar mi auto.

Por lo tanto volví a la cafetería y pedí una taza de té. Lo bebí y esperé a que la L-teanina hiciera su trabajo y me nivelara.

Tú también puedes olvidarte de beber tu té un día, o quedarte sin él y olvidar comprar más. También puedes decidir beber sólo una taza de café, o una barrita dulce o una bolsa de papas fritas. Está bien. No es el fin del mundo. Esto es lo que debes recordar: Lo que cuenta no es lo hagas mal; lo que importa es cuánto te lleva volver a encaminarte. Por lo tanto, si te encontraras en el estado de imperfección humana, no seas duro contigo mismo. Vuelve directamente a tu té y a los pasos sencillos de arriba. Prepara tu té y bébelo a menudo. Regresa a tu plan y ponte nuevamente en camino exactamente como lo hicieron los AmigoTés del grupo de estudio de La dieta del té.

Esta es la razón por la que La dieta del té funciona: porque finalmente tenemos un modo sencillo para regresar cuando nos hemos equivocado —el té. El té es fácil. El té está en todos lados. Y se volverá tu mejor amigo, como se ha vuelto el mío. Así que sigue adelante, consíguete otra taza de té y sigamos en la dieta.

Si el hombre no tiene té dentro de él, es incapaz de comprender la verdad y la belleza.

PROVERBIO JAPONÉS

Perfil de un AmigoTÉ

Nombre: **Bill B.**

Edad: **26**

Peso perdido: **31 libras**

Pulgadas perdidas: **26,5**

Té favorito: **Naranja polvo matcha**

Me he puesto a dieta varias veces antes. Usualmente la empiezo, y luego me doy cuenta de que es demasiado difícil de hacer y simplemente la dejo. Pero esta es mucho más fácil que la mayoría de las dietas que he probado. Al principio no creía que pudiera funcionar. Pensaba, "Definitivamente siempre tendré los antojos". Pero una vez que comencé a hacer los reemplazos por té, parece que me ayudaron realmente a no sentir que si o si necesitaba comer hamburguesas todo el tiempo.

O puedo decirme: No, no necesitas abrir el refrigerador. No necesitas comer eso; en realidad no tienes hambre. Puedo pensar más claramente y puedo encontrar actividades que ocupan el tiempo que acostumbraba a usar para preparar comidas o para comer. He cambiado lo que normalmente venía comiendo. Acostumbraba a ser el tipo de hombre bistec-salsa. Y ahora soy más un tipo de pollo y pavo. He tratado de usar té como adobo y realmente sabe riquísimo.

Y, dado que estoy incluyendo más ejercicio en mi repertorio, estoy encontrando mucha más diversión en mi vida. He estado yendo a un montón de excursiones en diferentes parques nacionales, lo cual es grandioso para mi corazón. Lleno botellas con té helado, en vez de agua, ¡y ahí voy!

No estoy seguro de cuánto peso perdí, pero he tenido que achicar mi tamaño de cinturón drásticamente. Una mañana fui a abrochar mi cinturón y al tirar para cerrarlo me di cuenta de que no había más agujeritos para poner la hebilla. Me había quedado sin agujeritos; necesitaba un nuevo cinturón. No había bajado sólo un par de agujeros, ¡directamente necesitaba un nuevo cinturón, más pequeño! Luego fui a la fiesta de cumpleaños de mi viejo compañero de cuarto y me encontré con un montón de gente que no había visto por un par de meses. No sólo estaban sorprendidos por mi pérdida de peso sorprendente, sino que dijeron que lucía mucho más joven. Mi compañero de cuarto, que me había visto bastante a menudo en los últimos cuatro años, dijo, "Guau, tío, no estoy bromeando. Luces como si fueras una foto tuya de tu época de escuela secundaria". Ahora ha empezado a beber té, también.

7

Encuentra el té
que amas

Todos los que vienen a dr. tea's me han visto en televisión o me han escuchado por radio hablando de La dieta del té, y me preguntan lo mismo: "¿Cómo empiezo?" Y le doy a todos la misma respuesta: "Encuentra un té que te encante y bébelo todo el día".

Por supuesto, esto no significa que cuando encuentres un té tienes que ceñirte a él olvidando todos los otros. ¡Eso te priva de las muchas maravillas del mundo del té! Insto a todos a que prueben muchos tés diferentes, calientes o fríos, hasta que encuentren aquellos que sean los que más les gustan. Si comes los mismos alimentos una y otra vez, es probable que te aburras, y lo mismo sucede con el té.

Por lo tanto, este capítulo será una guía de referencia del té y cómo encontrar los tés que mejor vayan contigo. Los hay livianos, dulces, con especies, fuertes, tés que saben a caramelos de regaliz, tés con sabor a frutas y otros que saben a pastel de calabaza. Hay tés que recuerdan los abrazos de tu abuela, tés que llenan tus sentidos con una insinuación a primavera y tés con sabores ahumados que traen a tu memoria días de invierno frente a una chimenea. Hay tés que elegirás para beber todo el día, y hay otros que elegirás para satisfacer un deseo particular, como los tés para los antojos que encontrarás más adelante.

No puedo decirte qué tés te gustarán más, y nunca te diría cual té beber. Este libro es todo sobre ti; eres un individuo con tus propias preferencias, tu personalidad y tendrás tus propios tés favoritos. Una vez más, deja que tu paladar sea tu guía.

Entiendo, de todos modos, que si estás recién empezando tu viaje como bebedor de té, puede ser que encuentres que es intimidante la cantidad de opciones. Después de todo, hay *cuatro tipos básicos de té*, (blanco, verde, Oolong y negro), y luego están las opciones de sabores dentro de cada tipo (hay muchos tipos de té negro, té verde, etc, para no mencionar todos los té combinados con varios sabores). Entonces, ¿cómo te decides?

Puedo darte algo de información técnica sobre cómo saborear un té al estilo de los expertos. Ellos los prueban como lo hacen los expertos de vinos con los vinos —saborean en sus bocas un trago y luego lo botan (mayormente porque tienen más tés que saborear y no quieren estar llenos bebiendo una taza completa de cada té). Los probadores de tés tienen un amplio vocabulario para describir lo que están saboreando, que incluye:

* Cuerpo: el "peso" del té en la lengua (liviano, mediano o fuerte)
* Bouquet: el aroma que entra en tu nariz cuando olfateas el té

* Brillo: té fresco y de buena calidad
* Energía: acre sin tener muchos taninos
* Plano: usado para describir un té que es viejo y añejo
* Sabor: la sensación percibida en la lengua como dulce, salado, ácido o amargo
* Con cuerpo: una combinación ideal de color y sabor
* Permanencia en la boca: describe un té que deja una impresión durable en la parte anterior y posterior de la boca
* Refinado: describe tés que son tanto delicados como sutiles.

Cuanto más tés pruebes, mejor podrás discernir las cualidades listadas arribas. Pero la verdad es que no necesitas de todas esas frases descriptivas. Todo lo que necesitas es responder lo siguiente, "¿Te gusta este té?" Y básicamente, la mejor forma de responderla es probando tantas variedades diferentes como proveedores diferentes y abastecedores como te sea posible, y quedándote con aquellos que te gusten más.

¿Cómo sabe el té?

El comediante David Steinberg hace una broma que siempre me gustó: "Tratar de describir mi vida a mis padres", dijo, "es como describir un arándano a un marciano". Esta broma siempre viene a mi mente cada vez que la gente me pregunta cómo saben los cuatro sabores básicos del té. Es casi imposible de responder, ya que hay tantas variedades de cada uno, pero aquí van algunos conceptos básicos.

* *El té blanco* a menudo se lo describe como liviano y ligeramente dulce. Es de color pálido, y no tiene un aroma tan fuerte como el té verde o el negro.

✳ *El té verde* a veces tiene un sabor un poco herbal y algunas personas lo encuentran ligeramente amargo. Los grados de sabor difieren bastante de un té verde a otro, y hay muchas variedades.

✳ *El té Oolong* tiene un buen balance de sabor y aroma, pero también tiene una amplia variedad —desde tés que están cerca de los verdes hasta los que se acercan al té negro. Oolong es preparado a menudo para ser fuerte, y típicamente deja un sabor dulce luego de saborearlo.

✳ *El té negro* es el más astringente de los tés, lo que significa que tiene el más alto contenido de taninos. Algunas personas lo disfrutan más agregándole leche o jugo de limón; otros prefieren beber su té negro "negro".

Estas son las bases sobre las cuales se agregan todos los ingredientes para preparar los tés saborizados. De todos modos, dado que cada tipo de té tiene tantas variedades, quizá quieras probar varios tés "puros" (sin sabor) primero y luego continuar con aquellos que tienen sabores agregados.

Los sabores del té

Si puedes pensar en un sabor que te encante, probablemente puedas encontrarlo en un té. Y probablemente puedas encontrar varias versiones de él. Por ejemplo, si te gusta la naranja, es tan probable que encuentres un té verde con agregado de sabor a naranja como que encuentres un té negro con la combinación de naranja. Cualquier tipo de té puede convertirse en un té saborizado —en realidad, la tecnología de los sabores ha mejorado tanto en los últimos años que los abastecedores de té están limitados mayormente por la imaginación (y sus papilas gustativas) para diseñar nuevos sabores para sus clientes. Aquí tienes sólo una lista parcial de los sabores de té que puedes encontrar ahora en tu supermercado local y/o salones de té de la zona:

Almendra	*Crema*	*Durazno*
Manzana	*Pasa de Corinto*	*Piña*
Albaricoque	*Jengibre*	*Ciruela*
Banana	*Toronja*	*Granada*
Mora	*Jazmín*	*Frambuesa*
Arándano	*Limón*	*Ron*
Caramelo	*Regaliz*	*Especia*
Cereza	*Lima*	*Fresa*
Chocolate	*Lichi*	*Tiramisú*
Canela	*Mango*	*Toffee*
Coco	*Melón*	*Vainilla*
Café	*Naranja*	

También hay algunas variedades de té bien conocidas que seguramente has encontrado en el supermercado local, salón de té o restaurante —algunos de los cuales han sido populares en el mundo occidental por varios siglos, y otros que ahora se están volviendo "estrellas en ascenso" en el universo en rápida expansión del té, tanto en formato bolsitas como suelto. Aquí les va una breve muestra:

✳ *Assam:* Este té es nombrado como la región del noroeste de la India donde es cultivado. Se descubrió que crecía en la región después de las Guerras del Opio entre China e Inglaterra, siendo la segunda gran producción de té en el mundo, después de China. Produce más de 1.500.000 libras de té anualmente. Es té con cuerpo, de color fuerte y brillante y un sabor a malta.

✳ *Chai:* Lo que recientemente se ha vuelto muy popular en los locales de tés y cafés en este país, ha sido servido por siglos en la India y Asia del sur. En realidad, la palabra "chai" significa ciertamente té, por lo tanto cuando pides un té chai, estás pidiendo un té té. Hablando con propiedad es llamado masala chai, y es comercializado por vendedores ambulantes llamados "chai wallahs" en los trenes, en estaciones de ómnibus y en la calle, en la mayoría de los barrios de la India. Tradicionalmente se prepara hirviendo las hojas sueltas de té negro en un recipiente con leche y agua y se le agregan especias que incluyen cardamomo, canela, jengibre, clavo de olor y pimienta (aunque las especies específicas varían de región en región). En algunas regiones, también le agregan miel. Luego colocan un tarrón de azúcar en el fondo de la taza de té y vierten el chai sobre él. En India, el chai es más popular que el café.

✳ *Darjeeling:* Este es otro té de la India que viene de la provincia de Darjeeling en las estribaciones de los Himalayas. Es conocido como el champagne de los tés negros, uno de los tés más finos de la India. Hay dos categorías de tés Darjeeling, dependiendo del momento en que se cosechan las hojas. Lo que se conoce como "primer cosecha" —considerado el más fino y caro— es cosechado desde fines de febrero hasta mediados de abril, y produce un té verde liviano con un sabor agradable. La "segunda cosecha" es levantada en junio; estos tés tienen más cuerpo con un color ámbar y un sabor ligeramente frutado.

* *Earl Grey:* Este té fue bautizado en honor a una persona real, Charles Grey, el segundo Earl Grey, quien fue Primer Ministro Británico desde 1830 a 1834. Hay muchas versiones sobre cómo se le dio el nombre de Earl Grey al té. Una es que un mandarín chino le dio la receta a Charles Grey porque le había salvado la vida. Otra versión de la historia cuenta que se le dio el té a Grey luego de que uno de sus criados rescatara al hijo de un raja indio de las garras de un tigre. Una diferente dice que los tés de la India eran muy jóvenes, como lo era la industria del té en ese país. Los tés de la India no tenían la riqueza de los chinos a los cuales los ingleses estaban acostumbrados, por lo tanto Earl Grey pidió que se le agregara a su té aceite de bergamota, una pequeña naranja ácida, para quitar el sabor amargo y el resto, dicen, es historia.

* *English Breakfast:* Esta es una combinación con cuerpo de muchos tipos de tés negros con un trasfondo floral ligero. Se ha dicho que cuando se lo mezcla con leche, produce un aroma con reminiscencia a tostada caliente y miel. Lo sorprendente del English Breakfast es que fue en realidad inventado en Edimburgo, Escocia, por un mercader de té llamado Drysdale que simplemente lo llamó "Breakfast Tea". Hay un té similar que conocemos como Irish Breakfast, pero en Irlanda simplemente se lo conoce como "té".

* *Gunpowder:* Uno de los primeros tés exportados por China a Occidente, este té verde, originalmente de la provincia china de Guangdong, fue llamado de ese modo porque está hecho de hojas enrolladas a mano en bolitas diminutas, las cuales aumentan varias veces su tamaño en agua caliente (hoy, la mayor parte de los tés Gunpowder son enrollados por máquinas). Es un té con cuerpo con un dejo de sabor

ahumado. Algunos bebedores de té dicen que también tiene un ligero sabor a menta. En la taza, tiene un color amarillo. También puede ser combinado con menta o cualquier otra hierba o sabor que disfrutes.

* *Matcha:* Este té verde japonés es diferente de la mayoría de los tés ya que se trata de un polvo que colocas en una taza o cuenco, le agregas agua caliente, revuelves hasta que esté espumoso y lo bebes. A diferencia de los otros tés, se consumen las hojas en sí (en su forma de polvo). Es el más fuerte de todos los tés, tiene una consistencia más espesa que la mayoría y un sabor agridulce. Es usado para preparar helado de té verde y caramelos en Japón. Matcha es el té que se usa en la tradicional ceremonia japonesa del té.

* *Orange Pekoe:* No hay sabor a naranja en el Orange Pekoe. Este término no se refiere tampoco a un tipo de té distinto; es en cambio, un término usado para referirse a una calidad que consiste en grandes pedazos de hojas e incluso hojas enteras. Para ser clasificado como Orange Pekoe, el té debe ser obtenido de las plantas nuevas y consistir en las yemas de las hojas y muchas de las hojas más jóvenes.

    La palabra pudo haber provenido de una versión viciada de Bai Hoa, la palabra china para "punta blanca", refiriéndose a la pelusa blanca que cubre la yema. Originalmente el té fue comprado a China por Holanda, donde fue presentado a la familia real, la Casa de los Orange. Desde entonces, se volvió conocido como Orange Pekoe.

* *Sencha:* Sencha significa té (*cha*) verde (*sen*) en japonés. Este té verde es el tipo más popular de té en Japón actualmente. Es de color verde claro y es tanto dulce como amargo a la

vez. A veces es mezclado con arroz inflado y tostado llamado *genmaicha*.

La prueba del té

Ahora que te has familiarizado con algunos de los tés que están disponibles para ti, puede ser que todavía te estés preguntando, "¿Por dónde empiezo?" (Si ya estás bebiendo tus tés favoritos, entonces saltea esta sección y continúa bebiendo lo que te encanta hasta que quieras probar algo nuevo.)

Mi primera respuesta va a seguir siendo: "Prueba tantos tipos de té como puedas, ¡y encuentra el que te encante!" De todos modos, me doy cuenta de que a algunos de ustedes les gustaría algo de ayuda para restringir las opciones. Por lo tanto responde el mini cuestionario siguiente y descubre qué tipo de té podría ser el que más te guste.

1. ¿Cuál es tu sabor de helado preferido?
    A. Vainilla
    B. Menta con chispas de chocolate
    C. Banana Split con jarabe de chocolate, nueces y cerezas

2. ¿Cuál es tu experiencia de cena favorita?
    A. Restaurante cuatro estrellas
    B. Restaurante de comidas rápidas
    C. Barbacoa en el patio

3. ¿Cuál es tu tipo de comida favorito?
    A. Ensalada liviana y salmón asado a la parrilla
    B. Hamburguesas y salchichas
    C. Platos étnicos con especies

4. Inesperadamente tienes un día libre. Te gustaría más:
   A. Visitar un museo
   B. Pasar el día en la playa
   C. Subir a la montaña rusa en un parquet de diversiones

5. ¿Qué bebida prefieres (además del té, por supuesto)?
   A. Vino
   B. Cerveza
   C. Café

6. ¿Cuál de estas estrellas de cine serían tu compañero ideal (ignorando su género)?
   A. Helen Mirren
   B. Chris Rock
   C. Bruce Willis

Ahora, antes de que calcules tu resultado, ten en cuenta que en lo relativo a beber té, como en la vida, nada es puramente blanco o negro —o en este caso, blanco, verde, Oolong o negro. Cada bebedor de té negro tiene un poco de bebedor de té blanco también, y viceversa. Pero si estás buscando un lugar por donde empezar, aquí van algunos consejos de acuerdo a los resultados del cuestionario:

Si la mayoría de tus respuestas fueron A, probablemente disfrutarás de un té más sofisticado y refinado, tal como:

Té verde de jazmín
Tés blancos
Tés Pu-Erh

Si la mayoría de tus respuestas fueron B, probablemente disfrutarás de un té que sea un poco más intensos, tal como:

Earl Grey
Tés negros en general
Tés Oolong tostados

Si la mayoría de tus respuestas fueron C, probablemente disfrutarás de un té más picante, divertido y con más cuerpo, tal como:

Lapsang Souchong
Tés negros Chai picante
Tés de sabores frutales

Y recuerda que, no hay juicios aquí. Ningún té es mejor que otro, o mejor para ti que otro. Simplemente es una cuestión de gustos. Y sólo porque este cuestionario te haya categorizado como un bebedor de Earl Grey no significa que no podrías disfrutar un Darjeeling o Chai picante.

En realidad, aquí están otros criterios que quizá encuentres útiles:

✻ ¿Cuál es tu sabor preferido? Si respondes menta, por ejemplo, hay muchas variedades de té de menta que te podrían gustar. Si eres un fanático de los arándanos, busca un té que satisfaga ese gusto. Prueba muchos y encuentra aquellos que te hagan sentir mejor.

✻ ¿Eres un purista? ¿Te gusta tu café negro y tu comida sin condimentos? ¿Prefieres ropa con líneas clásicas y tus accesorios chic y elegantes? Seguramente apreciarás tu té tal cual es —blanco, verde, Oolong o negro "sencillo", sin sabores adicionales.

✻ ¿Prefieres mezclar las cosas? Si tienes tendencia a agregar pequeñas novedades a tu guardarropa, salir a comer comida picante y tienes espíritu de aventura, el cielo es tu límite en lo que a opciones de té se refiere. Podría gustarte un Masala Chai, un complejo Darjeeling o un té que combine sabores exóticos como el Sorbete de jengibre y limón francés de dr. tea's.

ENTÉRATE

Ten en cuenta el verdadero té

Recuerda que si estás bebiendo té con el propósito de perder peso, deberías estar bebiendo verdadero té, proveniente de la planta *Camellia sinensis*. Si eliges una tisana de hierbas o Rooibos, puede gustarte el sabor pero no obtendrás los beneficios Té3. Lo que puedes hacer es simplemente agregar una pequeña cantidad de té blanco, verde, Oolong o negro, a tu tisana de hierbas o Rooibos adorada, en una bolsita o en forma de hojas sueltas y le habrás agregado los beneficios Té3 a tu sabor favorito, y creado un té de tu tisana.

¿Tienes un antojo? Bebe un poco de té

En La dieta del té, hay ciertamente dos razones para beber té. Hemos discutido sobre la primera a lo largo de todo el libro hasta aquí: de modo tal que las propiedades para perder peso de la cafeína, L-teanina y EGCG pueden mejorar la termogénesis, influir en tus ondas cerebrales alfa y ayudarte a quemar más energía y poner freno a tu apetito. Ahora veremos la segunda razón para beber té: satisfacer un antojo particular de modo que estés menos propenso a sobrealimentarte con un alimento tentador.

Si recuerdas mi historia del capítulo 6, recordarás mi obsesión por comer una barrita dulce cada noche antes de ir a dormir. La obsesión era como una fuerza dentro de mí a la que no podía resistirme. Quería ese sabor a chocolate y caramelo. No sé si era una necesidad fisiológica que estaba tratando de satisfacer o una psicológica; todo lo que sé es que tenía lo que el diccionario define como antojo —un deseo intenso por algo particular. Mi algo particular era la barrita dulce.

Quizá encuentres que simplemente con beber té todo el día —cualquier té— tus antojos disminuyen naturalmente. Esto probablemente responda al efecto calmante de la L-teanina y su influencia en tus ondas cerebrales alfa. Pero si ese truco no funciona para ti, puedes querer encontrar un té con el propósito expreso de satisfacer el anhelo que tienes por lo que sería normalmente un alimento tentador.

Así que aquí tienes lo que sería la excepción a una de mis reglas básicas —aquella que dice que deberías beber verdaderos tés provenientes de mi planta favorita Cami. Si encuentras un té verdadero que satisface el sabor de tu antojo, mucho mejor. Pero si no —si tu té "antojo" es un té con base Rooibos o una combinación de hierbas, está bien. No es el té que estarás bebiendo todo el día; es una tisana que guardarás para esos momentos en los que estás deseando vehementemente una comida que no está en tu plan. Recuerda que si tu anhelo es tarde en la noche, como lo era el mío, tienes que preparar el té, tirar la primer tetera y beber a partir de la segunda, ya libre de cafeína; no tendrás que hacer lo mismo con las tisanas ya que no tienen cafeína.

Muchos clientes vienen a dr. tea's y me piden que les recomiende tés para ellos. Les sugiero que beban cualquier té que les guste. Si quieren perder peso, les cuento sobre La dieta del té. Más a menudo que no, al final de nuestra conversación, el cliente dirá, "Hay una sola cosa, Dr. Té. Soy adicto al chocolate", o "Me encanta comer una porción de pastel de cerezas como postre", o "No sé si podré dejar mi bocado de helado todas las noches".

"Ah", digo, "¡Tengo algo para ti!" Y con mi mejor "voz de doctor" agrego, "Bebe una taza o todas las que sean necesarias de este té o tisana la próxima vez que tengas un antojo, y llámame en la mañana". Amo recibir sus llamadas telefónicas o correos electrónicos días más tarde o charlar con ellos cuando vuelven a dr. tea's. Todos me cuentan sobre cómo pudieron, con la ayuda de su té o tisana de "antojo", abandonar finalmente lo que se había convertido en un problema de alimentación para ellos, igual a como se volvió parte de mi pasado mi antojo de barrita dulce.

Identifica tu antojo

Lo primero que debes hacer es identificar tu antojo, del mismo modo en que identificaste tu(s) alimento(s) que te llevaban a sobrealimentarte. Estos pueden ser uno y el mismo, o pueden ser diferentes (te puede antojar el chocolate, pero la pizza es tu comida tentadora, la que te hace comer de más). Tus antojos pueden cambiar también. Una noche puedes anhelar algo dulce y otras veces puedes querer algo salado. Pero como con los alimentos tentadores, la mayoría de la gente tiene sus favoritos a los cuales desea más a menudo. Si tienes una variedad de tés a mano, siempre tendrás opciones que cumplan tus deseos.

Si a menudo anhelas una barrita dulce a la noche, como lo hacía yo, fíjate en los principales ingredientes. Si la barrita tiene chocolate y caramelo, encuentra un té que tenga como sabores agregados el chocolate, caramelo, o ambos. Si tiene coco, busca un té de coco. Y así, si te descubres ansiando una porción de pastel de calabaza, encuentra un té con sabor a pastel de calabaza (o prueba Chai, que tiene especias similares a los que usualmente se usan para preparar ese pastel). Si estás haciendo tu pedido por Internet y no puedes saborear u oler el té antes de probarlo, compra una pequeña cantidad la primera vez para asegurarte que el té sabe como aquello que estás deseando.

La siguiente lista de tés es sólo para darte una idea de los tipos de tés saborizados que puedes utilizar para estimular tus papilas gustativas en lugar de algunos de los dulces altos en calorías que estás consumiendo actualmente. No tienes que usar tés de dr. tea's. Puedes encontrar tés saborizados tanto sueltos como en saquitos de muchos productores diferentes en el supermercado. Puede ser que tengas una negocio de tés en tu barrio con combinaciones similares. O puedes entrar en Internet, buscar "té de chocolate" (o cualquiera sea tu sabor "antojo") y encontrarte con un gran número de lugares donde pedir tu té en línea.

Los tés para los antojos en
La dieta del té de dr. tea's

DULCES:

1. Té negro Barrita Dulce de dr. tea's
2. Té Oolong de regaliz
3. Rooibos de caramelo (tisana)
4. Rooibos de helado de menta con chispas de chocolate (tisana)

CHOCOLATE:

1. Té negro Barrita Dulce de dr. tea's
2. Rooibos de torta de chocolate y avellana (tisana)
3. Rooibos de tiramisú (tisana)

4. Rooibos de helado de menta con chispas de chocolate (tisana)

5. Torta explosión de chocolate (tisana)

6. Rooibos de chocolate y rosas (tisana)

VAINILLA:

1. Trufa de vainilla y fresa (tisana)

2. Rooibos de vainilla (tisana)

3. Té verde de hojicha de la crème

4. Té negro Earl Grey a la crème

HELADOS Y SORBETES:

1. Rooibos de helado de menta con chispas de chocolate (tisana)

2. Rooibos de maracuyá (tisana)

3. Té verde de sorbete de naranja

4. Té verde de piña

5. Té negro Barrita Dulce de dr. tea's

6. Té verde de mango

7. Jengibre y limón francés (tisana)

8. Té Oolong de café de dr. tea's

9. Té lichi negro

10. Pastel de sámara y lima (tisana)

11. Rooibos de caramelo (tisana)

12. Té verde de jazmín

13. Té verde de menta marroquí

14. Té Oolong de ciruela

15. Té blanco de lichi y melón

PASTELES, TORTAS Y GALLETITAS:

1. Té blanco de pastel de arándanos
2. Té blanco de pastel de durazno
3. Té blanco de pastel de piña y coco
4. Té verde de pastel de fresa
5. Té verde de piña
6. Té negro de pastel de manzana
7. Rooibos de pastel de manzana (tisana)
8. Rooibos de torta de chocolate y avellana (tisana)
9. Rooibos de tiramisú (tisana)
10. Té verde de pastel de durazno
11. Rooibos de pan de jengibre (tisana)
12. Rooibos de sueños herbales de fresa y frambuesa (tisana)
13. Rooibos de torta pound de naranja (tisana)
14. Rooibos torta de naranja (tisana)
15. Torta explosión de chocolate (tisana)
16. Rosquilla de canela (tisana)
17. Té verde de mango
18. Rooibos de pastel de sámara y lima (tisana)
19. Rooibos de caramelo (tisana)
20. Pastel de crema de chocolate (tisana)
21. Té verde de pastel de cereza
22. Té negro de torta de naranja
23. Rooibos de pastel de calabaza (tisana)
24. Chai herbal yoga (tisana)

PAPAS FRITAS:

Puedes beber el té, comerlo o partir las hojas y agregarlas a tus comidas.

1. Té verde Tai Ping
2. Té verde Sencha (agrega sal)

PALOMITAS DE MAÍZ:

1. Té verde Genmaicha

BARBACOA:

1. Té negro Lapsang Souchong

Notarás que muchos de estos tés de la lista son tisanas con base Rooibos. Según lo que conozco, no hay estudios que prueben que Rooibos tenga propiedades para perder peso (aunque tiene una alta cantidad de antioxidantes, por lo que es una bebida muy saludable). Pero como mencionamos antes, lo único que tienes que hacer es agregarle una pequeña cantidad de té blanco, verde, Oolong o negro a la tisana Rooibos y te habrás preparado un verdadero té. Y algunos de estos tés, dados los ingredientes agregados, pueden tener 5 ó 6 calorías por cada taza de 8 onzas. Pero para mi modo de pensar, si estás bebiendo una taza de té de 5 calorías versus un postre empalagoso de 500 calorías, has eliminado 495 calorías innecesarias y has agregado todo los beneficios para la salud y pérdida de peso del té.

ENTÉRATE

Un consejo para usar como último recurso

Si has hecho un esfuerzo lleno de fe y todavía no puedes encontrar un té que satisfaga tu antojo, trata de armar uno tú mismo. Eso fue lo que hice yo antes de convertirme en un proveedor de té, como expliqué antes. Usé mi barrita dulce favorita. Tú puedes utilizar el sabor de tu antojo más reiterado. Si el sabor que anhelas es regaliz, corta un pequeño trozo de palillo de regaliz o toma un pedazo de Good & Plenty y mézclalo en una taza de té.

El problema, por supuesto, es que para hacer esto, tienes que tener tu alimento tentador en casa, cosa que no recomiendo. Una vez que hayas cortado un trozo de barrita de chocolate, puede ser una gran tentación dejar el resto para la próxima taza de té. Muchas veces me encontré dando un mordisco a la barrita dulce, o lo que es peor, comiéndola toda mientras el té reposaba. Pero no tenía otra opción en ese momento. Si ese es el caso, mi consejo es, "No pruebes esto en casa". Regresa y prueba una nueva búsqueda de un té que haga el truco, o mándame un correo a drtea@ultima teteadiet.com y podemos discutirlo.

O, mejor que agregar un trozo real de dulce a tu té, puedes probar agregando tu propio saborizante. Por ejemplo, puedes usar chauchas de vainilla, granos de café, palitos de canela o extractos libres de azúcar como vainilla, almendra, ron, caramelo, chocolate o pecanas de manteca. Asegúrate de leer las etiquetas antes de usar estos extractos para descartar que contengan azúcar. En dr. tea's usamos Stevia; un edulcorante natural proveniente de una planta, que viene en varios sabores con cero o muy pocas calorías. Aventúrate. ¡Puedes encontrar algo realmente delicioso!

Un té para todas las estaciones

Una de las mejores cosas del té es que puedes disfrutar el mismo tipo de té a lo largo de todo el año, o puedes cambiar el tipo que bebes de acuerdo a la estación (o a la ocasión, a tu humor o con cualquier otro criterio). Pero hay algunos tés que van particularmente bien con los cambios de tiempo y que acompañan el tipo de comida de estación que estés saboreando.

En la primavera, cuando la fantasía del bebedor de té se vuelca al amor y al rejuvenecimiento, prueba un té de menta, manzanilla, jazmín, un té blanco de arándano o un té infundido con pimpollos de rosa.

En el verano, usualmente comemos platos más livianos a diferencia de los que comemos en otros momentos del año. En la mayor parte del país, es tiempo de disfrutar frutas frescas, deliciosas. Por lo tanto es el momento perfecto para probar algunos tés combinados con sabores frutales como piña, arándano, coco, fresa, maracuyá, frambuesa, limón, lima y durazno —o agregando dos cucharadas de fruta fresca directamente en la tetera.

En el otoño, cuando comienzas a notar algo de frío en el aire, quieres algo un poco más cálido, algo que llene tus sentidos y te apreste para el largo invierno que se avecina. Hay algo en la canela que remite a nuestros abrigos y a las hojas que caen. Es el tiempo en el que podrías querer probar un té sabor a pastel de calabaza, pan de jengibre, caramelo, un té Chai, una variedad del negro sabor a naranja, o podrías querer agregarle un poquito de canela a tu té.

Y luego viene el invierno. Hace frío afuera. Te quedas más tiempo adentro. Quieres un té "serio", quizá un té negro, un Earl Grey o incluso un Pu-Ehr. Y para las fiestas, ¿qué te parece un té de ponche o té negro con pasas de uvas al ron?

Sobre todo, se trata simplemente de lo que quieras. Si quieres un té blanco "veraniego" con arándano en mitad del invierno, eso es lo que deberías beber. No hay reglas aquí, sólo importa lo que te haga sentir bien.

Té para llevar

Si te pido que bebas café todo el día, todos los días (lo que nunca haría), no sería una tarea difícil, dado que el café está disponible en todos lados. Con el té —no tanto. De todos modos, gracias al hecho de que más y más gente está descubriendo los sabores del té todos los días —y sus sorprendentes beneficios para la salud— eso está cambiando rápidamente. Ahora es más fácil que nunca beber té todo el día, todos los días.

Obviamente, no espero que te quedes en casa todos los días preparando una tetera tras otra. Pero sí deseo que lleves té contigo adonde quieras que vayas o que lo tengas disponible donde quieras que estés. Esto no es para nada difícil, pero puede implicar algo de planificación hasta que se transforme en parte de tu estilo de vida. Aquí van algunas sugerencias:

✳ *Desarrolla un ritual matutino.* Si eras un bebedor de café, probablemente tenías un ritual asociado a la preparación del café. Sé que mucha gente muele sus propios granos, y lo dejan en la máquina de hacer café antes de irse a dormir, establecen el contador de tiempo, y los espera su café listo a la mañana siguiente. Luego lo vierten en sus tazones de viaje y lo disfrutan en el tren o mientras manejan hasta su trabajo. Puedes hacer casi lo mismo con tu té. Puedes enjuagar tu recipiente con agua caliente, luego cubrir el fondo con té, y dejarlo listo para la preparación de la mañana. Puedes usar una máquina de café con contador de tiempo para tener el agua caliente esperándote en la vasija para cuando te levantas, luego sigue las instrucciones de preparación que aprendiste en el capítulo 2. Déjalo reposar por dos o tres minutos, colócalo en tu tazón de viaje, ¡y estás listo para el día!

* *Prepara botellas para llevar.* Muchos de mis clientes me cuentan que preparan grandes cantidades de té a la vez y lo vierten en muchas botellas de agua de modo que puedan mantenerlas en la heladera y agarran una para llevar con ellos, del mismo modo que lo harían con una botella de agua. Lo llevan consigo todo el día, y van bebiendo sorbos en forma permanente. Si van a estar afuera por un tiempo más largo, se llevan más de una botella. Puedes conservar contigo la(s) botella(s) durante el día sin necesidad de refrigeración; el té estará bueno todo ese tiempo. La mayoría de los tés son sabrosos a cualquier temperatura, ya sea caliente, frío o a temperatura ambiente.

* *Mantente preparado en la oficina.* La mayoría de las oficinas tienen una estación de café, y muchas tienen instalaciones para calentar agua y preparar té también. Si no se provee el té, lleva tus propias hojas o bolsitas, y conserva una pequeña tetera con un colador, o simplemente un colador en tu escritorio. Hay muchas variedades disponibles, algunos que son usados para preparar teteras de té, y algunos que son buenos para una taza a la vez. Si buscas en Internet, seguro encontrarás uno que se ajuste a tu gusto. Dado que puedes volver a utilizar tus hojas varias veces, puedes ir rellenando la tetera o taza y colador con agua caliente, y tener té disponible todo el día. Si tienes un horno a microondas, puedes usarlo como fuente de calor: calienta una taza de agua por 30 segundos o

el tiempo apropiado de acuerdo a tu horno, luego viértela sobre un colador con hojas de té, o sobre un saquito, dentro de tu taza. Conserva las hojas para usarlas nuevamente más tarde. O puedes comprar un calentador de inmersión eléctrico, que son económicos, de modo que puedas disponer de agua caliente en cualquier lugar donde haya un enchufe eléctrico disponible.

* *Haz planes cuando sabes que comerás afuera o irás a una fiesta.* Casi todos los restaurantes en Estados Unidos sirven té hoy en día. Puede suceder que tengan un solo tipo de té para ofrecer —una bolsita de té genérico con múltiples propósitos. O pueden tener una selección de tés entre los cuales puedas elegir. Cualquiera sea el caso, todavía es té, y todavía tendrás los beneficios. Y siempre puedes llevar tu propio bolsita de té y pedir una taza de agua caliente. He hecho eso muchas veces. En realidad, mi consejo es llevar bolsitas de té contigo adonde vayas —en tu monedero, maletín, en tu auto. Ahora, si estás yendo a un lugar donde sabes que habrá tentaciones a cada rato, asegúrate de tener contigo tu té de los antojos a mano a toda hora y de beberlo a lo largo del evento. Descubrí que en vez de sentirme desubicado por no comer esos alimentos engordantes, todos tenían curiosidad y me preguntaban qué estaba bebiendo y por qué. Esto terminó en más de una conversación interesante acerca del té y sus efectos. Pero la clave es planear. Llévalo, bébelo y mantente encaminado.

* *Viaja con té.* Es fácil viajar con tus tés. Empaca tus tés favoritos en la forma que los uses para tenerlos cuando llegues a tu destino, junto con un pequeño colador. Para el barco, avión o tren, lleva unos pocas bolsitas o una pequeña cantidad de

té suelto en una bolsa plástica con un colador y pide agua caliente. Luego prepara y disfruta tu té a lo largo del viaje. He hecho muchos nuevos amigos compartiendo mis tés con el personal de la aerolínea y mis vecinos de butaca. Es una buena manera de entablar comunicación con personas interesantes con quienes de otro modo no habrías hablado jamás en tus viajes. También puedes comprar filtros para tés T-sac (los encontré en línea); son bolsitas de papel sin cloro ni blanqueador para usar con tés sueltos que te permiten preparar tus propios bolsitas. Así que puedes llenar unas pocas bolsas con tus sabores de té preferidos y llevarlos contigo adonde vayas. Vienen en diferentes tamaños; los más grandes son prácticos para preparar teteras de té caliente o jarras de té helado en casa o fuera de ella.

Básicamente, no hay excusas para no llevar siempre té contigo. Sólo recuerda: "*Llévalo y bébelo.*" Todos sabemos cuán importante es mantener el cuerpo hidratado, especialmente cuando viajas —es un elemento importante para perder peso y para la salud en general. Como aprendimos en el capítulo 4, el té realmente es mejor para ti que beber agua.

> *El efecto del té es refrescante y como bebida es muy conveniente. Es especialmente adecuado para personas con dominio de sí mismos y mundo íntimo.*
>
> LU YU, *The Book of Tea*

Perfil de un AmigoTÉ

Nombre: **Marsha L.**

Edad: **48**

Peso perdido: **11 libras**

Pulgadas perdidas: **7**

Té favorito: **Durazno blanco**

Soy fotógrafa y trabajo en el mundo del cine. Eso dificulta seguir una dieta porque hay comida disponible todo el tiempo. Y tuve un hijo un poco más tarde en la vida, a los 43 años. Aumenté de peso y no he tenido éxito para sacármelo de encima. Soy realmente activa, así que no podía entender por qué mi peso se había estabilizado. Pero luego mi médico me dijo que eran mis hormonas y que estaba atravesando la menopausia. Eso me hizo pensar que si iba a perder peso tendría que ser en ese momento. Así que le estoy dando pelea a las hormonas, a la edad, a los niños que quieren comer comida chatarra todo el tiempo, a los sets de filmación con comida por todos lados —es un montón.

Lo que realmente cambió mi vida es el té. Y cocinar con té. ¿Quién lo hubiera pensado? Digo, cocino con especias todo el tiempo, pero nunca pensé que cocinaría con té. Uso el té blanco para cocinar mis vegetales como el brócoli y el coliflor. He usado el Oolong en mi pollo y lo he usado con el salmón. Fue delicioso.

Me llevo té al trabajo todo el tiempo. Preparo el té, y lo pongo en un camel pack. Es como un bulto en la espalda que tiene una funda mullida para agua en su interior y pones allí el té, se mantiene frío y lo bebes con un sorbete que está adherido. Realmente es un implemento para excursiones, pero lo uso porque de ese modo puedo sostener mi cámara y llevar mi té al mismo tiempo.

Pero también quiero tomarlo cuando vuelvo a casa. Es un lindo y pequeño ritual, poder verterlo taza a taza. Tengo unas hermosas tacitas japonesas que uso, y es un modo delicado de saborear el gusto del té.

Y he comenzado a hacer ejercicio. Vivo en una barranca, así que estoy subiendo y bajando colinas. Lo llaman "quemador de grasa". Mi energía realmente cambió. Pienso que es porque abandoné el café. Y amo el sabor del café. Pero ahora no lo extraño para nada. Decidí que le daría una oportunidad al té, ¡y me encanta! Bebo té descafeinado a la noche, y me satisface quitándome las ganas de una merienda. Puedes usar las hojas una y otra vez, y cuando ya terminé con mi té, lo pongo en mi jardín, como abono. Y ¡el jardín está maravilloso!

Siento que está funcionando para mi. Estoy perdiendo pulgadas, y he perdido libras —y es muy notorio para mis amigos. Y para mi esposo.

8

El plan de comidas de *La dieta del té*

En marzo de 2006, comencé a ir al dr. tea's en Beverly Hills simplemente porque era un hermoso lugar para escribir. Yo era un serio bebedor de café (cuatro tazas o más por día) y rara vez bebía té. Un día, el Dr. Té me señaló que quizá todo ese café no era bueno para mí, y mencionó que abandonar el café realmente me ayudaría a perder algo de peso. Hago ejercicio, pero también soy un escritor, lo que significa que me siento frente a mi computadora la mayor parte del día. Tengo unas buenas 15 libras de más, mi perdición son las meriendas entre comidas. Generalmente algo dulce. El Dr. Té me sugirió beber té dulce a cambio. Inicialmente, reí con su sugerencia, pero un día decidí dejar de beber café sólo para ver que pasaba. Comprobé que me sentía mucho mejor. Una vez que abandoné el café y *comencé a beber té todo el día, encontré que mi deseo de comer meriendas disminuyó dramáticamente. Simplemente no quería comer tanto.*

Nunca he tenido éxito haciendo dietas. Sin embargo, desde que el Dr. Té pareció haber acertado con su consejo sobre las meriendas, decidí escuchar el resto de sus consejos sobre qué comer y cómo cambiar mis hábitos alimenticios. En poquito más de un mes, perdí 12 libras simplemente con dejar el café, seguir el plan de comidas (aunque no lo hice a la perfección) y bebiendo muchas de las variedades de tés y Frosteas (solo 20–90 calorías) del Dr. Té todo el día.

JASON N., LOS ÁNGELES

Sé por qué compraste este libro. Es porque has estado aumentando de peso durante años, perdiéndolo y volviéndolo a recuperar. Has probado todas las dietas nuevas que encontraste y probablemente has tenido éxito con muchas de ellas —mientras las seguías al pie de la letra como dieta. Pero, tan pronto te salías de sus parámetros, volvías a tus viejos hábitos, y a tu viejo peso, una vez más.

Por lo tanto agarraste este libro porque pensaste que probarías una vez más, y pensaste que el té podría ser el ingrediente "mágico" que has estado buscando durante todo este tiempo.

Es y no es.

Es, por las increíbles propiedades para perder peso y para la salud en general que contiene el té. Es el ingrediente que ha sido consumido por 4.700 años y nunca ha sido parte de ningún otro plan alimenticio. Es el ingrediente al que puedes volver cada vez que cometes errores (y todos los cometemos). Pero, como te dije directamente desde el principio, el té no puede hacerlo todo por si solo. Es parte de un equipoTé con un dieta balanceada en proteínas, carbohidratos y grasas saludables, junto con una cantidad moderada de ejercicio. Has leído sobre estos componentes en otros libros sobre dietas, pero es el té el que hace de esto un equipo ganador.

Yo también soy parte de ese equipo. No soy médico ni nutricionista. Cocino bastante bien, pero no soy un chef profesional. Por lo tanto convoco profesionales como la nutricionista Christine Bybee y la chef Pam Ross para agregar su amplio conocimiento y experiencia a mi conocimiento del té, y juntos hemos desarrollado un programa que es sencillo de seguir, bien balanceado y contiene recetas que incluyen té, lo suficientemente deliciosas como para satisfacer cualquier paladar.

Entonces, ¿por qué debería esperar que me creyeras que La dieta del té es diferente a cualquier otra que hayas hecho antes? No lo espero. No, al menos hasta que hagas un intento. No, hasta que comiences a beber té y puedas ver tú mismo la diferencia que genera, justo como lo hizo para los AmigoTés sobre los que leíste a lo largo de los capítulos anteriores (vas a leer más de estas historias en lo que queda del libro).

No hagas ningún juicio sobre la dieta hasta que hayas estado bebiendo té por una semana o dos, o tres, y de repente te des cuenta que ya no estás tan hambriento entre comidas como lo estabas antes, que tus ansias por dulces y meriendas han casi desaparecido porque has encontrado un reemplazo en el té para ellos y que se te está haciendo más fácil controlar lo que llevas a tu boca.

La ciencia del té lo hace posible —la tríada cafeína/L-teanina/EGCG que manda a tu cerebro señales que ayudan a sentirte satisfecho. Eso, en combinación con el cambio de tus pensamientos para cambiar la realidad, hace que sea fácil incorporar La dieta del té como un modo de comer y como un modo de vida. Tiene que ser fácil, ¡porque es el único modo en que tú y yo nos quedemos enganchados con ella!

Esto no es una nueva dieta pasajera, una que comienzas y luego no puedes seguirla. Nunca entraría en una dieta de ese tipo, así que ¿cómo podría recomendártela? No voy a decirte que perderás algunos extraños números de libras en cuatro semanas, sabiendo que las recuperarás instantáneamente. No voy a decirte que dejes los carbohidratos, o que midas y peses cada bocado que comas. Este es un cambio de estilo de vida, y está pensado para que dure toda la vida. Quiero que tú tengas opciones; quiero que disfrutes tus comidas y te sientas satisfecho al terminar; y sobre todo, quiero que recuperes la autoestima que has perdido hace tantas dietas.

Para llegar allí, sí quiero que abandones algunos de tus viejos hábitos, como beber café o gaseosas todo el día, comidas rápidas y meriendas todas las noches. Te estoy pidiendo que practiques nuevos hábitos saludables para poner las cosas en su lugar. Y digo practicar —repetir esos nuevos comportamientos una y otra vez hasta que no tengas que pensar más en ellos. Sé consciente de lo que estás comiendo. Planea tus comidas con anticipación. Bebe té todo el día.

Los expertos dicen que lleva por lo menos entre veintiuna y veintiocho repeticiones antes de que un comportamiento se vuelva un hábito. El modo de formar un hábito es simplemente repetirlo una y otra vez. Para formar un estilo de vida, tienes que practicar tu nuevo estilo de vida. El té, por si mismo, puede empezar a cambiar tu vida. Pero éste es un libro de dietas, no sólo un libro sobre "beber té", porque quiero que estés saludable y te sientas bien contigo mismo. Por lo tanto te pido que tomes un compromiso conmigo, con La dieta del té, y principalmente contigo mismo, de que la harás con firmeza. Que te atarás a ella por lo menos por cuatro semanas y luego observarás dónde estás. Tomarás nota de cuántos cumplidos te hacen, cuantas veces la gente te dice, "¡Se te ve bárbaro estos días!" O, "Te ves diferente, ¿qué te hiciste?" Presta atención a cómo te sientes, cuánta más energía tienes. Mírate bien en el espejo y nota cuán despejada tienes la piel. Piensa acerca del tiempo que pasó desde el último antojo, cuanto mejor duermes a la noche, cuanto mejor puedes manejar la tensión en tu vida y cuántas pulgadas has perdido.

A decir verdad —aunque esto pueda sonar extraño en un libro de dieta— no me preocupa si estás delgado. Pienso que estás maravilloso tal cual estás. Tu objetivo respecto del peso no debería ser acerca de las libras que pierdes, sino acerca de sentirte cómodo en tu propia piel. Y quiero que te des cuenta de que *no todo tiene que ver con la balanza*. Porque de lo que se trata es del modo en que te sienta la ropa. Se trata de que puedas subir escaleras sin necesitar un tubo de oxígeno. Se trata de poder correr en el patio con tus hijos en vez de mirarlos sentado en una reposera. Se trata de caminar con ese extra saltito en tu paso que sólo viene de la confianza. Piensa por un momento: ¿Cuándo fue la última vez que te sentiste así? Sí, las libras desaparecerán. Pero no quiero que estés tan obsesionado por un número en una balanza que te olvides de apreciar los verdaderos beneficios que La dieta del té traerá a tu vida.

De todos modos, quiero que estés saludable, y todos sabemos que tener sobrepeso presenta una plétora de riesgos para la salud. Lo que más quiero es que estés bien y estés bien contigo mismo. Por eso es que lo que encontrarás aquí es un plan de sentido común para perder peso, volverse saludable y comenzar el proceso de hacer cambios en tu vida, de a una taza de té a la vez.

La guía

El plan y los consejos de comidas que encontrarás en las siguientes páginas está basado en lo que ha funcionado para mi, y que quiero compartir contigo. Estas son sugerencias a seguir, no mandatos. Las comidas son saludables y deliciosas. Si quieres comer exactamente lo que encuentras aquí, bienvenido seas. Si no lo haces, usa este plan como una guía para los tamaños de las porciones y el recuento de calorías. Siéntete libre de incorporar cualquier parte de él en cualquier otra dieta en la que estés. Pero sobre todo, no estés tan preocupado por cada bocado que comas al punto de olvidarte de vivir.

Las únicas dos máximas de La dieta del té son: 1) agrega té a tu día —todo el día; y 2) di que puedes perder peso. Algunas veces la segunda parte es la más difícil de las dos. Recuerda cuán poderosos son tus pensamientos. Así como el té es maravilloso, también lo son tus pensamientos. Tus pensamientos te guiarán en la dirección correcta para hacerte tomar las decisiones correctas, perder peso y no recuperarlo. Así que sigue adelante y di: "¡PUEDO PERDER PESO!" Y vuelve a él por el resto de tu vida cada y todas las veces que tengas ansias de comer tu alimento "antojo", o continúes comiendo aún si estás por explotar. ¡Tómate un té a cambio! El peso desaparecerá. Te sentirás mejor contigo mismo y comenzarás a tener control sobre tu vida, tal cual lo hice yo.

El plan para perder peso de *La dieta del té*

Lo que sugerimos que bebas:

1. *Bebe té todo el día, todos los días.* Los tres ingredientes del té —cafeína, L-teanina y EGCG— han demostrado la

capacidad de disminuir tu apetito y aumentar tu metabolismo para ayudarte a perder peso. Bebe té en tu casa, en tu lugar de trabajo, en el auto. Lleva té contigo todo el tiempo. Lleva té preparado en tu botella de agua, o compra bebidas en base a té listas (sin azúcar). Conserva bolsitas de té o una pequeña latita de té suelto y un colador en tu maletín o bolso, o en el cajón de tu escritorio en el trabajo. Pide té en el desayuno, almuerzo o cena cuando estés afuera. Bebe té antes, durante y entre las comidas.

2. *No importa qué tipo de té bebas, siempre y cuando sea té verdadero.* Puedes beber té suelto o té en bolsitas, té comprado en un salón de té exclusivo o en el almacén de comestibles de tu vecindario. Si deseas beber un Rooibos o un té de hierbas, agrégale una pizca o dos de té verdadero para obtener de él los beneficios para la salud y para la pérdida de peso.

3. *Identifica y compra diferentes tés para reemplazar tus meriendas, postres y alimentos tentadores.* Quince años atrás no había en ningún lado ni cerca las opciones de tés que tenemos hoy. Tuve que hacer mis propios tés para los antojos poniendo unas pocas chispas de chocolate y pedacitos de caramelo en mi tetera para reemplazar mi hábito de la barrita dulce. Ahora, he provisto recetas para diferentes tés para antojos, como el Té Barrita Dulce de dr. tea's, en el capítulo 11, de modo que puedas hacerlos tú mismo. Te invito a que vayas a tu almacén de comestibles o casa de té y veas qué tés tienen. Si no tienen el té de tu postre favorito o antojo, pídeles que lo hagan. O entra en www.ultimateteadiet.com o a cualquiera de los otros sitios que encontrarás en el Apéndice A (página 349) y encuentres el té que te encante.

ENTÉRATE

Despéjate con té

El alcohol tiene más calorías por gramo que los carbohidratos. Si optas por beber de modo social, bebe una copa de vino blanco, que tiene aproximadamente 70 calorías, en vez de una margarita que tiene cerca de ¡740 calorías! Más buenas noticias sobre el té: Varios estudios han mostrado que la intoxicación con alcohol produce radicales libres que pueden sobreabundar la provisión de antioxidantes al hígado, el EGCG en el té reduce enormemente la producción de radicales libres y en consecuencia el daño hepático.

Lo que sugerimos para comer

1. *Haz tres comidas balanceadas por día, que incluyan carbohidratos, proteínas y grasas.* Puedes crearte la ilusión de más comida usando platos más chicos. Por lo tanto quiero que durante cuatro semanas dejes tus platos grandes y uses los platos para ensaladas y pequeños cuencos para comer. Una porción de ¾ taza de pasta de trigo integral lucirá como más que suficiente en un plato de 8 pulgadas, pero puede parecer una porción escasa en uno de 12 pulgadas. Usando un plato para ensalada de 8 pulgadas, visualiza una comida balanceada del siguiente modo:

   ◆ *Medio plato tiene que estar cubierto por carbohidratos buenos y saludables, como frutas, vegetales y granos integrales.* Los carbohidratos buenos son aquellos que provienen de la tierra, no de una fábrica o una planta de procesamiento. Por ejemplo, el arroz proviene de la tierra, pero cuando es procesado para quitarle la vaina y convertirlo en arroz blanco, también se remueven sus nutrientes. De allí que el arroz integral sea una mejor opción. No necesitas un contador de carbohidratos para prevenir exageraciones —deja que tu paladar sea tu guía. Si estás comiendo frutas, puedes darte cuenta de que un pedazo de ananá es más dulce que uno de melón; por lo tanto el ananá tiene más carbohidratos. Un choclo es más dulce que el rabanito; entonces el choclo tiene más carbohidratos.

◆ *Un cuarto de plato debería contener proteína magra como aves, pescado, bistec magro, claras de huevos o tofu.* Una porción de proteína debería ser del tamaño de la palma de la mano para mujeres y niños, y del tamaño de la palma de la mano hasta la primera línea de nudillos para un hombre.

◆ *Un cuarto de plato debería contener vegetales verdes o rojos.* Ver la lista de alimentos "libres" debajo.

◆ *El plato debería contener una pequeña cantidad de grasa saludable,* como una cucharadita de aceite de oliva, 2 cucharadas de mayonesa dietética o una cucharada de aderezo para ensalada baja en calorías (ver la lista siguiente).

2. *Si vas a comer una merienda de carbohidratos, súmale algo de proteína, y viceversa.* ¿Comiendo una proteína? Come un carbohidrato también. Cuando combinas estos dos ingredientes, quemas más grasa que cuando los comes por separado. Si comes una manzana (carbohidratos) como merienda, come una onza de queso bajo en calorías o una cucharada de

mantequilla de maní al mismo tiempo. Si vas a comer una pequeña porción de postre, hazlo inmediatamente después de la comida, no horas más tarde. Eso evitará que tu nivel de azúcar en la sangre haga un pico, y que almacenes los carbohidratos como grasa.

3. *Si estás en un restaurante, ordena la carne más magra del menú, que seguramente será pescado blanco o pechuga de pollo asados a la parrilla.* Verduras cocidas al vapor con una papa pequeña asada o media taza de arroz integral cocido al vapor son opciones excelentes como platos para acompañar tu carne magra. Recuerda beber pequeños sorbos de té entre bocado y bocado.

4. *Evita las comidas rápidas mientras estés siguiendo La dieta del té —y la mayor cantidad del resto del tiempo también.* Si debes comer de apuro, recomendamos ir a un local de sándwiches. Ordena un sándwich de pavo con pan integral y sin mayonesa. Si vas a un restaurante de comidas rápidas, busca la sección del menú de "Platos saludables" y pide de allí.

TUS OPCIONES PROTÉICAS MAGRAS INCLUYEN

* Barrita de proteína, cualquier marca orgánica, baja en grasa, con carbohidratos moderados
* Carne vacuna, filete de solomillo
* Clara de huevo, marca All Whites o cualquier otra
* Claras de huevo, fresca
* Egg Beaters (huevo batidos —los consigues en tu mercado local)
* Langostino, crudo
* Leche, sin grasa
* Mariscos, almejas, cocidos al vapor

* Mariscos, langosta, hervidos
* Mariscos mejillones, cocidos al vapor
* Mariscos, ostras
* Pavo molido, 99% libre de grasa
* Pechuga de pavo, rodajas 98% libre de grasa
* Pechuga de pollo, en rodajas, 98% libre de grasa
* Pechuga de pollo, sin hueso ni piel
* Pescado, abadejo
* Pescado, arenque
* Pescado, atún albacora
* Pescado, atún, filete
* Pescado, atún trozado claro
* Pescado, bagre
* Pescado, bacalao
* Pescado, blanco
* Pescado, cola amarilla
* Pescado, corvina
* Pescado, corvina rayada
* Pescado, halibut
* Pescado, lenguado
* Pescado, mahi-mahi
* Pescado, pargo
* Pescado, platija
* Pescado, rape
* Pescado, salmón
* Pescado, vieiras
* Polvo de proteína, cualquier tipo, bajo en grasa, bajo en carbohidratos
* Queso, americano, sin grasa
* Queso, Cheddar, sin grasa
* Queso, Cottage, bajo en grasa
* Queso, Cottage, sin grasa

* Queso, crema, sin grasa
* Queso, mozzarella, sin grasa
* Queso, ricota, sin grasa
* Queso, soja, Soya Kaas, 98% libre de grasa
* Queso, Swiss, sin grasa
* Vegetariano, Boca Burger
* Vegetariano, Harvest Burger
* Vegetariano, Light Life, en rodajas
* Vegetariano, Lite Life Smart Dog
* Vegetariano, tocineta Yves
* Vegetariano, tofu bajo en grasa, firme o blando
* Vegetariano, Yves Just Like Ground
* Vegetariano, Yves Pepperoni
* Yogur, común, bajo en grasa
* Yogur, común, sin grasa
* Yogur, griego, bajo en grasa
* Yogur, griego, sin grasa

TUS OPCIONES SALUDABLES DE CARBOHIDRATOS INCLUYEN:

* ½ taza de arroz integral
* 1 batata pequeña
* ½ taza de avena cocida
* ½ taza de Cream of Wheat
* ½ taza de calabaza, zapallo
* Palomitas de maíz, Pop Secret 98% libre de grasa
* 1 papa pequeña

TUS OPCIONES SALUDABLES DE GRASA INCLUYEN:

* ¼ de un aguacate pequeño
* 1 cucharadita de aceite de oliva, canola, nuez macadamia, sésamo, aceite de lino

* 2 cucharadas de semillas de lino molidas
* ⅛ de taza de nueces variadas (aproximadamente 11 a 12 nueces)
* 1 cucharada de mantequilla de alguna nuez (soja, almendra, maní)
* 1 cucharada de aceite de oliva extra virgen

ENTÉRATE

Carbohidratos: La historia real

Si no comes absolutamente ningún carbohidrato, como lo recomiendan otros planes dietéticos, puedes terminar quemando músculo en lugar de grasa. No es bueno. Puedes perder peso, pero proviene de tus músculos (mira el capítulo 9). Cuando reintroduces los carbohidratos en tu dieta recuperarás peso nuevamente, pero no habrás reemplazado los músculos. Así que esta vez, haz tres comidas balanceadas al día, de acuerdo a tu plan, con carbohidratos saludables (nada de comidas fritas o papas fritas), bebe té todo el día y come una merienda saludable si tienes hambre.

TUS ALIMENTOS "LIBRES" INCLUYEN:

(Las verduras de la siguiente lista contienen una cantidad insignificante de carbohidratos por porción de 1 taza crudos o ½ taza cocidos. Por esta razón, te alentamos a comer muchos de estos vegetales en una comida o una merienda, crudos o cocidos, sin culpa.)

* Apio
* Arugula

* Berenjena
* Berro
* Bok choy
* Brócoli
* Brotes de alfalfa
* Brotes de bambú
* Coliflor
* Col rizada
* Endivia
* Espárragos
* Espinaca
* Frijoles germinados
* Habichuelas
* Hojas verdes de mostaza
* Hongos, blancos
* Lechuga repollada, romana o cualquier otra
* Nabo
* Pepino
* Perejil
* Pimientos, jalapeños
* Pimientos rojos
* Pimientos verdes
* Rabanitos
* Repollitos de Bruselas
* Repollo
* Sauerkraut
* Tomate
* Zucchini

Aquí tienes algunos elementos libres adicionales. Donde se indican los tamaños de las porciones, puedes consumir hasta cuatro porciones por día:

Aderezo para ensalada, sin grasa o bajo en grasa, 1 cucharada

* Agua
* Agua con gas/ Agua mineral/ Agua tónica
* Ajo
* Atomizador antiadherente para cocinar
* Caldo, consomé, 1 taza
* Condimento a base de pepinillos, 1 cucharada
* Crema agria, sin grasa, 1 cucharada
* Crema no láctea, 1 cucharada
* Especias
* Extractos de condimentos
* Goma de mascar de Té sin azúcar (o cualquier goma de mascar sin azúcar), 1 unidad
* Hierbas frescas o secas
* Jarabe, sin azúcar, 1 cucharada
* Jugo de limón o lima
* Ketchup, 1 cucharada
* Mayonesa, sin grasa, 1 cucharada
* Mermelada, sin azúcar, 1 cucharada
* Mostaza, 1 cucharada
* Pepinillo en vinagre al eneldo, 1½ mediano
* Rábano picante, 1 cucharada
* Salsa, ¼ de taza
* Salsa de soja, baja en sodio, 1 cucharada
* Salsa para tacos, 1 cucharada
* Salsa Worcestershire, 1 cucharada
* Sucedáneos del azúcar (las mejores opciones son Splenda y stevia)
* Té
* Vinagre (balsámico, de vino, de arroz, de sidra de manzana, etc.), 1 cucharada

Recuerda, no todos tus alimentos tienen que ser insulsos para ser buenos para ti. Utiliza un té que ames para realzar, o incluso cambiar, el sabor de tu comida saludable, ya sea un carbohidrato como el arroz integral (sustituye el agua utilizada para cocinar el arroz por té ya reposado) o una proteína (condimenta tu pechuga de pollo magra con un adobo a base de té).

ENTÉRATE

Lleva un diario de comidas

Hay una herramienta muy valiosa que te puede ayudar a mantenerte en buen camino, el diario de comidas. Es simplemente un registro de todo lo que comes durante el día. Vuelve a la idea de ser conciente de lo que pones en tu boca —si tienes que escribirlo, te hace de algún modo ser más honesto (incluso cuando es sólo contigo mismo). Los estudios han demostrado que las personas que llevan un diario de comidas detallado sistemáticamente pierden 64 por ciento más de peso que las que no lo llevan.

El plan de 14 días de comidas de *La dieta del té*

Los siguientes son menús sugeridos para los próximos catorce días. Encontrarás las recetas para la mayoría de los platos en el capítulo 11. En ese capítulo, también encontrarás recetas adicionales con las que puedes sustituir cualquiera de las que están en el plan de comidas. Todas las comidas son intercambiables. Puedes comer cualquiera de ellas en cualquier momento; por ejemplo, puedes comer un desayuno como almuerzo, o una cena como una merienda de media tarde, o comer un postre después del almuerzo. También puedes agregar cualquiera de las comidas libres de la lista de las páginas 163–165 a cualquiera de estas comidas. Todos los tés, los tés helados y los TodTés calientes son intercambiables; si te gusta el sabor de un té helado y quieres servirlo caliente, será igual de delicioso (y viceversa para los TodTés calientes). Si encuentras uno en particular que te encanta y quieres beber ése todo el tiempo, está bien también. Si quieres beber un té diferente en cada comida, también está bien. Tú eliges.

ENTÉRATE

La merienda entre comidas

El plan de comidas tiene una merienda saludable sugerida. Esto no significa que sea obligatoria a menos que tu médico o nutricionista te haya recomendado comer meriendas saludables entre comidas. Si tienes hambre entre comidas, es probable que se deba a un hábito de comer a ciertas horas del día. La próxima vez que estés hambriento antes de la hora de comer, prueba beber 8 onzas de té primero. Espera veinte minutos y si todavía tienes hambre, entonces come una de las meriendas saludables con algo de té.

DÍA 1

Comienza el día con una taza de té. Bebe tanta cantidad como quieras del/de los té(s) que te guste(n) entre comidas

Desayuno:

Yogur con granola y té (página 239)

8 a 16 onzas de té

Merienda:

TodTé caliente de pastel de manzana (página 239), caliente o frío, tanto como quieras, con una cucharada de crema batido sin azúcar y sin grasa o cualquier té que te guste

Almuerzo:

Pollo asado con té (página 240) o una pechuga de pollo simple

2 tazas de tus verduras libres favoritas

½ taza de arroz integral o Arroz con té (página 241)

2 cucharadas de Aderezo con té para ensalada (página 238)

8 a 16 onzas de té

Merienda:

1 taza (8 onzas) de edamame (soja)

8 a 16 onzas de té

Cena:

Hamburguesa de pavo y té envuelta en lechuga (página 242)

Condimentos libres a tu elección

1 maíz en su mazorca mediano

1 rebanada de sandía

8 a 16 onzas de té

Postre:

Yogur helado con té de fresa, chocolate y menta (página 243) o cualquier té que te guste.

Bebe todo el té que quieras del sabor, o sabores, que te guste(n) durante el resto de la tarde

DÍA 2

Comienza el día con una taza de té. Bebe tanta cantidad como quieras del/de los té(s) que te guste(n) entre comidas

Desayuno:

Burrito con té para el desayuno (página 243)
Salsa de tomate con té (página 244)
8 a 16 onzas de té

Merienda:

Frostea de torta de chocolate y avellanas (página 245), tanto como quieras, con una cucharada de crema batida sin grasa y sin azúcar, o cualquier té que te guste

Almuerzo:

Ensalada mediterránea con té (página 246)
1 pita pequeño de trigo integral
8 a 16 onzas de té

Merienda:

Cuenco con yogur de fresa: mezcla en un cuenco 6 onzas de un yogur sin grasa con sabor a fresa,
¼ de taza de fresas y
¼ de taza de queso Cottage
8 a 16 onzas de té

Cena:

Halibut al horno con té de limón (página 247)
Espárragos asados al horno con té (página 248)
1 batata mediana al horno
8 a 16 onzas de té

Postre:

Frostea-na colada (página 248), caliente o frío, tanta cantidad como quieras, con 1 cucharada de crema batido sin grasa y sin azúcar, o cualquier té que te guste.

Bebe todo el té que quieras del sabor, o sabores, que te guste(n) durante el resto de la tarde

DÍA 3

Comienza el día con una taza de té. Bebe tanta cantidad como
quieras del/de los té(s) que te guste(n) entre comidas

Desayuno:

Bagel con nueces y canela tostado: 1 bagel de trigo integral tostado,
untado con

1 cucharada de mantequilla de maní natural y cubierto con

½ taza de queso Cottage bajo en grasa, espolvoreado ligeramente
con canela

8 a 16 onzas de té

Merienda:

Frostea de pastel de arándanos (página 249), caliente o frío, tanta cantidad como quieras o cualquier té que te guste

Almuerzo:

Sopa de verdura y té con pollo (página 250) o cualquier sopa

4 onzas de pechuga de pollo cocida, sin piel, como acompañamiento o
agregada a la sopa

1 pita pequeña de trigo integral (4 pulgadas de diámetro)

8 a 16 onzas de té

Merienda:

Huevos duros y yogur:

2 huevos duros

Un yogur de 6 onzas sin grasa, con sabor

8 a 16 onzas de té

Cena:

Pan de pavo con té (página 251)

¾ de taza de arroz integral o Arroz con té (página 241)

8 a 16 onzas de té

Postre:

Peras al horno con té (página 252) con Salsa balsámica de fresa y té (página 253) con 1 cucharada de crema batida sin azúcar y sin grasa, o
cualquier té que te guste.

Bebe todo el té que quieras del sabor, o sabores, que te guste(n)
durante el resto de la tarde

DÍA 4

Comienza el día con una taza de té. Bebe tanta cantidad como quieras del/de los té(s) que te guste(n) entre comidas

Desayuno:

Frittata de verdura y hongos con té (página 254)
2 rebanadas de tostadas 100% integrales
2 cucharadas de mermelada de fruta baja en azúcar
8 a 16 onzas de té

Merienda:

TodTé caliente de jengibre (página 255), caliente o frío, tanta cantidad como quieras, o cualquier té que te guste.

Almuerzo:

Ensalada de verduras de hojas verdes con atún y Aderezo para ensalada con té:

Mezcla 2 tazas de tu verdura de hojas verdes libre favorita con
2 cucharadas de Aderezo con té para ensalada (página 238) o cualquier aderezo bajo en grasa y
3 onzas de atún envasado en agua o 3 onzas de pechuga de pollo cocida
1 pita de trigo integral o 1 rebanada de pan multicereal
8 a 16 onzas de té

Merienda:

Mini cuenco de queso Cottage y frutos del bosque: ½ taza de queso Cottage bajo en grasa con
1 taza de arándanos o cualquier otro fruto del bosque que te guste
8 a 16 onzas de té

Cena:

Tostadas de pollo con té (página 256)
Salsa de tomate con té (página 244)
8 a 16 onzas de té

Postre:

Frostea de helado de menta y chocolate (página 257), caliente o frío, tanta cantidad como quieras, con 1 cucharada de crema batida sin azúcar y sin grasa, o cualquier té que te guste.

Bebe todo el té que quieras del sabor, o sabores, que te guste(n) durante el resto de la tarde

DÍA 5

Comienza el día con una taza de té. Bebe tanta cantidad como quieras del/de los té(s) que te guste(n) entre comidas

Desayuno:

Avena con té, manzana y canela (página 258)

4 claras de huevo revueltas o duras

8 a 16 onzas de té

Merienda:

Frostea DaiquiTÉ de pastel de fresa y frambuesa (página 258), caliente o frío, tanta cantidad como quieras, o cualquier té que te guste.

Almuerzo:

Salmón asado con té (página 259)

½ taza de arroz integral o Arroz con té (página 241)

8 a 16 onzas de té

Merienda:

Banana con frutos del bosque: 1 cucharada de mantequilla natural de almendra, maní o soja con

1 banana mediana

8 a 16 onzas de té

Cena:

Pollo con té a la barbacoa (página 260) o Pechuga de pollo simple

1 taza de brócoli cocido al vapor con jugo de limón fresco

1 batata pequeña asada al horno

8 a 16 onzas de té

Postre:

Tisana Rooibos TodTé caliente de tiramisú (página 261), caliente o fría, tanta cantidad como quieras, con 1 cucharada de crema batida sin azúcar y sin grasa, o cualquier té que te guste.

Bebe todo el té que quieras del sabor, o sabores, que te guste(n) durante el resto de la tarde

DÍA 6

Comienza el día con una taza de té. Bebe tanta cantidad como quieras del/de los té(s) que te guste(n) entre comidas

Desayuno:

1 taza de cereal Special K con

$1/2$ cucharada de polvo de proteína bajo en grasa y bajo en carbohidratos

$1/2$ taza de leche sin grasa

$1/4$ de taza de fresas cortadas en rodajas

8 a 16 onzas de té

Merienda:

1 páleta de helado sin azúcar y sin grasa, pudín o una Paleta de helado con té (página 262) y cualquier té que te guste

Almuerzo:

Sándwich de pavo: 2 rebanadas pequeñas de pan de trigo integral

6 rodajas delgadas de pechuga de pavo

1 rebanada de queso sin grasa

1 cucharada de mayonesa dietética

Cualquier verdura libre que desees

1 fruta

8 a 16 onzas de té

Merienda:

Manzana y mantequilla de maní:

1 manzana mediana con

1 cucharada de mantequilla de maní natural

8 a 16 onzas de té

Cena:

Pollo salteado con té (página 262)

$1/2$ taza de arroz integral o Arroz con té (página 241)

8 a 16 onzas de té

Postre:

Frostea de sorbete de naranja (página 263), caliente o frío, tanta cantidad como quieras, o cualquier té que te guste

Bebe todo el té que quieras del sabor, o sabores, que te guste(n) durante el resto de la tarde

DÍA 7

Comienza el día con una taza de té. Bebe tanta cantidad como
quieras del/de los té(s) que te guste(n) entre comidas

Desayuno:

Licuado de té frutal (página 264)

1 cucharada de polvo de proteína, bajo en grasa, bajo en carbohidratos

8 a 16 onzas de té

Merienda:

Frostea DaiquiTÉ de caramelo y banana (página 264), caliente o frío,
tanta cantidad como quieras, o cualquier té que te guste.

Almuerzo:

Pechuga de pavo a la naranja con té (página 288) o Pollo asado con té
(página 240)

1 batata pequeña

8 a 16 onzas de té

Merienda:

Queso y galletas: 2 onzas de queso sin grasa y

8 galletas de trigo sin grasa

8 a 16 onzas de té

Cena:

Pasta con pollo y té, y alcaucíles con tomates disecados al sol (página
266)

8 a 16 onzas de té

Postre:

Compota de albaricoques o ciruelas con té (página 267)

Natilla con té (página 268)

8 a 16 onzas de té

Bebe todo el té que quieras del sabor, o sabores, que te guste(n)
durante el resto de la tarde

DÍA 8

Comienza el día con una taza de té. Bebe tanta cantidad como quieras del/de los té(s) que te guste(n) entre comidas

Desayuno:

Revuelto de clara de huevo con té (página 295)

1 rebanada de tostada 100% multicereal untada con

1 cucharada de mantequilla de maní natural

1 cucharada de mermelada baja en azúcar

8 a 16 onzas de té

Merienda:

TodTé caliente de manzana y caramelo (página 270), caliente o frío, tanta cantidad como quieras, o cualquier té que te guste.

Almuerzo:

Ensalada de pollo o pavo frío con té (página 271)

1 rebanada de pan multicereal

1 pera

8 a 16 onzas de té

Merienda:

Rollito de queso y pavo:

1 varita de queso string cheese bajo en grasa envuelto en

1 rodaja de de pavo o pollo

1 pera o manzana

8 a 16 onzas de té

Cena:

Salmón asado con té (página 259)

1 taza de Puré de coliflor con té (página 272)

1 taza de Ensalada de frutas con té (página 273)

8 a 16 onzas de té

Postre:

CapuTÉno Frostea (página 274), caliente o frío, tanta cantidad como quieras, con 1 cucharada de crema batida sin azúcar y sin grasa, o cualquier té que te guste.

Bebe todo el té que quieras del sabor, o sabores, que te guste(n) durante el resto de la tarde

DÍA 9

Comienza el día con una taza de té. Bebe tanta cantidad como quieras del/de los té(s) que te guste(n) entre comidas

Desayuno:

Tostada con queso: 2 onzas de mozzarella sin grasa sobre
1 rebanada de tostada de trigo integral
Un pote de 6 onzas de yogur sin grasa mezclado con
1/4 de taza de fresas frescas
8 a 16 onzas de té

Merienda:

TodTé caliente de canela tostada (página 275), caliente o frío, tanta cantidad como quieras, o cualquier otro té que te guste.

Almuerzo:

Ensalada niçoise con té (página 276)
1 pera o naranja
8 a 16 onzas de té

Merienda:

Manzanas al horno con té (página 277)
1/2 taza de queso Cottage o yogur bajo en grasa
8 a 16 onzas de té

Cena:

Bistec asado con té (página 278)
1 taza de brócoli cocido al vapor
1 papa pequeña al horno
8 a 16 onzas de té

Postre:

TodTé caliente de Barrita Dulce del Dr. Té, caliente o frío, tanta cantidad como quieras o cualquier té que te guste. (Si tomas este té a la noche y no quieres la cafeína, no bebas el primer reposo.)

Bebe todo el té que quieras del sabor, o sabores, que te guste(n) durante el resto de la tarde

DÍA 10

Comienza el día con una taza de té. Bebe tanta cantidad como quieras del/de los té(s) que te guste(n) entre comidas

Desayuno:

Revuelto de huevo con queso de cabra (o cualquier queso bajo en grasa) y té (página 280)

½ pomelo

8 a 16 onzas de té

Merienda:

TodTé caliente de pastel de crema de chocolate (página 281), caliente o frío, tanta cantidad como quieras, o cualquier té que te guste

Almuerzo:

Pita rellena con atún: 3.5 onzas de atún envasado en agua con tus verduras libres favoritas

como relleno de una pita de trigo integral de 4 pulgadas con

1 cucharada de Aderezo con té para ensalada (página 238) o cualquier aderezo bajo en grasa

8 a 16 onzas de té

Merienda:

Fruta y nueces: 12 almendras salvajes o cualquier nuez salvaje que te guste

1 pera o manzana

8 a 16 onzas de té

Cena:

Pollo con romero, naranja y té (página 282)

½ taza de Arroz con té (página 241)

1 taza de espinaca cocida

8 a 16 onzas de té

Postre:

Ensalada de fruta con té (página 273) con 1 cucharada de crema batida sin grasa y sin azúcar y cualquier té que te guste

Bebe todo el té que quieras del sabor, o sabores, que te guste(n) durante el resto de la tarde

DÍA 11

Comienza el día con una taza de té. Bebe tanta cantidad como quieras del/de los té(s) que te guste(n) entre comidas

Desayuno:

Avena con infusión de té (página 282)

4 claras de huevo revueltas

8 a 16 onzas de té

Merienda:

Frostea de vainilla y frutos del bosque (página 283) caliente o frío, tanta cantidad como quieras, o cualquier té que te guste.

Almuerzo:

Ensalada chef con té (página 284)

2 cucharadas de Aderezo con té para ensalada (página 238) o cualquier aderezo bajo en grasa

1 manzana

8 a 16 onzas de té

Merienda:

Batata y queso Cottage: 1 batata pequeña asada al horno rellena con ½ taza de queso Cottage bajo en grasa

8 a 16 onzas de té

Cena:

Pollo salteado con té (página 262)

1 taza de Arroz con té (página 241)

8 a 16 onzas de té

Postre:

1 taza de gelatina o pudín sin azúcar, Paleta de helado con té (página 262), o Ensalada de frutas con té (página 273) con 1 cucharada de crema batida sin grasa y sin azúcar, y cualquier té que te guste.

Bebe todo el té que quieras del sabor, o sabores, que te guste(n) durante el resto de la tarde

DÍA 12

Comienza el día con una taza de té. Bebe tanta cantidad como quieras del/de los té(s) que te guste(n) entre comidas

Desayuno:

Queso Cottage con fruta y nueces: 1 taza de queso Cottage bajo en grasa

1 banana

10 castañas de cajú o cualquier nuez salvaje que te guste

8 a 16 onzas de té

Merienda:

TodTé caliente de torta de naranja (página 284), caliente o frío, tanta cantidad como quieras, con una cucharada de crema batida sin azúcar y sin grasa, o cualquier té que te guste

Almuerzo:

Tortilla con pollo o pavo:

1 tortilla de trigo integral

4 rodajas de pavo o pollo

1 rebanada de queso sin grasa, lechuga, tomate, cebolla o cualquier verdura libre, envuelta firmemente en la tortilla

1 manzana

8 a 16 onzas de té

Merienda:

Barra de proteína:1 barra de proteína orgánica

8 a 16 onzas de té

Cena:

Halibut al horno con té de limón (página 247)

½ taza de Arroz salvaje con té (página 286)

1 taza de Tomates asados al horno con té (página 285)

8 a 16 onzas de té

Postre:

Frostea de pastel de sámara y lima (página 286), caliente o frío, tanta cantidad como quieras, o cualquier té que te guste.

Bebe todo el té que quieras del sabor, o sabores, que te guste(n) durante el resto de la tarde

DÍA 13

Comienza el día con una taza de té. Bebe tanta cantidad como
quieras del/de los té(s) que te guste(n) entre comidas

Desayuno:

Quesadilla para el desayuno:

Dos tortillas de 8 pulgadas de trigo integral

2 onzas de queso sin grasa

2 onzas de tiras de pechuga de pollo y tus verduras libres favoritas,
cubiertas con

Salsa de tomate con té (página 244)

8 a 16 onzas de té

Merienda:

TodTé verde de pastel de fresa, caliente o frío, tanta cantidad como
quieras, con una cucharada de crema batida sin azúcar y sin grasa, o
cualquier té que te guste

Almuerzo:

Ensalada china de pollo con té (página 288)

½ taza de arroz integral cocido al vapor o Arroz con té (página 241)

8 a 16 onzas de té

Merienda:

Queso y palomitas de maíz: 1 taza de palomitas de maíz aireadas bajas
en grasa y 1 barrita de queso string cheese bajo en grasa.

8 a 16 onzas de té

Cena:

Florentina de pavo con té (página 288)

½ taza de Arroz con té (página 241)

1 taza de habichuelas

8 a 16 onzas de té

Postre:

Cualquier fruta que te guste con Salsa de arándanos con té (página
289), con 1 cucharada de crema batida sin grasa y sin azúcar, o cualquier té que te guste.

Bebe todo el té que quieras del sabor, o sabores, que te guste(n)
durante el resto de la tarde

DÍA 14

Comienza el día con una taza de té. Bebe tanta cantidad como quieras del/de los té(s) que te guste(n) entre comidas

Desayuno:

Waffle con queso Cottage y Arándanos con infusión de té (página 290)

1 waffle integral congelado con

½ taza de queso Cottage bajo en grasa

1 taza de Arándanos con infusión de té

8 a 16 onzas de té

Merienda:

TodTé caliente de torta de piña al revés (página 291), caliente o frío, tanta cantidad como quieras, o cualquier té que te guste

Almuerzo:

Sándwich de ensalada de huevo y tocineta de pavo con té (página 291)

2 rebanadas de pan 100 % integral

8 a 16 onzas de té

Merienda:

Galleta de arroz con mantequilla de maní: 2 galletas de arroz común sin sal con

1 cucharada de mantequilla de maní natural

8 a 16 onzas de té

Cena:

Chuletas marinadas con té y asadas (página 292)

1 taza de TéBouleh (página 293)

8 a 16 onzas de té

Postre:

Salsa de manzana con té (página 294) con 1 cucharada de crema batida sin grasa y sin azúcar y cualquier té que te guste.

Bebe todo el té que quieras del sabor, o sabores, que te guste(n) durante el resto de la tarde

Meriendas de emergencia para ayudarte a sobrellevar los momentos difíciles

Cuando estás tratando de perder peso, algunos días transcurrirán exactamente como los has planeado. Todas tus comidas estarán pensadas de antemano y las comerás exactamente en el momento correcto de modo que no tendrás hambre entre ellas.

Otros días serán más difíciles. Por la razón que sea, puedes llegar a tener que esperar largas horas entre las comidas. O puedes encontrarte estancado/a en una situación donde lo único que puedes hacer es comerte un bocado rápido en la cafetería de la esquina o —¡horror!— en un restaurante de comida rápida. Aquí hay algunas sugerencias:

VERDURITAS PARA LLEVAR:

* 1 taza de espárragos frescos cocidos, bañados con 1 cucharada de jugo de limón fresco
* 1 taza de zapallitos zucchini cocidos al vapor, cubiertos con ¼ de cucharadita de ajo molido
* 1 taza de pepino sin piel y picado, bañado con 2 cucharadas de vinagre de arroz blanco
* 1 taza de pepino japonés, ¼ de taza de tomates cherry, espolvoreados con ¼ de cucharadita de orégano seco y 2 cucharadas de vinagre de vino de arroz
* ½ taza de pimiento rojo picado y un tallo de apio
* ½ taza de cogotillos de coliflor crudo y ½ taza de cogotillos de brócoli crudo, bañados con 1 cucharada de aderezo para ensalada de ajo cremoso sin grasa.

PARADA RÁPIDA EN EL MERCADO:

* 4 onzas (½ taza) de queso Cottage sin grasa, 1 bolsa de 1

sola porción de galletas de queso, tal como Pepperidge Faros Goldfish

* 8 unidades de sushi de atún
* 1 barra de proteína o energía —querrás las que tienen la más baja cantidad de grasa y azúcar (10 gramos o menos) y la más alta cantidad de proteínas (20 gramos o más), 1 manzana pequeña
* 1 onza de cecina de pavo, 5 albaricoques secos

PARADA DE COMIDA RÁPIDA:

* Sándwich de 6 pulgadas de pechuga de pollo asada Subway
* 1 taco blando de pollo del menú Fresca de Taco Bell's
* ½ sándwich de pollo a la plancha de Burger King sin el queso ni la mayonesa.

Estrategias para comprar con inteligencia

Hay dos cosas que necesitas para comenzar La dieta del té: té y un plan. Deberás tener té a tu disposición todo el tiempo y necesitas tener un plan (ver los pasos número 2 y 4 del capítulo 6) de modo que todos los días, sepas lo que vas a comer y qué es lo que necesitas tener a mano para llevar a cabo tu menú.

Eso comienza, por supuesto, con las compras. Un viaje al supermercado puede parecerse a un viaje a la Isla de la Tentación: las góndolas están cubiertas de exhibiciones diseñadas para hacerte caer en la trampa; cosas que nunca supiste que necesitabas pero que ahora "tienes que tener" están a la venta; las zonas de las cajas registradoras están repletas de caramelos. Si planeas con anticipación, puedes hacer menos viajes al supermercado, y menos viajes significan menos tentación.

Aquí van algunos consejitos para comprar con inteligencia:

* Revisa tu heladera, freezer, gabinetes y despensa para ver qué necesitas reponer o de qué necesitas abastecerte.

* Planea tus comidas para los próximos días (o para la próxima semana) y asegúrate de tener los elementos necesarios para preparar las recetas que has elegido. Una encuesta de 2006 mostró que para las cuatro de la tarde, casi el 80 por ciento de los americanos todavía no sabe qué va a cenar. Si caes en ese grupo, generalmente significa comidas rápidas o una parada corta en el mercadito de la esquina cuando ya estás cansado, hambriento y apurado por llegar a casa —lo que se traduce en un impulso por algo rápido y fácil de preparar y no necesariamente nutritivo.

* Prepara una lista antes de ir al supermercado.

* No compres los alimentos con los que te das una comilona o que la provocan; reemplázalos por tés de sabores similares.

* Si es posible, trata de hacer las compras sin hijos o nietos. Ellos son especialistas en el arte de convencerte para comprar cosas que no están en tu lista, y que además no son saludables (y realmente tampoco necesitan otro paquete de galletitas en la casa). No sólo eso, gastas entre un 10 y 40 por ciento más cuando estás con ellos.

* No vayas de compras cuando estés hambriento. Puede ser que no tomes las mejores decisiones sobre qué llevar (o cuánto llevar) cuando tu nivel de azúcar en la sangre está baja.

* Mantente en la periferia del supermercado. Muchas mercados exhiben sus alimentos básicos —frutas y verduras frescas, panes y otros granos, carnes crudas, productos de mar y productos lácteos— en la periferia del mercado. Muchas comidas precocidas (congeladas, enlatadas o secas) tienden a estar en las góndolas centrales. Y ten cuidado con los ex-

tremos de las góndolas —allí es donde se encuentran los alimentos cargados de azúcar, los alimentos para meriendas con un alto contenido de grasa, en un lugar muy visible para los niños.

Lee las etiquetas

ENTÉRATE

Si no puedes leerla, ¡no lo compres!

No puedes entender uno de los ingredientes que están en la etiqueta? No compres ese alimento. Usualmente significa un agregado de químicos y otros elementos del laboratorio que no tienen lugar en nuestras dietas y mucho menos en nuestros cuerpos.

Es sorprendente cuántas cosas compramos sin saber exactamente qué estamos llevando. Esto se debe, en parte, al hecho de que puede ser difícil leer las etiquetas, especialmente si no sabemos exactamente qué estamos buscando. Recuerda que los ingredientes se listan desde el que se encuentra en mayor cantidad al que se encuentra en menor cantidad, y que la mayor parte de la información sobre nutrición está listada *por porciones*. Esto significa que una bebida embotellada, por ejemplo, puede decir 40 calorías en la etiqueta, pero eso es en una porción, usualmente de 8 onzas, y puede haber cualquier cantidad de porciones en una botella, dependiendo de su tamaño.

La Administración de Alimentos y Medicamentos (Food and

Drug Administration) ha establecido pautas para "declaraciones de contenido de nutrientes" tales como los productos bajos en grasas y bajos en calorías. Aquí están algunas declaraciones comúnmente encontradas en las etiquetas de los alimentos y sus definiciones legales:

* Libre:

  ◆ *Libre de calorías* significa menos de 5 calorías por porción

  ◆ *Libre de grasas* (o libre de grasas trans) significa menos de 0.5 gramos por porción

  ◆ *Libre de azúcar* significa que en el producto no hay azúcar de mesa. Eso no significa que no tenga calorías, y también puede contener azúcares naturales

* Bajo:

  ◆ *Bajo en grasa saturada* significa 1 gramo o menos por porción

  ◆ *Bajo en grasa* significa 3 gramos o menos por porción

  ◆ *Bajo en colesterol* significa 20 miligramos o menos y 2 gramos o menos de grasa saturada por porción

  ◆ *Bajo en sodio* significa 140 miligramos o menos por porción

  ◆ *Bajo en calorías* significa 40 calorías o menos por porción

* Magro y extra magro:

  ◆ *Magro* significa menos de 10 gramos de grasa y 4.5 gramos o menos de grasa saturada, y menos de 95 miligramos de colesterol por porción

◆ *Extra magro* significa menos de 5 gramos de grasa, menos de 2 gramos de grasa saturada, y menos de 95 miligramos de colesterol por porción

ComporTÉmientos

Los comportamientos nuevos son siempre difíciles al principio. Es siempre más fácil empezar un nuevo hábito que abandonar uno viejo. Por lo tanto comienza bebiendo tanto té como puedas durante el día. Ten siempre té en tu taza, jarrito, vaso o botella portátil y sorbe todo el día; bébelo con las comidas; bébelo entre comidas. Inventa tus propias bebidas favoritas con té para tenerlas a cualquier hora del día y ver cómo bajan las libras y las pulgadas.

Entonces encontrarás más fácil dejar de comer entre comidas o tarde en la noche. Comenzarás a sentirte mejor (sin experimentar las molestias asociadas con el comer menos que puedes haber sentido en otras dietas) y a querer mejorar tus hábitos de alimentación para acompañar tu recientemente descubierta energía y "relajación alerta" que proviene de la L-teanina del té. Comprométete contigo mismo. Planea tus comidas. Cambia tu realidad.

En su libro *Mindless Eating: Why We Eat More Than We Think,* el autor Brian Wansink dice que la persona promedio toma muchas más de 200 decisiones sobre alimentos por día. De todos modos, cerca del 90 por ciento de las veces no somos ni siquiera conscientes de las decisiones que tomamos. Y gran parte de las veces, las razones por las que comemos más de lo necesario se deben a ilusiones ópticas. Por ejemplo, Wansink dio una fiesta para algunos estudiantes y sirvió Chex Mix tanto en cuencos de 1 galón y en cuencos de medio galón. Usando balanzas escondidas debajo de un mantel, midió cuánto agarraba cada invitado. Los estudiantes que se habían servido del recipiente grande tomaban 53 por ciento más que aquellos que se habían servido del recipiente más chico.

Wansink también recomienda servirse 20 por ciento menos de lo que piensas que quieres (excepto para las frutas, y verduras —para las que deberías pensar en un 20 por ciento más). Recuerda, especialmente en restaurantes donde puedes recibir porciones sobredimensionadas, no tienes que comer todo lo que se te pone frente a ti. La mayoría de las personas comen hasta que la comida del plato desaparece; no permitas que el plato vacío sea tu señal para dejar de comer. Deja que sea tu cuerpo quien te avise cuando está satisfecho y comienza a escucharlo. Y cuando estés en casa, no favorezcas la comida excesiva. Si estás comiendo una merienda, por ejemplo, sirve una porción en tu plato, luego cierra el paquete o caja y colócala nuevamente en el refrigerador o gabinete. Eso hace que sea menos cómodo servirte una segunda porción, y tienes que hacer un esfuerzo conciente para hacerlo.

No espero que seas perfecto en todas las comidas. Haz lo mejor que puedas. Y vuelve directamente a tu té si te desordenas. Hemos incluido un cálculo de calorías para las recetas del capítulo 11, pero son sólo pautas. Siéntete libre de probar estas comidas y sustituir libremente a cualquiera de ellas por el modo en que te gustaría prepararlas. Nada extinguirá más rápido tus intenciones de hacer una buena dieta que el hecho de comer las mismas comidas aburridas una y otra vez. Pon especial atención a las recetas Rápido y fácil para esas ocasiones en las que te presiona el tiempo pero aún así quieres comer algo sano y delicioso.

ENTÉRATE

¡Elige lo orgánico!

Si es posible, consume productos orgánicos. Los alimentos saludables puros tienen mejor sabor porque ofrecen lo mejor con que la Madre Naturaleza nos ha provisto. Las papilas gustativas adaptan los niveles de dulzura de acuerdo a lo que se les ofrece regularmente. Si le das a tu cuerpo alimentos que no están demasiado procesados, tus papilas gustativas aprenderán a apreciar la dulzura de un pedazo de fruta, por ejemplo. Es el procesamiento de la comida lo que nos aleja del verdadero sabor y, al mismo tiempo, nos aparta de los beneficios para la salud que el alimento debería y puede regalarnos.

Hipócrates dijo, "Deja que el alimento sea tu medicina y tu medicina tu alimento." ¡Maximiza tu potencial y haz que cada bocado cuente! Come lentamente. Saborea cada bocado. Piensa en cómo con cada bocado estás mejorando tu salud, trabajando para conseguir tus objetivos y, finalmente, cuidando de ti mismo.

El té contribuye con nuestra fantasía;
Reprime esos vapores que invaden la cabeza
Y mantiene la serenidad del palacio del alma.

EDMUND WALLER, *"Of Tea"*

Perfil de un AmigoTÉ

Nombre: **Kate S.**

Edad: **41**

Peso perdido: **9 libras**

Pulgadas perdidas: **14**

Té favorito: **Earl Grey**

Tengo tres hijos. Mi esposo y yo somos dueños de un restaurante, y yo fui diseñadora de ropa hasta que nació mi tercer hijo, momento en que me convertí en madre tiempo completo. He sido siempre una persona muy activa, y nunca he tenido sobrepeso. Pero desde que llegué a mis cuarenta, he comenzado a aumentar algo de peso. Por lo tanto quería perder esas 15 libras que no me podía quitar de encima.

Estaba buscando una dieta, pero se convirtió en algo más parecido a un cambio de vida. Pasé de ser una acérrima bebedora de café durante toda mi vida a no beberlo más —con la excepción, tal vez, de un capuchino de vez en cuando. Siento que pienso más cuidadosamente qué estoy meteiendo en mi mente y cuerpo. Tú sabes, como dice el Dr. Té: "Si dices que puedes hacerlo, puedes hacerlo".

Me encanta beber té. Y preparar el té —el proceso total de hacer la infusión y dejarla reposar— es como un ritual, casi, a la mañana. Y se ve de un modo tan hermoso cuando las hojas se humedecen, tengo una tetera preparada durante todo el día. Se siente muy purificante, y creo que mi piel luce mejor.

Pienso acerca de todas las cosas buenas que esos antioxidantes están haciendo por mí. Realmente, es como un fluido milagroso. Y por alguna razón, duermo mejor. Estaba tomando una pastilla para dormir todas las noches —ya sabes, de las que se venden sin receta. Dejé de hacerlo tan pronto como comencé La dieta del té. No he tenido que tomar ninguna desde que comencé La dieta, y he estado durmiendo realmente bien durante toda la noche.

Trabajo tres días en el restaurante, y bebo té todo el día. Nosotros preparamos té helado allí, por lo tanto algunas veces termino bebiéndolo. Aparte de eso, tengo dos pequeñas teteras sobre la cocina. Y cuando me sirvo una taza, simplemente vuelvo a llenarlas y uso las mismas hojas de té durante todo el día. Para el final del día toda la cafeína se ha ido, y puedo seguir bebiéndolo a la noche.

Ahora, mis hijos también están bebiendo té y les encanta. Ellos tienen nueve, siete y tres años. Y mi esposo ha estado bebiendo un poco, también.

Cuando estoy trabajando en el restaurante, me encanta cocinar. He estado experimentando cocinar con té. He estado moliendo té y agregándoselo a todo: cereales, sándwiches, brócoli, lomo de cerdo... Hemos estado usando un poco de los adobos con té, cada vez que preparo pollo o pescado. Y uso el agua del té con el arroz o para cocer al vapor la verdura. Ha sido simplemente un gran momento para revaluar lo que llevas a tu boca.

Para mi, lo más grandioso de esta dieta es que no es reglamentada. No es de las que te dicen tienes que comer esto a la mañana y esto en el almuerzo. Te da pautas básicas para preparar tus comidas. Y si te sales de la dieta alguna vez, bebes una taza de té y continúas a la mañana siguiente.

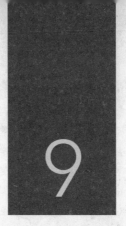

Comienza a moverte:

El plan de ejercicios de
La dieta del té

Aquí tienes una declaración enérgica: el género humano no fue creado para vivir en el mundo moderno. Estamos programados genéticamente para poder movernos, cazar para conseguir nuestro alimento y escapar del peligro. Cuando compartíamos nuestro hábitat con los animales salvajes, nuestra fortaleza física y resistencia podían significar la diferencia entre vida o muerte.

De lo que no nos damos cuenta es que aún en el mundo moderno, nuestra fortaleza física y resistencia todavía significan la diferencia entre la vida y la muerte. Los beneficios del ejercicio, como verás en este capítulo, pueden ayudarte a vivir más, a ser más productivo y a perder peso. De todos modos, dado que vivimos en un mundo con mucha comodidad, tenemos que esforzarnos un poco más para ejercitarnos más. Es demasiado fácil simplemente sentarnos en el sillón y no hacer nada, cambiando el canal, encendiendo el aire acondicionado y bajando las luces a control remoto. Con trenes, aviones y automóviles disponibles inmediatamente, ya rara vez necesitamos caminar hasta algún lugar. Porque, nuestros autos ahora hasta pueden estacionarse solos.

No estoy criticando el mundo moderno. Soy un gran fanático de la comodidad. De todos modos, todos esos avances tecnológicos nos han convertido en una sociedad sedentaria. Y ha hecho que más de 60 millones de nosotros tengamos sobrepeso.

No hay vuelta con esto —si quieres perder peso, tienes que ponerte en movimiento.

Los beneficios del ejercicio

Por si tienes alguna duda sobre lo bueno que es el ejercicio en tu vida, aquí hay algunos datos que podrían convencerte. La actividad física regular puede mejorar la salud y reducir el riesgo de muerte prematura de los siguientes modos:

* *Enfermedades coronarias y derrame cerebral*: La actividad física diaria fortalece el músculo de tu corazón, disminuye tu presión arterial, aumenta los niveles de tu colesterol HDL (bueno), mejora tu circulación sanguínea y reduce la acumulación de placa en las arterias.

* *Salud respiratoria*: El ejercicio también fortalece tus pulmones. La sangre circula a través de tu aparato circulatorio más eficientemente, llevando oxígeno desde tus pulmones hacia el resto de tu cuerpo.

* *Osteoporosis*: Los ejercicios de entrenamiento de fuerza son particularmente buenos para promover la formación de hue-

sos, para preservar la masa ósea y prevenir la pérdida de hueso. Cuando fortaleces tus músculos y huesos, también mejoras tu equilibrio y reduces el riesgo de caerte (extremadamente importante cuando envejeces).

✳ *Diabetes:* La diabetes es una enfermedad que afecta el modo en que tu organismo procesa el azúcar en la sangre. El ejercicio ayuda a la insulina a trabajar más eficientemente y puede ayudar a disminuir el nivel de azúcar en la sangre. De acuerdo al sitio web de Mayo Clinic (www.mayoclinic.com), cuando tus músculos se contraen durante el ejercicio, usan azúcar como energía. Para satisfacer esa necesidad de energía, el azúcar es tomada de tu sangre durante y después del ejercicio, lo que reduce los niveles de azúcar en la sangre. El ejercicio también disminuye el azúcar en la sangre a través del aumento de tu sensibilidad a la insulina, permitiendo que tu cuerpo lleve más azúcar a sus células.

✳ *Cáncer:* Los estudios han demostrado que el ejercicio regular ayuda a disminuir el riesgo de cáncer de colon, próstata, útero y mama.

✳ *Sueño:* El ejercicio moderado al menos tres horas antes de ir a dormir puede ayudar a relajarte y dormir mejor durante la noche.

✳ *Liberación de tensiones:* El ejercicio regular activa los neurotransmisores como la serotonina, norepinephrina y endorfinas —todas las que están asociadas con el humor, la depresión, el estrés y la ansiedad. Los niveles y el equilibrio de estos neurotransmisores son importantes para mantenerte estabilizado. Si has tenido un mal día, no hay nada mejor para calmarte y mejorar tu humor que hacer ejercicio en el gimnasio o dar una caminata enérgica.

Té y ejercicio

¿Algún punto de la información anterior te sono familiar? Si vuelves a los capítulos 3 y 4, verás que el té también puede mejorar la salud y reducir el riesgo de muerte prematura por enfermedades cardíacas y derrames cerebrales, enfermedades respiratorias, osteoporosis, diabetes, cáncer, trastornos del sueño, estrés y ansiedad. Esto hace del té y el ejercicio una combinación ideal para generar energía.

En realidad, se han hecho una cantidad de estudios que prueban que el té realmente potencia los beneficios de tu ejercicio:

* Un estudio publicado en el American Journal of Physiology-Regulatory, Integrative and Comparative Physiology, en enero de 2006, mostró que el extracto de té verde incrementó en un 24 por ciento la resistencia en el ejercicio en ratas luego de un período de diez semanas. Los investigadores descubrieron que los extractos de té estimulaban el uso de ácidos grasos por parte del músculo, lo cual puede ayudar a explicar el efecto del té en la pérdida de peso. Aproximadamente cuatro tazas de té diarios emularían los efectos del experimento en un atleta humano. Los efectos no se mostraban después de un solo uso, lo que condujo a los investigadores a creer que el ejercicio regular, luego de un período de tiempo extenso, combinado con el consumo de té, aumenta la capacidad del organismo para "utilizar preferentemente grasas en lugar de carbohidratos".

* Un estudio publicado en 2005 en Medicine and Science in Sports and Exercise se propuso explorar los efectos del complemento entre el extracto de té verde (GTE, por sus siglas en inglés, Green Tea Extract) y el ejercicio regular en un

grupo de ratas que habían sido alimentadas con dietas altas en grasa para hacerlas aumentar de peso. Las ratas fueron divididas en varios grupos, de acuerdo a varias combinaciones de GTE y ejercicio. Los resultados demostraron que después de quince semanas, el GTE sólo y el ejercicio sólo, causaban una reducción del 47 y 24 por ciento respectivamente, del aumento de peso inducido por la dieta alta en grasa. Y cuando se los combinaba, el resultado era el de una reducción del 89 por ciento. En el mismo sentido, otro estudio publicado en el Journal of Health Science (2005) ayudaba a analizar los efectos de la combinación del ejercicio regular y el consumo de catechins del té (antioxidantes) sobre el gasto de energía. En este estudio, los seres humanos eran los sujetos. Divididos en dos grupos, se le dio a un grupo una bebida que contenía catechins de té y al otro una bebida que no los contenía, durante dos meses. Durante ese tiempo, ejercitaban en la cinta de caminar a una determinada velocidad por 30 minutos, tres veces por semana. ¿El resultado? "La utilización de grasa para el gasto de energía bajo condiciones de ejercicio y de sedentarismo era aumentada significativamente por la combinación de ejercitación regular y el consumo de catechins del té comparado respecto a el ejercicio solo". Esto significa que cuando los participantes estaban bebiendo té y ejercitándose regularmente, utilizaban más eficientemente la grasa para la energía, ¡aún cuando no estuviesen haciendo nada!

No hace falta decirlo, hay muchos estudios más que podría citar y muchos más que están en proceso. El punto es que la combinación de té y ejercicio está demostrando ser una unión muy efectiva si quieres lograr lo mejor de tus horas de ejercicio y de tu capacidad para perder peso.

Es hora de comenzar

Puede ser que algunos de ustedes ya esté haciendo ejercicio, lo cual es grandioso. Y, si has empezado a beber té todo el día, todos los día, ya puedes estar viendo una diferencia en tu resistencia y en tu pérdida de peso.

Si todavía no estás haciendo ejercicio, éste es el momento para comenzar. Los Centros para el Control de las Enfermedades del gobierno de los Estados Unidos recomiendan que si estás por comenzar a ejercitarte o si has estado inactivo por un tiempo, deberías usar una aproximación inteligente comenzando lentamente. Aquí están algunos consejitos del sitio web:

* Comienza eligiendo actividades de moderada intensidad que te gusten mucho. Al elegir actividades que disfrutes, es más probable que sigas haciéndolas
* Aumenta gradualmente el tiempo que usas para la actividad, agregando de a pocos minutos cada pocos días hasta que puedas llevar a cabo sin mucho esfuerzo un mínimo de tiempo recomendado de actividad (30 minutos por día).
* En la medida en que la cantidad mínima se vuelve fácil, aumenta gradualmente ya sea la cantidad de tiempo dedicado a la actividad o la intensidad de la misma, o ambas.
* Varía tus actividades, tanto para que sea interesante como para ampliar el espectro de beneficios.
* Explora nuevas actividades físicas.
* Recompensa y reconoce tus esfuerzos.

Sé que estarás diciendo: "No tengo tiempo para hacer ejercicio; ¿no sabes cuán ocupado estoy?" o: "Ya estoy muy grande para hacer ejercicio". O: "No me siento bien hoy, lo haré mañana". Pero estos son sólo algunos de los "No puedos" que ya te has estado diciendo por un tiempo. Los días se hacen semanas, las semanas meses y dentro de no mucho no habrás hecho nada por años. De todos modos, recuerda mi mantra, "Si dices que puedes, podrás". Si dices que puedes ejercitarte, podrás hacerlo. No te rindas a las excusas que has usado siempre. El ejercicio no siempre tiene que implicar ir al gimnasio o correr sin parar alrededor de la pista. Nunca eres demasiado viejo y tienes muchas oportunidades durante el curso de tu vida cotidiana para ser más activo. Por ejemplo:

* Camina hasta el trabajo, la escuela, tu lugar de tus oficios religiosos, tu tienda más cercana, etc.
* Si manejas hasta tu destino, estaciona el auto a una cuadra o en el extremo más remoto de la playa de estacionamiento.
* Desciende del ómnibus o metro varias paradas antes de tu destino y camina el resto del camino.
* Sube las escaleras en vez de usar el ascensor o la escalera mecánica.
* No te heches a mirar televisión —haz ejercicio al mismo tiempo. Usa la cinta para caminar, la bicicleta fija o el escalador, o practica ejercicios de levantamiento de peso.
* Súmate a un grupo que haga caminatas.
* Destina parte del tiempo del almuerzo para caminar.
* Juega al escondite con tus hijos.
* Toma clases de baile.
* Del mismo modo que llevas té contigo todo el tiempo, ten zapatillas para caminar a mano. De esa manera, si tienes tiempo libre inesperadamente, puedas calzártelas y hacer una caminata rápida o correr donde quieras que estés.

ENTÉRATE

Una palabra de advertencia

Antes de empezar cualquier programa de ejercicio, debes consultar a tu médico. Si te dan el OK, quizá quieras contratar a un entrenador personal (por tu cuenta o en el gimnasio), incluso hasta sólo por una o dos sesiones de modo que puedas entender qué hacer sin lastimarte.

Ejercitarte correctamente comienza con el aprendizaje de los dos tipos de ejercicio: cardiovascular y entrenamiento de fuerza. Hablemos de los ejercicios cardiovasculares primero. Los ejercicios cardiovasculares (o cardios) son los que trabajan el músculo del corazón y es el único tipo de ejercicio responsable de la quema extrema de grasa.

Aquí está la razón: Hay dos tipos de fibras musculares en nuestro cuerpo, las de movimiento rápido y las de movimiento lento. Nuestros músculos contienen una mezcla de ambas. En promedio, tenemos cerca del 50 por ciento de fibras lentas y el otro 50 por ciento de fibras rápidas en la mayoría de los músculos usados en el movimiento. De todos modos, la proporción real es determinada genéticamente antes del nacimiento. Esa es la razón por la que algunas personas son mejores para los deportes de resistencia y otras son mejores velocistas.

Estado físico esencial: Ejercicio cardiovascular

El mito de quemar grasa que dictamina que debes moverte rápido y furiosamente y terminar jadeando y resoplando en un charco de transpiración para perder peso, ha traído mucha confusión a quienes hacen ejercicio en todos lados. El escritor y filósofo A. Montapert una vez dijo, "No confundas movimiento con progreso. Un caballito mecedor se mueve todo el tiempo pero no hace ningún progreso". Esa es la verdad cuando se habla de ejercicio. El ejercicio inteligente es la llave para perder peso. Muchas personas piensan que si simplemente están moviéndose rápido, están haciendo una diferencia. Desafortunadamente, el ejercicio debe ser ejecutado adecuadamente o estarás perdiendo el tiempo.

1. *Movimiento lento (Tipo 1), los quemadores de grasa:* Las fibras musculares de movimiento lento, que se ven de color rojo, se contraen principalmente durante ejercicios tales como correr, natación, ciclismo y caminatas enérgicas. Las fibras de movimiento lento están cargadas con células microscópicas llamadas mitocondria, en las cuales tiene lugar un proceso metabólico celular llamado "Ciclo Krebs". El Ciclo Krebs es el responsable de dar el puntapié inicial al proceso de quemar grasa. Por lo tanto, principalmente quemarás grasa cuando estés usando las fibras musculares "de movimiento lento".

2. *Movimiento rápido (Tipo 2):* Las fibras de movimiento rápido son mucho mejores generando ráfagas breves de fuerza o velocidad, pero se fatigan más rápidamente. Las fibras musculares de movimiento rápido se contraen principalmente cuando son necesarias rápidas e intensas oleadas de energía.

Por ejemplo, cuando necesitas levantar algún objeto pesado, dar un puñetazo; patear, esprintar, escalar una colina o hacer cualquier ejercicio que requiera fuerza intensa, inmediatamente.

Las fibras musculares de movimiento rápido son de color blanco porque no tienen tantas de esas valiosas pequeñas células mitocondrias que queman grasa. El glicógeno (la forma en la que los alimentos son almacenados en el cuerpo como energía) en el tejido muscular abastece de energía a las fibras musculares de movimiento rápido. La principal fuente de glicógeno son los carbohidratos. Por lo tanto si sigues determinadas dietas pasajeras y eliminas los carbohidratos totalmente, tus músculos no consiguen suficiente glicógeno y tu cuerpo comienza a descomponer tejido muscular, lo cual parece pérdida de peso. Ésta no es la pérdida de peso para toda la vida que estamos buscando, porque tan pronto como reintroduces los carbohidratos en tu dieta, recuperas el peso que perdiste de tus músculos y lo único que has conseguido es agregar otra dieta pasajera fallida a tu lista de dietas que no han funcionado.

Tu frecuencia cardíaca máxima

Ahora sabemos que para quemar grasa más eficientemente durante el ejercicio es importante practicarlo correctamente utilizando tus fibras musculares de movimiento lento. Por lo tanto, ¿cómo sabes qué fibras musculares estás usando? Muchos estudios han probado que las fibras musculares de movimiento lento se contraen cuando te ejercitas dentro del 65 a 85 por ciento de tu máximo ritmo cardíaco, o lo que se llama tu zona de frecuencia cardíaca máxima (FCM).

1. El cuerpo utiliza más calorías tomadas de la grasa como energía durante la ejercitación mientras está en esta zona.
2. Hacer ejercicio en una zona que está demasiado alta alienta a los músculos a quemar más azúcar que grasa, al tiempo que reduce los niveles de energía.
3. Ejercitarte en tu FCM no es ejercitarte en exceso; por lo tanto te permite ejercitarte por más tiempo que si estuvieras por encima del extremo más alto de tu FCM.

Para calcular tu frecuencia cardíaca máxima (FCM), puedes utilizar la siguiente fórmula:

220 – your age = ___ × .65 = ____ el extremo más bajo de tu zona.
220 – your age = ___ × .85 = ____ el extremo más alto de tu zona.
TU ZONA DE FRECUENCIA CARDÍACA MÁXIMA
_____ (extremo bajo) a _____ (extremo alto).

Supongamos que tienes 40 años. Tu fórmula luciría así:

220 – 40 = 180 × .65 = 117 (extremo bajo de tu zona)
220 – 40 = 180 × .85 = 153 (extremo alto de tu zona)
TU ZONA DE FRECUENCIA CARDÍACA MÁXIMA
117 (extremo más bajo) a 153 (extremo más alto)

La forma más fácil de llevar el control de si estás en tu zona de FCM mientras te ejercitas es comprar un monitor de ritmo cardíaco, que puedes encontrar en muchos negocios de artículos deportivos o en Internet. Pero si no quieres complicarte con nada de esto, simplemente comienza haciendo algo de movimiento y ve agregándole en la medida que se vuelve fácil.

La duración e intensidad del ejercicio

Si has estado practicando ejercicios cardiovasculares de manera regular, deberías continuar en ese nivel. Si estás recién comenzando un programa, la clave está en comenzar lentamente y no exagerar. Consulta a tu médico y/o habla con el entrenador. El cuadro que sigue puede ayudarte a comenzar (incluye entrenamiento de fuerza, sobre el que tendrás información próximamente):

	Día 1	Día 2	Día 3	Día 4	Día 5	Día 6	Día 7
Semana	Lunes	Martes	Miércoles	Jueves	Viernes	Sábado	Domingo
1	15 min Cardio	Fuerza 15 min	15 min cardio	libre	15 min cardio	Fuerza 15 min	20 min cardio
2	20 min cardio	Fuerza 15 min	20 min cardio	libre	20 min cardio	Fuerza 15 min	25 min cardio
3	25 min cardio	Fuerza 20 min	25 min cardio	libre	25 min cardio	Fuerza 20 min	30 min cardio
4	30 min cardio	Fuerza 20 min	30 min cardio	libre	30 min cardio	Fuerza 20 min	40 min cardio
5	40 min cardio	Fuerza 20 min	Continúa haciendo ejercicios cardiovasculares y de fuerza un mínimo de 4 días a la semana y auméntalos hasta llegar a los 60 minutos por sesión para mantener tu pérdida de peso.				

CUADRO DE EJERCICIO DEL DR. TÉ

Tus ejercicios cardiovasculares pueden hacerse del siguiente modo: caminando sobre una superficie plana, subiendo escaleras, usando una cinta para caminar, un entrenador elíptico o una bicicleta fija, haciendo natación, andando en bicicleta, trotando o haciendo cualquier otra forma de ejercicio que involucre los músculos grandes de caderas, muslos y nalgas.

Duración de los ejercicios y la energía quemada en proporción

El cuadro siguiente muestra la proporción de grasa y azúcar quemadas cuando haces ejercicio. Cuanto más te ejercites dentro de tu frecuencia cardíaca máxima, más grasa quemarás (y más peso y pulgadas perderás).

DURACIÓN	INTENSIDAD	GRASA QUEMADA	AZÚCAR QUEMADA
Descanso	Ninguna	50%	50%
10 minutos	THR	40%	60%
20 minutos	THR	60%	40%
30 minutos	THR	70%	30%
40 minutos	THR	75%	25%
50 minutos	THR	80%	20%
60 minutos	THR	85%	15%
120 minutos	THR	99%	1%

*El porcentaje se refiere a la proporción grasa azúcar quemadas durante el ejercicio a ritmo cardíaco deseable (THR).

Estado físico esencial: Entrenamiento de fuerza

El segundo tipo de ejercicio, el entrenamiento de fuerza o entrenamiento de resistencia —incrementar la fuerza de los músculos al enfrentarlos a un peso o fuerza— es tan importante como el entrenamiento cardiovascular, especialmente cuando envejecemos y vamos perdiendo masa muscular. Aumentar y fortalecer los músculos ayuda a quemar más calorías. Cuando quemas más, menos calorías quedan almacenadas como grasa corporal. Cuando pierdes masa muscular, ya sea por la edad o por la falta de uso, decrece tu capacidad para almacenar glucosa, decrece tu habilidad para regular los niveles de azúcar en la sangre, y te preguntas incesantemente: ¿Por qué estoy aumentando de peso si estoy comiendo bien? Beber té puede ayudarte a mejorar estos procesos, pero no puede detenerlos totalmente porque no estás usando tanto músculo como solías hacerlo. El entrenamiento de resistencia, aumentar y mantener tu masa muscular, es una clave importante para perder peso, y es particularmente importante para las mujeres porque ellas usualmente parten de tener más grasa corporal y menos masa muscular que los hombres de la misma edad y con el mismo peso.

Algo muy importante que necesitas saber acerca de los ejercicios: No hay nada tal como la "reducción localizada". El entrenamiento de fuerza te ayudará a aumentar tu fuerza, no a derretir grasa en un área específica, como tus abdominales. Los ejercicios cardiovasculares son el único modo de derretir grasa.

Pero todavía no tires la toalla. El entrenamiento de fuerza tiene una gran cantidad de beneficios y puede transformar un cuerpo cuando se combina con La dieta del té y ejercicios cardiovasculares apropiados.

En primer lugar, un cuerpo muscularmente tonificado hace girar cabezas. Puedes llamarme anticuado pero todavía pienso que una persona con músculos magros luce mucho mejor que otra con un cuerpo hundido y marchito. En segundo lugar, los músculos queman grasa durante todo el día y toda la noche. Tu ritmo metabólico en reposo (RMR) es el número de calorías que quemas en un día en el que descansas. Tu RMR aumenta cuando lo hace tu masa muscular. ¿Qué significa esto para ti? Significa que con más músculo tendrás un metabolismo más rápido y podrás quemar más grasa aún cuando no estés haciendo ejercicio.

Tercero, levantar peso es una experiencia energizante y vigorizante. El aumento de la fuerza hace más fáciles tus tareas cotidianas, sacar la mercadería de tu auto, cargar a tus hijos, subir muchos escaleras. También se ha demostrado que levantar peso es bueno para aumentar la masa y densidad ósea, reduciendo el riesgo de sufrir osteoporosis. El aumento de la masa muscular también puede reducir tu riesgo a lastimarte y aumenta tu velocidad de recuperación cuando estás lastimado.

Hay numerosos modos de entrenamiento de fuerza y deberías elegir aquel que más disfrutas. Pilates, yoga, levantamiento de pesas, entrenamiento de la zona central (trabajar los músculos centrales: abdominales, nalgas, pecho), cursos de ejercicio al aire libre, físico culturismo y calistenia son todas formas maravillosas de entrenar tus músculos. Practica la que te guste más y adquiere el hábito de practicarla dos o tres veces a la semana. Yo acostumbraba a hacer 15 a 20 minutos de ejercicios de fuerza los días que tenía libres de mis ejercicios cardiovasculares. Disponía de tiempo, pero muchos de ustedes no. Por lo tanto pueden practicar los ejercicios de fuerza inmediatamente después de los cardiovasculares, lo cual es mejor que antes de ellos, porque tus músculos ya han entrado en calor.

Nunca puedes encontrar un té suficientemente grande ni un libro suficientemente largo para mi gusto.

C.S. LEWIS

Perfil de un AmigoTÉ

Nombre: John B.

Edad: 34

Peso perdido: 19,5 libras

Pulgadas perdidas: 17

Té favorito: Té verde de menta marroquí

El cambio más grande lo noté en mi energía. En vez de los subibajas, siento que estoy más alerta y comprometido a lo largo del día. Bebo té descafeinado a la noche y realmente me desintoxica para el día siguiente. No siento que estoy en una nebulosa toda la mañana.

Realmente no había hecho dietas antes. Es mi primera vez. Estoy pensando en comer diferente ahora. Ya no siento como si estuviera en guerra conmigo mismo porque me quiero dar un atracón. Hago elecciones compartimentadas para cada comida. Realmente me siento entusiasmado al estar un poco más en forma. Mi hija está caminando ahora y es hermoso poder seguirla por toda la casa y no necesitar sentarme después de diez minutos.

Bebo té todo el tiempo. En cualquier lugar al que vayas, cuando estás afuera o por ahí, puedes encontrar té, frío o caliente, fresco o en botella. Así que lo bebo todo el tiempo. Mi esposa está muy orgullosa de mí, y mi suegra dijo que lucía más liviano. Mi hija también lo dijo. Es hermoso escuchar todo eso, pero es aún mejor sentirme de ese modo conmigo mismo.

Lo que he aprendido es que esto es un acuerdo global. Tienes que comer bien y tienes que hacer ejercicio también. No se trata de tomar una mágica taza de té y perder una tonelada de peso. Si no estás haciendo el trabajo, no verás los resultados.

Pero también mi salud mejoró. He notado que mi asma ya no es tan frecuente. Puedo hacer más ejercicios cardiovasculares ahora que he perdido peso. Tuve problemas intestinales severos el último otoño por beber café. Esos síntomas desaparecieron cuando lo dejé, y ahora que estoy bebiendo té siento como mi sistema gastrointestinal está funcionando realmente bien.

Cuando me he desordenado totalmente, simplemente vuelvo, y bebo más té. Como menos en la comida siguiente. Me entreno fuerte. Aprendí a pensar que no es tanto desordenarse como inclinar la balanza en un sentido. Cuando lo hice, tuve que inclinarla nuevamente hacia el otro lado.

10

Deja esa taza de café:

Es hora de descubrir la verdad

Querido Dr. Té,

   Mi papá acostumbraba a decir, "Aprende de las fortalezas de otros para compensar las deficiencias de uno". Ahora sé que era muy valioso seguir ese consejo de mi papá.

   He sido un adicto a la cafeína desde que comencé a crecer en Abilene, Texas, tiempo en el que acostumbraba a beber un paquete de seis de Dr. Pepper por día. Los años de secundaria y de universidad me hicieron conocer los poderosos efectos que el café puede tener sobre el sistema. Te levanta, te mantiene arriba. Genial para esas noches de estudio o de escritura de ese trabajo de historia en el último minuto. Nunca pensé cómo se había vuelto parte necesaria de mi vida. Nunca me di cuenta de que me había convertido, en realidad, en un adicto a la cafeína. Si me hubiera dado cuenta de eso entonces, estoy seguro de que no me habría preocupado o cambiado nada. Me gustaba el aroma. Amaba el sabor. Vivía para el efecto que tenía sobre mí.

A medida que pasaron los años, me casé, tuve hijos, construí mi negocio, todo respaldado en mi habilidad para manejar al mismo tiempo varias cosas dada mi energía infinita, inagotable. Estaba enchufado y me encantaba. De lo que no me daba cuenta es que la cafeína, aunque me daba el ímpetu para hacer todo eso, cambiaba la esencia de quién era yo. Era muy duro con mi esposa, carecía de la paciencia y comprensión para ser un buen padre y mis empleados aborrecían mis modos enérgicos.

Cuando mi matrimonio comenzó a andar mal y mis hijos no querían estar conmigo mucho, me entregué por completo a mi negocio. Le dediqué más y más horas, y eso finalmente me costó mi matrimonio. Toqué fondo emocionalmente y decidí que necesitaba buscar un camino diferente. Comencé a leer libros sobre filosofía Zen y poesía japonesa. Mi mirada de la vida cambió, pero obviamente todavía había algo que faltaba. Todavía era adicto a la cafeína y sin importar cuán filosóficamente mirara la vida, todavía era la misma persona.

Recurrí a mi ex esposa para que me ayudara. Nadie me conocía mejor. Le pregunté qué pensaba que me hacía falta para volver a ganar su amistad y reconectarme con los niños. Su respuesta fueron sólo tres palabras: "¡Abandona el café!"

Dr. Té, debo reconocer que conocerlo ha cambiado mi vida. No sé por qué alguien pagaría $300 por cincuenta *minutos con un psiquiatra, cuando puede estar un rato con usted, charlando sobre la vida, experimentando el interesante mundo de los tés y las hierbas, por mucho menos dinero. Mi primera visita a dr. tea's, si lo recuerda, duró cerca de cinco horas. Lo que realmente me encantó fue la cultura que me brindó. La información relacionada con la cafeína en el café versus el té, fue fascinante. Lo mismo que el dato de que luego del primer reposo, casi el 95 por ciento de la cafeína se lava, pero la información que realmente me dejó helado fue respecto de la L-teanina, y su capacidad de inhibir la estimulación de la cafeína que estaba destruyendo mi vida. Eso realmente ha tenido el impacto más extraordinario en mi vida. Me sentí mejor y he encontrado el camino en que estaré tanto tiempo como me quede aliento.¡Mi té y yo!*

Lo saludo, Dr. Té. He tirado mi cafetera y paso por esas cafeterías reconocidas sin siquiera pensar en entrar. Usted me ayudó y haré mi parte para difundir el mensaje. Usted está al frente de la revolución del té y estoy feliz de estar del lado correcto.

Agradecido y suyo,
Blake S.

P.S. A mi ex esposa le gusta mi cambio. A los niños también. Puede ser que la historia no esté terminada. Lo mantendré al tanto.

No fue hace mucho que fumar cigarrillos era una práctica cotidiana aceptada en nuestro país. Mientras yo crecía, todos fumaban —en casa, en los restaurantes, en los teatros, en los aviones. Una vez, cuando era niño, fui hospitalizado por el asma, y puedo recordar a mi médico entrar a la sala del hospital fumando un cigarrillo. Luego, repentinamente, un estudio científico tras otro empezaron a aparecer. Comenzamos a aprender sobre los efectos nocivos del humo del cigarrillo. En los paquetes aparecieron etiquetas de advertencia, se prohibió fumar en los aviones, restaurantes y lugares de trabajo, todo porque habíamos aprendido sobre los peligros. Creo que la cafeína, como los cigarrillos, llevará etiquetas de advertencia un día.

Los americanos beben más de 330 millones de tazas de café por día. Eso significa que bebemos 100.000 tazas de café cada 15 segundos todos los días. Piensa en eso sólo por un momento. Es un montón de cafeína. En realidad, mucha gente cree que la cafeína es la droga legal más difundida mundialmente.

Madre Naturaleza ha ubicado estratégicamente la cafeína en las hojas del café, té y otras plantas, no para despertarnos a la mañana, sino para proteger las hojas de los insectos que intentan hacerse un festín con ellas. Los insectos vendrán a la hoja para comer y serán repelidos por el sabor fuerte de la cafeína. Si llegaran a comer la hoja de todos modos, su sistema nervioso entrará en shock y caerán de la hoja —paralizados por la cafeína. Es el modo perfecto de Madre Naturaleza para proteger sus plantas.

¿Qué pasa cuando ingieres demasiada cafeína? Tu sistema nervioso, también, entra en un estado de shock. Tú consumes tu café, el que es digerido en tu estómago. Éste, entonces, metaboliza la bebida dentro del sistema. El sistema circulatorio lo distribuye a todo el cuerpo, finalmente llega al cerebro, segrega cafeína dentro del mismo y estimula las ondas cerebrales beta (las que te colocan en el modo lucha o vuelo). Tus pupilas se dilatan, el ritmo de tu corazón aumenta, tus músculos se tensan y se libera glucosa en tu sistema circulatorio de modo que puedas ocuparte en una situación arriesgada. Piensas que estás energizado. Pero eso no es energía, como señala Stephen Cherniske, un bioquímico en nutrición que lleva más de veinticinco años de investigación académica y experiencia clínica en el estudio de los efectos del café, y es autor de *Caffeine Blues: Wake Up to the Hidden Dangers of America's #1 Drug*. Él dice, "A pesar de que los usuarios de la cafeína pueden sentirse en un estado de mayor alerta, la sensación es simplemente la de una actividad sensorial exacerbada (pupilas dilatadas, incremento del ritmo del corazón, y mayor presión arterial)".

Por supuesto, el café no es la única bebida que contiene cafeína. También la contienen muchas de las gaseosas más conocidas, el cacao, las drogas de venta libre y la creciente variedad de bebidas energizantes con un alto contenido de cafeína.

Energía en una botella

Un trabajo en la edición del 30 de abril de 2007 del *Flint (MI) Journal* titulado "Beware of Caffeine in Energy Drinks" (Atención con la cafeína en las bebidas energizantes) advertía a los padres sobre el peligro de las consabidas bebidas con alto contenido de cafeína, que están actualmente comercializándose mucho entre los adolescentes. De acuerdo a este artículo, el 31 por ciento de los adolescentes informan que consumen bebidas energizantes —y que tienen más oportunidades para hacerlo cada año, sólo en el 2006, fueron lanzadas más de 500 nuevas bebidas en todo el mundo. Esta es una tendencia peligrosa, ya que los adolescentes son más sensibles a los efectos de la cafeína que los adultos. Pueden convertirse más fácilmente en adictos a los efectos de montaña rusa de ellas, y necesitan seguir bebiéndolas para sentirse normales.

Estas bebidas energizantes generalmente contienen muchas veces más cantidad de cafeína que lo que encuentras en una lata de gaseosa o una taza de café. También contienen aditivos químicos y un montón de azúcar, lo cual puede exacerbar las cualidades adictivas. Como estableció en su libro Dr. Andrew Weil, *From Chocolate to Morphine: Everything You Need to Know About Mind-Altering Drugs* (Todo lo que debes saber sobre las drogas que alteran la mente), "La combinación de azúcar y cafeína parece ser una formadora de hábito especial". Y aún más alarmante, investigaciones hechas por el American College of Emergency Physicians encontraron que las visitas a las salas de emergencia y las llamadas a los centros de intoxicados estaban aumentando debido al abuso de la cafeína. Ellos rastrearon llamadas al Centro de Intoxicación de Illinois en Chicago por tres años y encontraron que más de 250 casos de complicaciones médicas surgían del abuso de la cafeína, y que el 12 por ciento de los que llamaban tenía que ser hospitalizados. El promedio de edad de los que se comunicaban era de 21 años.

Los padres necesitan ayudar a sus hijos a evitar el círculo vicioso del abuso de la cafeína. Obviamente cuanto más jóvenes comienzan, más difícil les resultará abandonar el hábito. Hazles conocer a tus hijos cuán peligrosas se vuelven estas bebidas cuando se las bebe en exceso (como los adolescentes son propensos a hacer). ¿Por qué no hacerles conocer los tés en botellas que les dará un incremento de energía, pero también les dará la protección de la L-teanina y EGCG? Mejor aún, ¿por qué no prepararles su té helado favorito o Frostea en casa y llenarles una botella para que lleven consigo durante el día?

La adicción a la cafeína es real

Como todos ustedes ya saben, el té contiene cafeína, también. Pero como también saben, no sólo tiene menos cafeína que el café, sino que la L-teanina contrarresta el efecto de la cafeína que hay en él. El café, las gaseosas, el cacao y las bebidas energizantes no tienen nada de L-teanina. Puedes ver en el cuadro de abajo cuánta cafeína tiene el té en su primera preparación comparado con una taza de café común:

Té negro	*50 por ciento menos de cafeína*
Té Oolong	*70 por ciento menos de cafeína*
Té verde	*80 por ciento menos de cafeína*
Té blanco	*90 por ciento menos de cafeína*
Tisana Rooibos	*sin cafeína (naturalmente descafeinado)*

La cafeína es muy soluble y es segregada por el café, el té y el cacao en la primera preparación o reposo al agregarle el agua caliente. El té es el único de estas bebidas que puedes volver a utilizar una y otra vez; en realidad, las segundas y terceras preparaciones son consideradas las mejores por los expertos de té. La segunda está entre un 94 y un 98 por ciento libre de cafeína y las siguientes preparaciones adicionales están totalmente libres de cafeína. Nunca volverías a utilizar los granos de café o las bebidas de cacao porque no queda sabor en ellos luego de la primera preparación.

Pequeñas cantidades de cafeína cada día no te causarán mayor daño. No te estoy diciendo que debas eliminar hasta la más pequeña cantidad de cafeína de tu dieta, o que nunca más bebas una taza de café o una gaseosa. Vivo en el mundo real, igual que tú, por lo tanto si disfrutas ocasionalmente de una taza de café o una lata de gaseosa como lo hago yo, entonces adelante —siempre y cuando lo hagas porque *lo deseas*, no porque lo necesitas para alimentar tu adicción.

Y la cafeína es adictiva. Uno de los sellos distintivos de la adicción es que inicialmente te sientes "alto" por la sustancia adictiva (ya sea que se trate de una droga como la heroína o cocaína, o una actividad como las apuestas o ir de compras), y luego "te vienes abajo" cuando esa altura se desvanece.

ENTÉRATE

Necesito mi café de la mañana

La primera taza de café de la mañana parece ser la más difícil de dejar. Así que aquí va mi consejo. Tan pronto como puedas, bebe una taza de té luego de haber bebido la de café. De ese modo, estás ingresando L-teanina dentro de tu organismo, y ella contrarrestará los efectos nocivos de la cafeína. Después que aparecí en el programa de radio con el Dr. Michael Roizen, autor de *You: The Owner's Manual* y *You: On a Diet* él no sólo estuvo de acuerdo con esta filosofía, sino que dijo que incorporaría este régimen inmediatamente a su vida diaria.

La controversia del café

Hay un debate que se está llevando a cabo en la comunidad científica sobre el café y sobre si es nocivo para la salud o no. Hasta hoy se han hecho más de 20.000 estudios —y no se ha alcanzado un consenso. Numerosos estudios han demostrado que beber unas pocas tazas de café por día es en realidad bueno para ti. Algunos beneficios que han encontrado los investigadores son:

* Menor riesgo de diabetes tipo 2
* Riesgo reducido de enfermedad de Parkinson

* Riesgo reducido de daño hepático en personas con alto riesgo de enfermedades del hígado
* Un 50 por ciento menos de riesgo de desarrollar cálculos biliares

De todos modos, otros estudios han develado riesgos para la salud que están asociados al café:

* Retiene la grasa corporal.
* Incrementa el estrés.
* Causa insomnio, ansiedad e irritabilidad.
* Causa ardor de estómago e indigestión.
* Incrementa los niveles de colesterol en las personas que beben café sin filtrar (lo cual incluye el espresso y las bebidas espresso).
* Contribuye al aumento del riesgo de osteoporosis en mujeres que ya han pasado la menopausia.
* Contribuye al empeoramiento de los síntomas premenstruales en algunas mujeres.
* Reduce la fertilidad en mujeres que están tratando de concebir.
* Incrementa la presión sanguínea.
* Aumenta el azúcar en la sangre.
* Desacelera el metabolismo.
* Afecta negativamente el sueño, lo cual puede incrementar tu apetito.
* Conduce a mayores niveles de sustancias inflamatorias, lo cual ha sido relacionado con los ataques cardíacos y los derrames cerebrales.

En el año 2002, el Dr. James D. Lane, un investigador de Duke Univesity Medical School, le dijo a CBS News que él cree que el consumo de cafeína probablemente crea un riesgo para la salud pública porque después de quince años de estudio, su investigación concluyó que "la cafeína siempre aumenta la presión arterial". Él también cree que muchos americanos beben suficiente café cada día como para aumentar su riesgo de sufrir un ataque cardíaco o derrame cerebral en un 20 a 30 por ciento. "La mitad de la población adulta de los Estados Unidos es bebedora de café... bebiendo un promedio de tres a cuatro tazas de café por día", dijo. "Esto podría significar que 100 millones de personas se colocan a si mismas en gran riesgo de sufrir un paro cardíaco, un derrame cerebral o muerte prematura como resultado del modo de beber café".

Y cuando se trata de perder peso, el café aparece como un factor nuevamente. Se han hecho numerosos estudios que prueban que el café tiene ácidos orgánicos que aumentan tu azúcar e insulina en la sangre. De acuerdo con la Asociación Canadiense de Diabetes, "se ha demostrado que consumir cafeína en grandes cantidades como el café, luego de un corto período, aumenta el azúcar en la sangre. La cafeína produce esto a través del aumento del efecto de dos hormonas (adrenalina y glucagon). Estas dos hormonas liberan el azúcar almacenada en el hígado produciendo un alto nivel de azúcar en la sangre". En respuesta, una gran cantidad de insulina se libera dentro del torrente sanguíneo. Y, tal como aprendimos en el capítulo 3, cuando hay una alta carga de azúcar en la sangre, la insulina comienza su trabajo, el cual consiste en conducir la glucosa al hígado y músculos donde se la convierte en glucógeno y espera para ser quemada como energía. Si hay más glucosa (azúcar en la sangre) que espacio de almacenaje en una célula, el exceso es convertido en grasa.

En su libro *The Perricone Prescription*, el Dr. Nicholas Perricone establece que "el café aumenta los niveles de cortisol e insulina, las hormonas que aceleran el envejecimiento y acumulan la grasa del cuerpo. Substituye el café por té verde, el cual... también puede bloquear la absorción de grasas malas en un 30 por ciento". Clarificó esto aún más el 10 de noviembre de 2004, en su aparición en el programa *Oprah Winfrey Show*, diciendo que "la insulina pone un candado a la grasa del cuerpo. Cuando cambias al té verde, haces caer los niveles de insulina, y la grasa del cuerpo comenzará a caer muy rápidamente".

Investigadores canadienses han encontrado también que el café puede realmente desacelerar el metabolismo. Los profesores Ferry Graham y Lindsay Robinson, del Departamento de Biología Humana y Ciencias de la Nutrición de la Universidad de Guelph, estudiaron los efectos de la cafeína que siguen a un desayuno típico de leche y cereal. Para el estudio, a diez participantes hombres saludables de entre 20 y 27 años se les dio café con cafeína, café descafeinado o agua junto con una porción de cereal y leche. A continuación del desayuno, los niveles de glucosa (azúcar) en la sangre de los participantes aumentaron en la medida que digerían la comida. Pero los que bebieron café con cafeína liberaron mucha más insulina que los otros participantes. En teoría, la gran cantidad de insulina liberada en tu cuerpo debería causar el descenso de los niveles de glucosa rápidamente. Pero tres horas más tarde, los niveles de glucosa de los bebedores de café no habían vuelto a la normalidad. Esto sugiere que la cafeína reduce la efectividad de la insulina, y ya sabemos que esto aumenta las posibilidades de almacenar más grasa en tus células (y como ya sabemos del capítulo 3, el té aumenta la efectividad de la insulina).

ENTÉRATE

Si quieres perder peso, ¡no dejes que la cafeína
te mantenga despierto!

Cuando tu ingesta de cafeína interfiere con tus patrones de sueño, puedes estar en un gran problema. La falta de sueño es epidémica en nuestra sociedad. Estudios en animales han demostrado que esto puede ser fatal, y no es diferente entre los seres humanos. Y ahora hay evidencia de que la cantidad de horas de sueño podría ser uno de los factores que influencian la pérdida de peso.

La investigación recientemente ha demostrado que el sueño tiene un efecto importante sobre dos hormonas que impactan nuestro peso: leptin y ghrelin. La hormona leptin afecta tu nivel de satisfacción después de disfrutar una comida. Cuando no duermes lo suficiente, los niveles de leptin disminuyen, y cuando te despiertas, no te sientes satisfecho luego de comer, y todos sabemos lo que eso significa: comemos más. Al mismo tiempo, la falta de sueño causa el incremento de los niveles de ghrelin, lo que estimula el apetito. O sea que cuando no estás durmiendo bien, terminas comiendo más y sintiéndote menos satisfecho.

El mito de la descafeinización

Más allá de lo que a los comercializadores les gustaría que pensaras, no existe nada que sea una bebida descafeinada. Aún el té descafeinado contiene pequeñas cantidades de cafeína (atemperada, por supuesto, por la L-teanina). De todos modos, las cantidades de cafeína en el café "descafeinado" pueden variar ampliamente y sumarse rápidamente. Un estudio publicado en octubre de 2006 en el *Journal of Analytical Toxicology* estableció que "pacientes vulnerables a los efectos de la cafeína deberían ser advertidos que la cafeína puede estar presente en cafés de los que se dice que son descafeinados". Los autores del estudio descubrieron que las bebidas descafeinadas "son conocidas por contener cafeína en cantidades variables". La primera fase de este estudio observó diez muestras descafeinadas de diversos negocios de café. Los resultados mostraron que poseían cafeína en un rango de cero a 13,9 miligramos por cada 16 onzas. En la fase dos del estudio fueron recolectadas muestras del "espresso descafeinado... y café de infusión descafeinado... del mismo puesto de venta de Starbucks para evaluar la variabilidad de contenido de cafeína de la misma bebida... El contenido de cafeína para las muestras de espresso descafeinado y de las muestras de infusión retiradas del mismo puesto de venta fueron de 3,0 a 15,8 mg por porción de espresso descafeinado y 12,0 a 13,4 mg por cada 16 onzas de la infusión descafeinada, respectivamente". Una taza de café regular de Starbucks de 16 onzas contiene 372 mg de cafeína, y una porción (cerca de 2 onzas) de espresso alrededor de 100.

¿La conclusión? Los autores sintieron que "es necesaria mayor investigación para comprobar la posible dependencia física potencial a bajas dosis de cafeína tales como esas concentraciones encontradas en el café descafeinado".

¿Eres adicto?

Ahora que ya sabes lo que el consumo de café y cafeína producen en tu organismo, podría ser útil saber cuánta cafeína estás consumiendo diariamente. A veces es difícil calcular, porque aunque en Estados Unidos debe listarse como ingrediente la cafeína agregada a alimentos y bebidas, los fabricantes no son obligados a señalar las cantidades (aunque esto puede llegar a cambiar en un futuro cercano).

El cuadro de abajo te dará una idea aproximada del contenido de café de algunas bebidas comunes (estos son números estimados —no hay dos fuentes que citen exactamente los mismos números):

Bebida	Onzas por porción	Miligramos de cafeína
7-UP	12	0
A&W Cream Soda	12	29
Amp	8.4	80
Arizona Green Tea Energy	16	100
Barq's Root Bear	12	23
Té negro	8	40–50
Té negro, descafeinado	8	4
Leche con chocolate	8	5
Coca-Cola Classic	12	34
Coca-Cola Zero	12	35
Café, preparado	8	80–135
Café, descafeinado preparado	8	5–15
Café, a gota	8	115–175
Café, espresso	2	100
Café, instantáneo	8	65–100
Diet A&W Cream Soda	12	22
Diet Barq's Root Beer	12	0
Diet Coke	12	45
Diet Dr Pepper	12	41

Bebida	Onzas por porción	Miligramos de cafeína
Diet Mountain Dew	12	55
Diet Pepsi-Cola	12	37
Diet RC Cola	12	43
Diet Sunkist Orange	12	42
Dr Pepper	12	41
Enviga	12	100
Fresca	12	0
Té verde	8	20–30
Té verde, descafeinado	8	4
Jolt	12	71
Lipton Iced Teas	20	50
McDonald's café grande	16	145
McDonald's café pequeño	12	109
Minute Maid Orange Soda	12	0
Mountain Dew	12	55
Nestea Iced Tea	16	34
Té Oolong	8	25–30
Pepsi One	12	100
Pepsi-Cola	12	38
Red Bull	8.5	80
Rockstar	16	150
Royal Crown Cola	12	43
Sierra Mist	12	0
Snapple Tea	12	32
Sprite	12	0
Starbucks grande caffe latte	16	116
Starbucks grande cappuccino	16	116
Starbucks grande café	16	372
Sunkist Orange Soda	12	41
Tab	12	46
Té blanco	8	10–20

Aquí están algunas cantidades de cafeína sobre las que quizá no repares —muchos medicamentos contienen cafeína. Si estás calculando el total diario, deberías tener en cuenta lo siguiente:

Producto	Comprimido	Miligramos de cafeína
Anacin	1	32
Dristan	1	16
Dexatrim	1	200
Excedrin	1	65
Midol	1	32
No-Doz	1	100
Vivarin	1	200
Vanquish	1	33

Fuentes: American Beverage Association; US Food and Drug Association; www.mayoclinic.com; www.energyfiend.com

Completa el cuestionario de la cafeína

Usando el siguiente cuadro, completa la cantidad de cafeína que consumes en un día. Asegúrate de considerar cuantas porciones consumes de cada sustancia. Mientras que una taza de té o café son cerca de ocho onzas, por ejemplo, un jarrito puede contener 12 a 14 onzas. Y todos sabemos que los que ellos llaman gaseosa "pequeña" en el cine, es un nombre verdaderamente inexacto. También, recuerda que si reutilizas las hojas de té, cada nueva taza no contiene prácticamente nada de cafeína y deberías calcularla como cero.

Cuando hayas completado los blancos, suma tu consumo de cafeína diaria de un día.

Este cuadro muestra la cantidad de cafeína que consumía yo quince años atrás:

Bebida, alimentos y drogas con cafeína	Cantidad de porciones	Tamaño de la porción	Total de miligramos de cafeína
Té negro	0	8 onzas	0
Café, preparado	15	8 onzas	1500
Starbucks grande café	1	16 onzas	372
Diet Coke	1	12 onzas	45
Excedrin	2	2 tabletas	260
Total del día			2.177 ¡WOW!

Sources: American Beverage Association; US Food and Drug Association; www.mayoclinic.com; www.energyfiend.com

Bebida, alimentos y drogas con cafeína	Cantidad de porciones	Tamaño de la porción	Total de miligramos de cafeína
Total del día			

Dado que nadie sabe cuánta cafeína es demasiada, la mayoría de los expertos acuerdan que más de 300 miligramos por día (lo que equivale a tres tazas de café) pueden comenzar a causarte problemas físicos, incluyendo falta de sueño, dolores de cabeza, temblor muscular, problemas digestivos, palpitaciones, irritabilidad y ansiedad. Una vez que llegas al índice de los 500 a 600 miligramos diarios, muy probablemente seas adicto (y es fácil llegar a serlo, como puedes verlo en el cuadro de muestra). Presta atención; las personas reaccionan de diferente manera. Algunas son particularmente sensibles a la cafeína y comenzarán a sentir sus efectos con tan poco como 100 miligramos por día. Cuando consumes por encima de los 600 miligramos por día puedes estar en problemas. Tu riesgo de ataque al corazón puede ser más del doble de aquellos que no consumen cafeína, y estás también en riesgo de derrame cerebral. Definitivamente es tiempo de reducir la cafeína y ¡comenzar tu viaje hacia la buena salud de a una taza de té a la vez!

> *Teníamos una pava, la dejamos gotear:*
> *Al no repararla hicimos que el problema empeorara*
> *No hemos bebido nada de té por una semana...*
> *Hemos tocado el fondo del Universo.*
>
> RUDYARD KIPLING

Perfil de un AmigoTÉ

Nombre: **Debbie D.**
Edad: **40**
Peso perdido: **10 libras**
Pulgadas perdidas: **16,25**
Té favorito: **Té verde**

Decidí seguir este programa porque estaba pasando por un momento difícil últimamente y necesitaba hacer algo por mi misma. En noviembre me caí de muy mal modo y me quebré cinco huesos del pié. Tuvieron que ponerme clavos, así que estuve en muletas por dos meses y medio. En enero me sacaron los clavos y comencé a caminar nuevamente sin muletas con sólo una bota. Cuando comencé a hacer rehabilitación física para mi pié, me di cuenta que estaba realmente fuera de forma y que había aumentado todo ese peso porque no había podido hacer ejercicio. Y por lo tanto comencé a ejercitarme, y luego escuché sobre La dieta del té. Hace poco falleció mi abuelo, y fueron realmente tres semanas muy tensas con él enfermo y nosotros sin saber qué hacer. Y luego mis niños tenían sus vacaciones de primavera, y nos fuimos de viaje a Disneylandia.

Y lo único sistemático a lo que estaba aferrada fue a la preparación del té.

Me llevé el té conmigo. Compré ese calentador de agua eléctrico portátil, y preparaba mi té en la habitación del hotel en Disneylandia. En todo momento tenía mi té conmigo. Y pienso que me mantuvo en un estado de equilibrio a través de toda esa tensión que estaba atravesando.

Y aún cuando hubieron un par de semanas en las que mi peso fluc-
tuó, he perdido definitivamente libras y pulgadas.

He estado comiendo mucho mejor y he estado haciendo un
esfuerzo realmente conciente para estar atenta a qué estoy comiendo cuando estoy decaída emocionalmente. Y ahora cocino un
montón con té. Agrego té verde a mis verduras y a cualquier cosa
que esté cocinando. Comimos halibut y langostino para el Día de la
Madre, y le puse té verde. Y usé té Oolong para condimentar mi
ensalada.

A mis hijos les encanta el té. Les he comprado algo de té blanco
de arándanos y té blanco de durazno, y lo adoran. Simplemente des-
carto la primera tetera de modo que no quede cafeína. Ahora he llevado a mi oficina una tetera, un colador y té, y un montón de colegas
están comenzando a beber té.

Ya mi pie está mejor, he empezado a caminar cinco días a la semana. Aún si lo que puedo es hacer quince minutos aquí o treinta
minutos allá, pienso que eso está haciendo una gran diferencia. Y
eso mantiene bajo mi nivel de tensión y ansiedad también. A pesar
de todos los retrocesos que he tenido, aún sigo perdiendo peso.
Y no me sucede que me vengo abajo y gano peso, que fue lo que
siempre me sucedió cuando hacía una dieta. Parece que he encontrado mejores maneras de manejar mi tensión. Y no te diré que he
comido perfectamente —he tenido un mal día aquí y allá. Pero he podido reflexionar sobre esto y decir: "Tú sabes, eso simplemente no
funcionó para mi". El Dr. Té siempre dice que no importa si no eres
perfecto. Tú ya eres un éxito. No es como en otras dietas súper estric-
tas que he hecho, donde tienes que seguir el plan exactamente o te
sientes como si fueras un fracaso. Con La dieta del té, siento que hay
un montón de libertad. Y pienso que es eso lo que ha funcionado
para mi. Pienso que realmente es importante que aún cuando pueda
haber resbalado un poquito aquí y allá, simplemente beber té me

mantiene en camino. En vez de inventar excusas porque tal o cual cosa ha sucedido en mi vida, he podido decir, bien, sucedió esto, y me salí un poquito, pero todo lo que necesito hacer para comenzar nuevamente es beber otra taza de té.

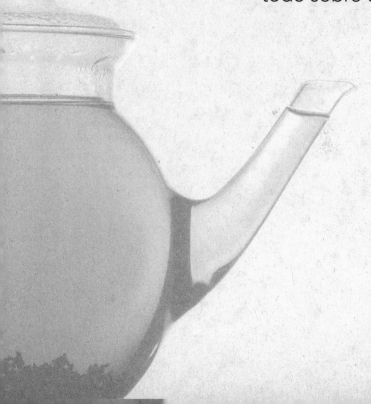

tercera parte

todo sobre el té

11

La cocina del Dr. Té:

Consejos, técnicas y recetas para cocinar con té

El ingrediente singular que encontrarás en estas recetas que no encontrarás en ninguna otra dieta es *té*. Todas las recetas en este capítulo están hechas con té. Este capítulo está dividido en cinco partes:

✳ *Parte 1: Adobos y aderezos.* Estos pueden ser usados como condimentos y aderezos en cualquier receta que elijas.

✳ *Parte 2: Recetas para el plan de comidas.* Estas son recetas para el plan de 14 días del capítulo 8.

✳ *Parte 3: Recetas fáciles y rápidas.* Sabemos que a veces estás limitado en la cantidad de tiempo del que dispones para preparar tu comida y la de tu familia. Es por eso que he incluido

233

recetas que tienen ingredientes conocidos y que toman muy poco tiempo reunirlos. Pero no te preocupes, aún así son saludables y deliciosos.

✳ *Parte 4: Recetas adicionales.* Los platos aquí pueden substituir cualquiera de los platos del plan de 14 días. Incluimos estas recetas de modo que no te aburras comiendo lo mismo una y otra vez.

✳ *Parte 5: Una cena para cuatro con maridajes de té.* Si estás planeando una fiesta o una ocasión especial, puedes usar este menú al pié de la letra o como una guía para un festín fantástico para ti y tus invitados.

Cuando por primera vez comencé a comentarles a mis clientes de dr. tea's sobre la cocina con té, me miraban como si fuera un científico loco. ¿Qué quieres decir con cocinar con té? Eran un poco menos escépticos cuando les decía que el té haría más tierna su carne, agregaría más sabor a sus salsas y que haría más sabroso cualquier plato que imaginaran. Es, más que nada, un ingrediente que realza el sabor —saca lo mejor de las proteínas, hidratos y grasas que ya estás usando para perder peso, y agrega las propiedades del Té3 que ayudará en el proceso aún más.

Te lo aseguro, no hay nada que temer. Sé que a algunos de ustedes se les hace difícil el concepto de "comer" té. Pero es perfectamente comestible. Si quisieras, podrías sacar té suelto directamente de la lata o la bolsita y comerlo. No te haría daño. Pero si una receta lleva "una cucharadita de té Oolong seco", puedes usarlo tal cual es, puedes molerlo en pedacitos más pequeños o simplemente aplastarlo entre tus dedos. Si eliges molerlo, entonces se reducirá de $\frac{1}{4}$ a $\frac{1}{2}$ de cucharadita de té.

No temas experimentar con tus propias recetas también. Sólo

recuerda que el té realza el sabor en los alimentos, por lo tanto las recetas que incluyen té no necesitan sal adicional.

Cuando leas las recetas, verás que hemos hecho sugerencias sobre el tipo de té a utilizar. (No importa la marca del té que usas ni tampoco si viene en bolsitas o suelto). De todos modos, siéntete libre de experimentar. El sabor del té no abruma ninguno de los platos, pero si prefieres un sabor ligeramente diferente, usa el té que más te gusta.

¡Parece que el té realza lo mejor de cada uno y de cada cosa! Hace más que agregar sabor, de todos modos. Cuando cocinas al modo de La dieta del té, todos los beneficios para la salud que hay en una taza de té están sumándose a tus alimentos al cocinarlos también.

PARTE 1 ✳ ADOBOS Y ADEREZOS

Puedes usar té en hojas suelto o sacarlo de un saquito. No te preocupes en ser preciso para medir el té, ya que un poquito más sólo servirá para agregar más salud a tu plato.

Un adobo es como suena: una combinación de condimentos secos que se frota sobre carne vacuna, cerdo, pollo o pescado para acentuar el verdadero sabor del plato. Para usar un adobo, primero esparces una pequeña cantidad de aceite de oliva sobre tu carne, lo haces penetrar, y luego "frotas el adobo" sobre la carne. Puedes hacer esto inmediatamente antes de cocinar, pero si quieres que el sabor impregne y ablande la carne, puedes dejarla reposando por lo menos 30 minutos (refrigerar toda la noche también es una buena opción). Conserva cualquier resto de adobo o aderezo en un tarrito cerrado herméticamente.

También puedes usar estos adobos como condimentos con

verduras, ensaladas y omelettes —simplemente espolvoreándolos como si fueran sal y pimienta. Y no temas mezclar y combinar. Si te gusta usar el adobo para pollo sobre el bistec o pescado, adelante. ¡Son todos sorprenden-Tés!

Adobo con té para pollo

2 cucharaditas de pimienta negra molida

1 cucharadita de tomillo seco

1 cucharadita de sal kosher

1 cucharadita de té Oolong seco de ciruela finamente molido, o
cualquier otro té Oolong que te encante

Mezcla todos los ingredientes juntos. Espolvorea ligeramente sobre pechugas de pollo deshuesadas, sin piel. Puedes usarlo más generosamente en pollos enteros.

Salen 5 cucharaditas
NUTRICIÓN POR 1 CUCHARADITA COLMADA: *calorías 5, grasa 0g, proteína 0g, hidratos 1g*

Adobo común con té para pescado y verdura

4 cucharaditas de pimienta blanca molida

2 cucharaditas de sal kosher

2 cucharaditas de té Oolong seco finamente molido

Mezcla todos los ingredientes. Úsalo generosamente.

Salen 8 cucharaditas
NUTRICIÓN POR PORCIÓN DE ¾ DE CUCHARADITA: *calorías 10, grasa 0g, proteína 1g, hidrato 2g*

Adobo con té para carne

4 cucharaditas de pimienta negra molida

4 cucharaditas de chile en polvo

4 cucharaditas de azúcar rubia o morena compacta

2 cucharaditas de té Oolong seco finamente molido

2 cucharaditas de sal kosher

1 cucharadita de paprika

Mezcla todos los ingredientes. Úsalo generosamente.

Salen cerca de 6 cucharadas

NUTRICIÓN POR PORCIÓN DE 1¼ DE CUCHARADITA: *calorías 20, grasa 0 g, proteína 1 g, hidratos 4 g.*

Adobo con té para barbacoa

4 cucharaditas de pimienta negra molida

4 cucharaditas de chile en polvo

4 cucharaditas azúcar rubia o morena compacta

2 cucharaditas de té negro Lapsong Souchong seco finamente molido

2 cucharaditas de sal kosher

1 cucharadita de paprika

Mezcla todos los ingredientes. Úsalo generosamente.

Salen cerca de 6 cucharadas

NUTRICIÓN POR PORCIÓN DE 1¼ DE CUCHARADITA: *calorías 25, grasa 0 g, proteína 1 g, hidratos 5 g.*

Aderezo con té para ensalada

1 cucharada de aceite de oliva

2 cucharadas de vinagre balsámico

¼ de cucharadita de pimienta negra molida

Pizca de té verde seco finamente molido

½ cucharadita de mostaza Dijon

Mezcla en un pequeño cuenco y espolvorea sobre la ensalada.

2 porciones

NUTRICIÓN POR PORCIÓN: *calorías 70, grasa 7 g, proteína 0 g, hidratos 2 g.*

Aderezo para ensalada con semillas de tomate y té

2 tomates grandes (trata de usar orgánicos de ser posible)

2 cucharadas de vinagre de vino tinto

½ cucharadita de té verde seco

¼ de cucharadita de sal

¼ de cucharadita de pimienta molida

Limpia y seca los tomates. Divide los tomates en cuatro y quita las semillas con una cuchara, ubicando las semillas en un pequeño cuenco. Utiliza los tomates cortados en cuartos para tu ensalada o como guarnición para tu desayuno, almuerzo o cena.

Combina las semillas del tomate, el vinagre, el té seco, la sal y la pimienta y mézclalos. Rocía sobre la ensalada o sobre los tomates.

2 porciones

NUTRICIÓN POR PORCIÓN: *calorías 35, grasa 0 g, proteína 2 g, hidratos 7 g.*

PARTE 2 ✳ RECETAS PARA EL PLAN DE COMIDAS

DÍA 1

Yogur con granola y té

¼ de taza de granola baja en grasa

¼ de cucharada de té seco frutal o tisana (tu favorita), finamente molidos

Un pote de 7 onzas de yogur griego bajo en calorías

1 cucharada de miel o néctar de ágave

¼ de taza de frambuesas frescas

2 nueces de Castilla, trituradas

Mezcla todos los ingredientes en un cuenco, o ponlos en capas para darle efecto de postre: vierte la granola en un cuenco o copa de postre, agrega el té y mezcla. Mezcla el yogur con la miel y vierte la mitad sobre la mezcla granola/té. Esparce las frambuesas como una próxima capa. Agrega el resto del yogur, y espolvorea las nueces trituradas como toque final.

1 porción

NUTRICIÓN POR PORCIÓN: *calorías 320, grasa 4,5 g, proteínas 21 g, hidratos 52 g.*

TodTé caliente de pastel de manzana

Té negro sabor a pastel de manzana o tisana* Rooibos en suficiente cantidad como para cubrir el fondo de una tetera, o una bolsita de té con sabor a manzana

1 cucharadita de néctar de ágave o cualquier miel, mezclado con una cucharada de agua caliente

1 taza de agua filtrada

1 cucharada de crema batida sin grasa ni azúcar (opcional)

Mezcla el té y el néctar de ágave en una tetera o taza. Agrega el agua y deja reposar por 3 ó 4 minutos, cuela y sírvelo caliente con la crema batida, si lo deseas.

*Si no tienes el Té negro de pastel de manzana o la tisana Rooibos, usa cualquier té negro común o tisana Rooibos y agrega una cucharadita de manzanas frescas o secas sin cáscara, cortadas en dados, una pizca de de canela molida y ¼ de cucharadita de extracto de vainilla (opcional) cuando el té esté reposando.

Si deseas un Frostea, cuela el té reposado sobre hielo en una licuadora y licua hasta que esté tan espeso como lo desees. Sirve con la crema batida, si gustas. Vuelve a dejar en reposo el té suelto o la bolsita.

1 porción
NUTRICIÓN POR PORCIÓN: *calorías 40, grasa 0g, proteínas 1g, hidratos 8g*
CON UNA CUCHARADA DE CREMA BATIDA SIN GRASA NI AZÚCAR: *calorías 45, grasa 0g, proteínas 1g, hidratos 10g*

Pollo asado con té

Cuatro mitades de pechugas de pollo de 4 onzas sin hueso y sin piel
1 cucharada de aceite de oliva
1 cucharada de vinagre balsámico
2 cucharaditas de Adobo con té para pollo (pág. 236), o agrega ¼ de
cucharadita de té seco finamente molido a tu condimento preferido
para pollo

Lava y seca con palmaditas las pechugas de pollo. Mezcla el aceite, el vinagre y hazlos penetrar en el pollo. Espolvorea levemente con el condimento para pollo. Déjalo asentarse por 10 minutos.

Calienta una bandeja para parrilla al máximo. Asa las pechugas de pollo hasta que estén bien doradas.

4 porciones

NUTRICIÓN POR PORCIÓN: *calorías 160, grasa 5 g, proteínas 27 g, hidratos 1 g*

Arroz con té

2 cucharaditas de té Oolong seco de ciruela o cualquier otro té Oolong que te guste

2 tazas de agua hirviendo

½ cucharadita de sal kosher

½ cucharadita de pimienta negra molida

1 taza de arroz integral

Deja reposar el té seco en agua hirviendo por 10 minutos (puedes aún volver a reposar estas hojas y usarlas nuevamente). Cuela el té dentro de una cacerola. Llévalo al hervor. Agrega la sal y la pimienta. Lava bien el arroz. Agrégalo al té hirviendo. Disminuye el fuego y deja que el té hierva a fuego lento. Tapa la cacerola con una tapa hermética y hierve a fuego lento por aproximadamente 40 minutos, o hasta que el té se haya absorbido. Esponjar con un tenedor.

6 porciones

NUTRICIÓN POR PORCIÓN DE ½ TAZA: *calorías 180, grasa 1.5 g, proteínas 4 g, hidratos 38 g*

Hamburguesas de pavo y té envueltas en lechuga

1 libra de carne blanca molida de pavo

2 huevos

2 cucharadas de apio picado

2 cucharadas de tomates disecados al sol finamente picados

2 cucharadas de queso parmesano sin grasa rallado

1 cucharada de perejil fresco de hoja chata picado o 1 cucharadita de
   perejil seco

2 cucharadas de salsa Worcestershire

1 cucharadita de té verde seco finamente molido

1 cucharadita de pimienta negra molida

$\frac{1}{2}$ cucharadita de salsa picante

$\frac{1}{4}$ de taza de panko (migas de pan japonés)

Atomizador de aceite de oliva

1 cabeza de lechuga mantecosa, hojas separadas, lavadas y secas

Mezcla el pavo, los huevos, el apio, los tomates, el queso, el perejil, la salsa Worcestershire, el té seco, la salsa picante y el panko en un cuenco mediano, mezclando todo levemente hasta que todos los ingredientes estén incorporados. Divide en cuatro porciones y forma hamburguesas. Calienta una bandeja para parrilla o la barbacoa hasta temperatura mediana. Rocía la bandeja o rejilla con el atomizador de aceite de oliva. Cocina por alrededor de 8 minutos de cada lado.

Sirve en las hojas de lechuga.

4 porciones

NUTRICIÓN POR PORCIÓN: *calorías 210, grasa 2,5 g, proteínas 35 g, hidratos 13 g*

Yogur helado con té de fresa, chocolate y menta

½ taza de agua filtrada

3 cucharadas de Rooibos seco de helado de menta con chispas de
chocolate, o cualquier otro té seco sabor a chocolate

1 cuarto de yogur común sin grasa

1 taza de fresas congeladas sin azúcar

Lleva el agua filtrada al punto de ebullición y sácala del fuego. Agrega el
té seco y deja reposar por 5 a 7 minutos. Cuela el té en una licuadora o
procesadora. Agrega el yogur y las fresas a la mezcla del té, y licua hasta
que todo esté suave y homogéneo. Colócalo en el freezer en un recipiente
adecuado y déjalo allí por 2 horas, o hasta que estés listo/a para servir.

Rinde aproximadamente 1 cuarto; 4 porciones

NUTRICIÓN POR PORCIÓN DE 1¼ DE TAZA: *calorías 120, grasa 0g, proteínas
13g, hidratos 22g*

DÍA 2

Burrito con té para el desayuno

Atomizador de aceite de oliva

½ pimiento rojo, picado

½ pimiento amarillo, picado

12 claras de huevo

1 cucharada de cilantro picado

¼ de cucharadita de pimienta negra

⅛ de cucharadita de té Oolong seco finamente molido

2 tortillas de 8 pulgadas de trigo integral

Salsa de tomate con té (pág. 244)

2 cucharadas de queso cheddar sin grasa, rallado

Rocía una sartén antiadherente grande con el atomizador de aceite de oliva. Caliéntala hasta temperatura media alta. Saltea los pimientos por aproximadamente 2 minutos.

Bate juntas las claras de huevo, el cilantro, la pimienta y el té seco. Agrega a la sartén y revuelve hasta que estén cocidos a tu gusto.

Calienta las tortillas. Saca los huevos de la sartén y divídelos por la mitad colocándolos en medio de ambas tortillas. Coloca arriba de cada uno una cucharada de salsa y ½ cucharada de queso. Envuelve los burritos y sírvelos con el resto de la salsa.

2 porciones

NUTRICIÓN POR PORCIÓN (CON UNA CUCHARADA DE SALSA): *calorías 310, grasa 4,5 g, proteínas 26 g, hidratos 41 g*

Salsa de tomate con té

4 tomates Roma sin semillas, picados (conserva las semillas para hacer Aderezo para ensalada con semillas de tomate y té, pág. 238)

1 cucharada de jugo de lima fresca

Ralladura de ¼ de lima

1 cucharada de tu té seco favorito

1 jalapeño sin semillas, picado

Adobo común con té para pescado y verdura (pág. 236), a gusto

Mezcla todos los ingredientes en un cuenco mediano.

2 porciones

NUTRICIÓN POR PORCIÓN: *calorías 150, grasa 4 g, proteína 25 g, hidratos 3 g*

Frostea de torta de chocolate y avellanas

Tisana Rooibos* de torta de chocolate y avellanas para cubrir el fondo
de una tetera o una bolsita de té de chocolate y avellana
1 cucharadita de néctar de ágave o cualquier miel, mezclados con una
cucharada de agua caliente
1 taza de agua filtrada y hervida
Hielo para llenar una licuadora
1 cucharada de crema batida sin grasa ni azúcar (opcional)

Mezcla el té y el néctar de ágave en una tetera o taza. Agrega el agua y deja reposar de 3 a 4 minutos. Cuela la mezcla de té reposado sobre el hielo en una licuadora y licua hasta que esté tan espeso como lo desees. Sirve con crema batida, si lo deseas. Vuelve a dejar reposar el té suelto o en bolsita.

*Si no tienes la tisana Rooibos de torta de chocolate y avellanas, utiliza cualquier té negro común o tisana Rooibos y agrega media cucharadita de mini chispas de chocolate y un puñado pequeño de avellanas picadas al té mientras se está reposando.

También puedes servirlo caliente.

1 porción
NUTRICIÓN POR PORCIÓN: *calorías 50, grasa 2 g, proteínas 1 g, hidratos 7 g*
CON UNA CUCHARADA DE CREMA BATIDA SIN AZÚCAR: *calorías 60, grasa 2 g,*
proteínas 1 g, hidratos 9 g

Ensalada mediterránea con té

4 mitades de pechugas de Pollo asado con té (pág. 240)

2 cabezas de lechuga romana

1 pepino inglés sin semillas y picado

8 aceitunas Calamata descarozadas y picadas

1 pimiento rojo, sin semillas, picado

1 pinta de tomates cherry

½ cebolla roja, picada

4 onzas de queso feta desmenuzado (aproximadamente una taza)

2 cucharadas de vinagre balsámico

¼ de cucharadita de mostaza Dijon

1 cucharada de aceite de oliva

¼ de cucharadita de pimienta negra molida

Pizca de té Oolong seco molido

½ cucharadita de cilantro picado

Pica el pollo en trocitos del tamaño de un bocado y ponlos en un cuenco grande. Corta la lechuga en pedazos del tamaño de un bocado y agrégala al cuenco. Añade el pepino, las aceitunas, el pimiento rojo, los tomates, la cebolla, y el queso feta.

En un cuenco pequeño bate el vinagre y la mostaza. Agrega el aceite de oliva y bate bien. Añade la pimienta, el té seco y el cilantro. Aderezar la ensalada y mezcla todo.

4 porciones

NUTRICIÓN POR PORCIÓN: *calorías 290, grasa 11 g, proteínas 36 g, hidratos 15 g*

Halibut al horno con té de limón

2 limones cortados en rodajas finas

4 filetes de halibut de cuatro onzas

1 cucharadita de aceite de oliva

2 cucharaditas de Adobo común con té para pescado y verdura con

(pág. 236), o añadir ¼ de cucharadita de tu té seco favorito finamente

molido a cualquier aderezo para pescado que prefieras

2 filetes de anchoas* lavados y secados a palmaditas

2 cucharaditas de alcaparras lavadas y escurridas

1 cucharadita de eneldo fresco picado

Calienta el horno a 350 grados F con una rejilla en el medio. Ubica la mitad de las rodajas de limón en el fondo de la fuente para hornear. Coloca los filetes de halibut sobre las rodajas de limón. Pincela con el aceite de oliva. Frota el pescado con el Adobo con té. Corta las anchoas y déjalas caer sobre el pescado. Cubre con las rodajas de limón restantes. Espolvorea con las alcaparras y el eneldo. Hornea por 20 minutos o hasta que el pescado esté blanco y hojaldrado.

*Las anchoas agregarán una profundidad de sabor y no tendrán mal sabor.

4 porciones

NUTRICIÓN POR PORCIÓN: *calorías 150, grasa 4g, proteínas 25g, hidratos 3g*

Espárragos asados al horno con té

1 libra de espárragos de espesor mediano

2 cucharadas de aceite de oliva

1 cucharadita de pimienta negra molida

½ cucharadita de sal kosher

¼ de cucharadita del té seco que prefieras finamente molido

1 cucharada de queso parmesano rallado (opcional)

Calienta el horno hasta los 350 grados F. Dobla el tallo de un espárrago hasta que se quiebre. Eso te dirá dónde cortar el resto de los espárragos. Córtalos todos a la misma altura. (Es bueno conservar la parte leñosa para hacer sopa.)

Coloca los espárragos en una plancha para galletitas cubierta con papel de aluminio. Rocía con el aceite de oliva y espolvorea con la pimienta, la sal y el té seco. Revuelve los espárragos para asegurarte de que todos estén sazonados en forma pareja. Hornea por aproximadamente 30 minutos. Espolvorea con el queso, si lo deseas y hornea hasta que el queso esté derretido.

4 porciones

NUTRICIÓN POR PORCIÓN (CON QUESO): *calorías 110, grasa 7 g, proteínas 5g, hidratos 8 g*

Frostea-na colada

Té verde o blanco con piña* para cubrir el fondo de la tetera, o una
*   bolsita de té con sabor a piña*

1 cucharadita de néctar de ágave o cualquier miel, mezclada con una
*   cucharada de agua caliente*

2 cucharadas de jarabe de Coco Torani sin azúcar, o cualquier otro

jarabe de coco sin azúcar
1 taza de agua filtrada, hervida
Hielo para llenar una licuadora
1 cucharada de crema batida sin grasa y sin azúcar (opcional)

Mezcla el té, el néctar de ágave y el jarabe en la tetera o taza. Añade el agua y deja reposar por 3 minutos. Cuela la mezcla de té ya reposada sobre el hielo en una licuadora y licua hasta que esté tan espeso como lo desees. Sirve con crema batida, si lo deseas. Vuelve a reposar el té suelto o en bolsita.

*Si no tienes un té con piña, utiliza cualquier té verde o blanco común o tisana Rooibos y agrega una cucharada de piña fresca o seca picada mientras esté en reposo.

También puedes servirlo caliente.

1 porción
NUTRICIÓN POR PORCIÓN: *calorías 50, grasa 0, proteínas 1 g, hidratos 12 g*
CON UNA CUCHARADA DE CREMA BATIDA SIN GRASA NI AZÚCAR: *calorías 60, grasa 0 g, proteínas 1 g, hidratos 14 g*

DÍA 3

Frostea de pastel de arándanos

Té blanco de Arándanos* para cubrir el fondo de una tetera o una
*   bolsita de té con sabor a arándanos*
1 cucharadita de néctar de ágave o cualquier miel, mezclada con una
*   cucharada de agua caliente*
1 taza de agua filtrada, hervida.
Hielo para llenar una licuadora

Mezcla el té y el néctar de ágave en una tetera o taza. Agrega el agua y deja reposar por 3 minutos. Cuela la mezcla de té ya reposado sobre el hielo en una licuadora y licua hasta que esté tan espeso como lo desees. Sirve. Vuelve a remojar el té suelto o en bolsita.

*Si no tienes té con sabor a arándanos, usa cualquier té común blanco o verde o tisana Rooibos y agrégale una cucharada de arándanos frescos o secos mientras esté en reposo.

También puede servirse caliente.

1 porción

NUTRICIÓN POR PORCIÓN: *calorías 60, grasa 0g, proteínas 1g, hidratos 14g*

Sopa de verdura y té con pollo

Cuatro mitades de pechugas de pollo de 4 onzas deshuesadas y sin piel

2 cucharaditas de aceite de oliva

½ taza de cebollas picadas

2 dientes de ajo, picados finos

2 tazas de repollo, cortado en tiras

2 tazas de caldo de pollo o verduras bajo en sodio

½ taza de zanahorias picadas

½ taza de apio picado

1 lata de 14,5 onzas de tomates cortados

½ taza de habichuelas

½ taza de zucchini picado

1 cucharadita de pimienta negra molida

1 cucharada de té Oolong seco finamente molido

2 cucharadas de salsa Worcestershire

1 cucharada de albahaca fresca picada o 1 cucharadita de albahaca seca

2 cucharadas de queso parmesano sin grasa, rallado

Calienta el aceite de oliva en una cacerola sobre fuego mediano. Agrega la cebolla y cocínala hasta que esté traslúcida. Agrega el ajo y revuelve, teniendo cuidado de no quemarla. Agrega el repollo y saltea por aproximadamente 10 minutos. Agrega el caldo y 1½ tazas de agua.

Añade las zanahorias, el apio y los tomates con su jugo. Cocina por 30 minutos.

Agrega las habichuelas, el zucchini, la pimienta, el té seco, la salsa Worcestershire y la albahaca. Cocina por 15 minutos más. Agrega el queso parmesano antes de servir.

Esta receta puede hacerse doble y mantenerla en la heladera o en el freezer.

4 porciones

NUTRICIÓN POR PORCIÓN: *calorías 240, grasa 4,5 g, proteína 33 g, hidratos 16 g*

Pan de pavo con té

½ taza de té Oolong reposado

¾ taza de avena de cocción rápida

1 cucharada de aceite de oliva

1 cebolla pequeña, picada

½ taza de pimientos rojos o naranjas, picados

2 tazas de hojas de espinaca fresca sin apretar, picadas

2 libras de pechugas de pavo molidas

4 claras de huevo, batidas

¼ taza de ketchup

1 cucharada de salsa Worcestershire

1 cucharadita de pimienta negra molida

Atomizador de aceite de oliva

Lata de salsa de tomate de 18 onzas

Calienta el horno hasta los 350 grados F. Vierte el té reposado sobre la avena y déjalo aparte.

Calienta el aceite de oliva en una cacerola para saltear mediana. Cocina la cebolla sobre fuego medio por unos pocos minutos, hasta que esté traslúcida.

Agrega los pimientos y cocina por aproximadamente 1 minuto. Agrega la espinaca, revuelve y deja que se ponga mustia. Saca la cacerola del fuego y deja que se enfríe.

Mezcla el pavo, las claras de huevo, la avena, el ketchup, 2 cucharaditas de salsa Worcestershire, la pimienta y las verduras enfriadas.

Rocía una fuente para horno de 13 por 9 pulgadas con el atomizador de aceite de oliva. Con el pavo forma un pan de aproximadamente 5 pulgadas de ancho y 8 pulgadas de largo. Mezcla la salsa de tomate y la cucharadita de salsa Worcestershire restante y viértelo sobre el pan de pavo.

Hornea aproximadamente 1 hora, hasta que la temperatura interna llegue a 160 grados F. Deja reposar por 10 minutos antes de cortarlo en rebanadas.

8 porciones
NUTRICIÓN POR PORCIÓN: *calorías 200, grasa 4 g, proteínas 32 g, hidratos 12 g*

Peras al horno, con té

2 peras, peladas, en mitades, sin el centro
½ taza de té de fruta ya reposado, cualquier sabor
2 paquetes de stevia seco
½ cucharadita de canela molida

Calienta el horno hasta los 350 grados F.

Coloca las peras sobre una fuente para horno. Vierte el té ya reposado sobre las peras. Espolvorea con la stevia y la canela. Hornea por 40 a 50 minutos hasta que estén tiernas al pincharlas con el tenedor, rociando con el té sobre las peras a mitad del proceso de cocción.

Deja que las peras se enfríen hasta temperatura ambiente antes de servir.

4 porciones
NUTRICIÓN POR PORCIÓN: *calorías 50, grasa 0 g, proteínas 0 g, hidratos 12 g*

Salsa balsámica de fresa y té

1 taza de fresas
2 cucharadas de vinagre balsámico
2 cucharadas de tu té favorito ya reposado
Pizca de pimienta negra molida
1 cucharadita de azúcar morena

Corta las fresas en pedacitos pequeños. Mezcla con el vinagre, el té reposado, la pimienta y el azúcar en una cacerola pequeña. Revuelve bien. Cocina a fuego lento por aproximadamente 10 minutos, hasta que las fresas estén blandas.

Esta salsa también puede hacerse sin cocinar. Simplemente mezcla todos los ingredientes en un cuenco y déjalos macerar por al menos 30 minutos. La salsa será más líquida y las fresas quedarán en pedazos más grandes, pero será igualmente deliciosa.

4 porciones
NUTRICIÓN POR PORCIÓN: *calorías 20, grasa 0 g, proteínas 0 g, hidratos 5 g*

DÍA 4

Frittata de verdura y hongos con té

½ libra de hongos (de cualquier tipo que te guste), limpios y cortados
en daditos

2 cebollas verdes (de verdeo), limpias de hojas y tallo y cortadas en
rebanadas

½ taza de pimientos amarillos, rojos y verdes cortados en daditos

2 pizcas de cualquier té que te guste

1 tallo de apio, cortado

1 taza de té ya preparado (cualquier tipo que te guste)

Pizca de pimienta cayena (opcional)

8 claras de huevo

Calienta una sartén antiadherente grande. Agrega los hongos, las cebollas verdes, los pimientos, el té seco y el apio.

Añade el té ya preparado a la sartén, tápala y déjalo hervir a fuego lento. Si lo quieres un poquito picante, agrégale una pizca de pimienta cayena. Revuelve ocasionalmente. Cocina hasta que las verduras estén hechas según tu gusto.

Bate las claras en un cuenco. Cuando las verduras estén listas, agrégales las claras batidas. Cubre y cocina sobre fuego lento hasta que esté firme.

2 porciones

NUTRICIÓN POR PORCIÓN: *calorías 140, grasa 0,5 g, proteínas 23 g, hidratos 10 g*

TodTé caliente de jengibre

Tisana Rooibos de jengibre para cubrir el fondo de una tetera o una
    bolsita de té con sabor a jengibre*
1 taza de agua filtrada, hervida
1 cucharadita de néctar de ágave o cualquier otra miel, mezclada con
    una cucharada de agua caliente
1 cucharada de copo de terminación batido sin grasa ni azúcar
    (opcional)

Mezcla el té con el néctar de ágave en una tetera o taza. Agrega el agua y
deja reposar por cuatro minutos. Sirve caliente, con el copo de terminación batido, si lo deseas.

*Si no tienes Rooibos de jengibre, utiliza cualquier té o tisana Rooibos co-
mún y mientras esté reposando agrégale ½ cucharadita de jengibre seco,
1 cucharada de cáscara de naranja rallada, ½ cucharadita de almendras
picadas y 3 granos enteros de pimienta rosada.

Si deseas un Frostea, cuela la mezcla de té ya preparado sobre hielo en
una licuadora y licua hasta que esté tan espeso como lo desees. Sirve con
la crema batida, si lo deseas. Vuelve a reposar el té suelto o en bolsita.

1 porción
NUTRICIÓN POR PORCIÓN: *calorías 50, grasa 1,5g, proteína 1g, hidratos 9g*
CON UNA CUCHARADA DE CREMA BATIDA: *calorías 60, grasa 1,5g, proteína*
1g, hidratos 10g

Tostadas de pollo con té y Salsa de tomate con té

Cuatro tortillas de trigo integral de 8 pulgadas

1 cucharadita de aceite de oliva

1 libra de mitades de pechugas de pollo, sin hueso y sin piel

½ cucharadita de pimienta negra molida

¼ de cucharadita de té Oolong seco finamente molido

4 a 5 gotitas de salsa picante, como salsa Tabasco

2 cabezas de lechuga romana

4 tomates, cortados

½ taza de zanahorias ralladas

1 aguacate mediano

1 pepino grande, pelado, sin semillas, y cortado

1 cebolla roja, cortada

¼ de taza de cilantro, picado

Jugo de 2 limas

1 jalapeño sin semillas y picado (opcional)

¼ de taza de queso cheddar sin grasa, rallado

Salsa de tomate con té (pág. 244)

Calienta el horno hasta los 450 grados F. Pinta las tortillas con aceite de oliva y ponlas a tostar al horno hasta que estén crocantes. Sazona el pollo con la pimienta, el té seco y la salsa picante. Ásalo en una bandeja de asar al grill hasta que esté dorado de ambos lados, aproximadamente 8 minutos. Déjalo aparte para que se enfríe, luego córtalo en trocitos pequeños.

Corta la lechuga romana en mitades en forma longitudinal. Colócalas en la bandeja para asar por 1 ó 2 minutos, para que se pongan levemente mustias. Quita la lechuga de la bandeja y córtala en forma gruesa.

Pon la lechuga, los tomates y las zanahorias en un cuenco grande. Agrega el pollo.

Corta los aguacates en mitades y quítales el carozo. Con una cuchara sácales la carne. Corta los aguacates en cubos y ponlos en un cuenco mediano. Agrega el pepino, la cebolla, el cilantro y el jugo de lima. Si lo deseas, agrega el jalapeño al cuenco.

Coloca las tortillas en cuatro platos. Distribuye la ensalada entre los platos. Coloca sobre ellas la mezcla de los aguacates. Espolvorea cada ensalada con 1 cucharada de queso cheddar. Sirve la salsa a un lado.

8 porciones

NUTRICIÓN POR PORCIÓN (SIN SALSA): *calorías 230, grasa 6 g, proteína 20 g, hidratos 32 g*

Frostea de helado de menta y chocolate

Cualquier té o tisana* Rooibos con sabor a menta con chocolate para cubrir el fondo de una tetera o 1 bolsita de té con sabor a menta con chocolate

1 cucharadita de néctar de ágave, o cualquier miel, mezclada con una cucharada de agua caliente

1 taza de agua filtrada, hervida

Hielo para llenar una licuadora

Mezcla el té con el néctar de ágave en una tetera o taza. Agrega el agua y deja reposar por 3 minutos. Cuela la mezcla de té reposado sobre el hielo en una licuadora y licua hasta que esté tan espeso como lo desees. Sirve. Vuelve a reposar el té suelto o en bolsita.

*Si no tienes té o tisana Rooibos sabor a menta con chocolate, utiliza cualquier té común blanco o verde o tisana Rooibos y agrega 1 cucharadita de menta fresca o seca, picada y una cucharadita de mini chispas de chocolate mientras está en reposo.

También se puede servir caliente.

1 porción

NUTRICIÓN POR PORCIÓN: *calorías 50, grasa 1,5 g, proteína 1 g, hidratos 9 g*

DÍA 5

Avena con té, manzana y canela

Avena para 1 porción

3 pizcas de té seco molido, del tipo que te guste

1 cucharada de almendras picadas

¼ de taza de manzanas picadas

Canela molida

Prepara la avena de acuerdo a las indicaciones del paquete. Agrégale el té seco. Termina con las almendras y las manzanas. Espolvorea con la canela.

1 porción

NUTRICIÓN POR PORCIÓN: *calorías 210, grasa 6 g, proteína 8 g, hidratos 31 g*

Frostea DaiquiTÉ de pastel de fresa y frambuesa

Cualquier té o tisana de fresa o frambuesa* para cubrir el fondo de una tetera o una bolsita de té con sabor a fresa o frambuesa

1 cucharadita de néctar de ágave o cualquier miel, mezclada con una cucharada de agua caliente

1 taza de agua filtrada, hervida

Hielo para llenar una licuadora

1 cucharada de crema batida sin grasa ni azúcar (opcional)

Mezcla el té y el néctar de ágave en una tetera o taza. Agrega el agua y deja reposar por cuatro minutos. Cuela la mezcla de té ya reposado sobre el hielo en una licuadora y licua hasta que esté tan espeso como lo desees. Sirve con la crema batida, si lo deseas. Vuelve a reposar el té suelto o en bolsita.

*Si no tienes té o tisana Rooibos con sabor a fresa o frambuesa, utiliza cualquier té o tisana Rooibos común y cuando esté reposando agrega una cucharada de fresas o frambuesas frescas o secas, picadas.

Puedes servirlo caliente.

1 porción

NUTRICIÓN POR PORCIÓN: *calorías 45, grasa 0 g, proteína 1 g, hidratos 10 g*
CON UNA CUCHARADA DE CREMA BATIDA: *calorías 50, grasa 0 g, proteína 1 g, hidratos 12 g*

Salmón asado con té

4 filetes de salmón de 4 onzas o 1 filete de 16 onzas

Atomizador de aceite de oliva

2 cucharadas de Adobo común con té para pescado y verdura (pág. 236)

o agrega ⅓ de cucharadita de cualquier té común finamente molido a tu condimento para pescado favorito

Aceite de oliva

Lava y seca con palmaditas el salmón. Rocía con aceite de oliva ambos lados del salmon. Frota el condimento sobre ambos lados del salmón.

Calienta una bandeja para grill o una barbacoa al máximo.

Usando una pequeña cantidad de aceite de oliva en una toalla de papel, unta la bandeja para parrilla o parrilla de barbacoa para impedir que el pescado se pegue.

Asa a la parrilla el salmón por cinco minutos por lado. Quítalo de la parrilla, cubre con papel de aluminio, y deja reposar por 5 minutos antes de servir.

Este pescado puede ser servido caliente, a temperatura ambiente o frío en una ensalada.

4 porciones

NUTRICIÓN POR PORCIÓN: *calorías 189, grasa 8g, proteína 26g, hidratos 1g*

Pollo con té a la barbacoa

4 mitades de pechugas de pollo de 6 onzas sin hueso y sin piel

1 cucharada de aceite de oliva

1 cucharada de vinagre balsámico

2 cucharaditas de Adobo con té para pollo (pág. 236) o Adobo con té para barbacoa (pág. 237), agrega ¼ de cucharadita de té seco finamente molido a tu condimento para pollo preferido

Lava y seca con palmaditas las pechugas de pollo. Mezcla el aceite y el vinagre y frótalo para que penetre en el pollo. Espolvorea ligeramente con el condimento para pollo. Deja reposar por 10 minutos.

Calienta una bandeja para asar o la barbacoa al máximo. Asa el pescado hasta que esté bien dorado, alrededor de 8 minutos.

4 porciones

NUTRICIÓN POR PORCIÓN: *calorías 170, grasa 3g, proteína 28g, hidratos 5g*

Tisana Rooibos TodTé caliente de tiramisú

Tisana Rooibos de Tiramisú* para cubrir el fondo de una tetera o
1 bolsita de té negro común o tisana Rooibos común
1 cucharadita de néctar de ágave o cualquier miel, mezclada con una
cucharada de agua caliente
1 taza de agua filtrada, hervida
1 cucharada de copos de terminación batido sin grasa y sin azúcar
(opcional)

Mezcla el té y el néctar de ágave en una tetera o taza. Agrega el agua y
deja reposar por 3 a 4 minutos y sirve caliente con crema batida, si lo
deseas.

*Si no tienes la tisana Rooibos de Tiramisú, utiliza cualquier té negro o ti-
sana Rooibos y, cuando esté en reposo, agrégale ½ cucharadita de mini
chispas de chocolate, ½ cucharadita de almendras picadas y ¼ de cucharadita de extracto de almendra.

Si deseas un Frostea, cuela la mezcla de té ya reposado sobre hielo en una
licuadora y licua hasta que esté tan espeso como lo desees. Sirve con
crema batida, si lo deseas. Vuelve a reposar el té suelto o en bolsita.

1 porción

NUTRICIÓN POR PORCIÓN: *calorías 50, grasa 2 g, proteina 1 g, hidratos 8 g*
CON 1 CUCHARADA DE CREMA BATIDA: *calorías 60, grasa 2 g, proteína 1 g,*
hidratos 9 g

DÍA 6

Paletas de helado con té

Cualquier Frostea que te guste (receta doble)
Bandeja de 6 unidades de paletas y palitos

Prepara el Frostea, duplicando la receta. Permite que el hielo se derrita por unos 20 a 30 minutos. Vierte la mezcla dentro de las bandejas de paletas, coloca los palitos y ubícalos en el freezer. Déjalos allí hasta que estén firmes, 1 hora o más.

6 porciones
NUTRICIÓN POR PORCIÓN: *varía de acuerdo a la receta de Frostera que se utilice*

Pollo salteado con té

2 cucharadas de aceite de oliva
1/2 cucharadita de escamas de pimienta roja
1 cucharadita de tomillo fresco picado o 1/2 cucharadita de tomillo seco
1 libra de pechugas de pollo sin hueso y sin piel, cortadas en tiritas
1 cebolla roja, cortada en rebanadas
1 libra de hongos crimini, cortados en rebanadas
1 pimiento rojo, cortado en rebanadas
1 pimiento verde, cortado en rebanadas
2 tazas de cogotillos de brócoli picados
1/2 taza de té Oolong ya reposado
Jugo de 2 limones
1/2 cucharadita de pimienta negra molida
1 taza de arvejas
Ralladura de 1 limón
Arroz con té (pág. 241), para servir

Calienta el aceite de oliva sobre fuego mediano en una sartén grande o wok. Agrega las escamas de pimienta roja y el tomillo. Cocina por unos pocos segundos para permitir que el condimento se incorpore dentro del aceite.

Agrega el pollo. Cocina por 3 minutos, revolviendo constantemente, y sácalo de la sartén.

Agrega la cebolla a la sartén. Cocina hasta que esté traslúcida. Agrega los hongos y cocina unos minutos más. Agrega los pimientos verdes y rojos y el brócoli. Cocina por unos minutos.

Vuelve a poner el pollo en la sartén. Agrega el té, el jugo de limón, y la pimienta. Agrega las arvejas. Añade la ralladura del limón y cocina sólo unos minutos más. Sirve con el Arroz con té.

4 porciones

NUTRICIÓN POR PORCIÓN (SIN EL ARROZ): *calorías 240, grasa 5 g, proteína 33 g, hidratos 18 g*

Frostea de sorbete de naranja

Cualquier té verde o blanco sabor a naranja-vainilla* para cubrir el fondo de una tetera o 1 bolsita de té con sabor a naranja-vainilla

1 cucharadita de néctar de ágave o cualquier miel, mezclada con una cucharada de agua caliente

1 taza de agua filtrada, hervida

Hielo para llenar una licuadora

Mezcla el té y el néctar de ágave en una tetera o taza. Agrega el agua y deja reposar por 3 minutos. Cuela la mezcla de té ya reposado sobre el hielo en una licuadora y licua hasta que esté tan espeso como lo desees. Sirve. Vuelve a utilizar el té suelto o en bolsita.

*Si no tienes té sabor naranja-vainilla, usa cualquier té blanco o verde, o tisana Rooibos, y mientras está en reposo agrega 1 cucharada de cáscara de naranja seca o fresca, picada y ½ cucharadita de extracto de vainilla.

También puede servirse caliente.

1 porción

NUTRICIÓN POR PORCIÓN: *calorías 35, grasa 0 g, proteína 1 g, hidratos 8 g*

DÍA 7

Licuado de té frutal

1 taza de arándanos o fresas congelados

½ taza de tu té favorito de vainilla o fruta ya reposado

1½ tazas de yogur común sin grasa

1 cucharadita de miel

Coloca todos los ingredientes en una licuadora y licua hasta que esté cremoso y espumoso.

1 porción

NUTRICIÓN POR PORCIÓN: *calorías 270, grasa 5 g, proteína 17 g, hidratos 49 g*

Frostea DaiquiTÉ de caramelo y banana

Cualquier té negro o tisana Rooibos* sabor a caramelo para cubrir el fondo de una tetera o 1 bolsita de té sabor a caramelo

1 cucharadita de néctar de ágave o cualquier miel, mezclada con una cucharada de agua caliente

1 ó 2 cucharadas de bananas frescas cortadas en daditos

1 taza de agua filtrada, hervida

Hielo para llenar una licuadora

Mezcla el té y el néctar de ágave en una tetera o taza. Agrega el agua y deja reposar por 3 minutos. Cuela la mezcla de té sobre el hielo en una licuadora y licua hasta que esté tan espeso como lo desees. Vuelve a reposar el té suelto o en bolsita.

*Si no tienes té o tisana Rooibos sabor a caramelo, utiliza cualquier té negro o Rooibos común y, cuando esté en reposo, agrégale 1 cucharadita de pedacitos de caramelo.

También puede servirse caliente.

1 porción

NUTRICIÓN POR PORCIÓN: *calorías 60, grasa 0g, proteínas 1g, hidratos 14g*

Pechugas de pavo a la naranja con té

Jugo de 1 naranja

8 pechugas de pavo

1 cucharada de harina común

¼ de cucharadita de té Oolong seco finamente molido

¼ de cucharadita de sal kosher

1 cucharadita de pimienta negra molida

¼ de cucharadita de jengibre molido

2 cucharadas de aceite de oliva

Vierte la mitad del jugo de naranja sobre las chuletas de pavo y déjalas asentar en el refrigerador por 30 minutos. Pon la harina, el té seco, la sal, la pimienta y el jengibre en una bolsa plástica grande de cierre hermético. Agrega las pechugas de pavo y sacude hasta que estén rebozadas en forma pareja.

Calienta el aceite de oliva en una sartén grande. Agrega el pavo y cocina de ambos lados hasta que esté dorado, aproximadamente 12 minutos. Rocía sobre el resto del jugo de naranja.

8 porciones

NUTRICIÓN POR PORCIÓN: *calorías 200, grasa 8 g, proteínas 28 g, hidratos 5 g*

Pasta con pollo y té, y alcauciles con tomates disecados al sol

Atomizador de aceite de oliva

2 cucharadas de aceite de oliva

1 cebolla roja mediana, cortada en rebanadas

1 libra de mitades de pechugas de pollo sin hueso y sin piel

1 cucharadita de Adobo con té para pollo (pág. 236) o cualquier otro adobo para aves que te guste más ¼ de cucharadita de té finamente molido

½ cucharadita de orégano seco

1 limón, cortado transversalmente a la mitad

1 lata de 14 onzas de corazones de alcauciles, escurridos y cortados en cuartos

1 cucharada de tomates secos al sol, picados (envasados en aceite, escurridos)

1 cucharadita de té Oolong seco o cualquier otro té seco que te guste

8 onzas de pasta integral

Calienta el horno hasta los 350 grados F

Rocía una bandeja para horno grande con atomizador de aceite de oliva y déjala a un lado.

Sobre fuego mediano a alto, calienta el aceite de oliva en una sartén antiadherente grande. Agrega la cebolla y cocina hasta que esté blanda. Colócala en el fondo de la bandeja para horno.

Sazona el pollo con el Adobo con té, el orégano y el jugo de medio limón. Cocina en la sartén hasta que esté dorado de ambos lados. Ubica el pollo en una capa sobre las cebollas en la bandeja para horno.

Corta en rebanadas muy finitas el resto del limón y colócalas sobre el pollo, junto con los alcauciles y los tomates disecados al sol. Hornea sin tapar por aproximadamente 20 minutos.

Mientras tanto, pon a hervir una gran olla con agua. Reduce el fuego para que hierva a fuego lento. Agrega el té Oolong y deja reposar por 3 minutos. Quita las hojas de té del agua y vuelve a hacerla hervir. (Puedes volver a reposar las hojas mientras cocinas.) Agrega la pasta y cocina de acuerdo a las instrucciones del paquete. Cuela la pasta. Sirve el pollo y las verduras sobre la pasta.

4 porciones

NUTRICIÓN POR PORCIÓN: *calorías 310, grasa 6 g, proteínas 26 g, hidratos 39 g*

Compota de albaricoques o ciruelas con té

2 cuartos de agua filtrada

4 cucharadas de tu té negro favorito

1 taza de vinagre de vino de arroz

1 cucharadita de canela molida

1 cucharadita de clavo de olor molido (opcional)

2 cucharadas de extracto de vainilla

4 libras de albaricoques o de la ciruela que te guste, frescos

Natilla con té (pág. 268), opcional

Hierva el agua filtrada y déjala a un lado por unos minutos. Agrega el té y déjalo reposar por 3 minutos. Cuélalo dentro de una cacerola de acero inoxidable grande. (Vuelve a reposar el té mientras cocinas, si lo deseas.)

Agrega el vinagre, la canela, el clavo de olor (si lo usas) y la vainilla al té. Agrega la fruta y hierve a fuego lento por cerca de 10 minutos. Deja aparte para que se enfríe. Saca la fruta y quítales la piel. Corta en mitades y sácales los carozos. Coloca la fruta nuevamente en la cacerola, tapa, y deja en el refrigerador hasta que esté frío.

Sirve con la Natilla con té, si lo deseas. Dos frutas enteras (4 mitades) hacen una comida y una fruta entera (2 mitades) hacen un postre. La fruta escalfada con té también puede ser utilizada como guarnición de cualquier plato, o como un agregado sobre queso cottage o yogur sin grasa.

4 porciones

NUTRICIÓN POR PORCIÓN DE 2 FRUTAS ENTERAS (SIN SALSA): *calorías 280, grasa 4,5g, proteínas 3g, hidratos 46g*

Natilla con té

⅓ de taza de leche condensada sin grasa

2 cucharadas de té o tisana de vainilla ya reposado o cualquier té o tisana reposados que te guste

1 huevo

2 cucharaditas de azúcar

¼ de cucharadita de extracto de vainilla

Caliente la leche y el té ya preparado en una pequeña cacerola hasta que se formen burbujas pequeñitas alrededor de los bordes.

En un cuenco a prueba de calor que calce en una cacerola mediana, bate el huevo y el azúcar hasta que el azúcar esté totalmente disuelta. Agrega la leche caliente y el té gradualmente, batiendo continuamente de modo que el huevo no se corte.

Coloca el cuenco sobre una cacerola mediana con agua caliente (no hirviendo). Incorpora y revuelve la vainilla. Cocina, revolviendo continuamente con una cuchara de madera, hasta que esté lo suficientemente espeso como para cubrir la parte de atrás de la cuchara.

Saca del fuego. Cubre la salsa con plástico, con el plástico tocando la parte de arriba de la natilla. Esto evitará que se forme una capa sobre la parte de arriba de la salsa. Puede servirse tibia o fría sobre albaricoques o ciruelas escalfados, o sobre cualquier fruta fresca o postre que quieras.

4 porciones

NUTRICIÓN POR PORCIÓN: *calorías 35, grasa 1 g, proteínas 2 g, hidratos 3 g*

DÍA 8

Revuelto de claras de huevo con té

Té verde

1 cucharada de aceite de oliva

½ taza de hongos crimini o champiñones pequeños

½ taza de pimiento de cualquier color, picado

1 taza de espinaca bebé no apretadas

12 claras de huevo

¼ de cucharadita de pimienta negra molida

Pizca de escamas de pimienta roja

2 cucharadas de queso parmesano sin grasa, rallado

Haz infusión de un poco de té verde y saca dos cucharadas para que se enfríe. Disfruta del resto del té mientras que preparas tu revuelto.

Calienta el aceite de oliva en una sartén antiadherente grande. Agrega los hongos y cocina hasta que estén tiernos. Si el aceite se ha absorbido totalmente, puedes agregar un poquito de té verde a la sartén. Agrega los pimientos y cocina por unos minutos. Agrega la espinaca y cocina hasta que esté mustia.

En un cuenco pequeño, bate las claras de huevo, 2 cucharadas de té reposado, escamas de pimienta negra y pimienta roja. Agrega la mezcla de huevo a la sartén y cocina, revolviendo hasta que esté cocido hasta el punto que sea de tu gusto. Agrega el queso justo antes de servir.

4 porciones
NUTRICIÓN POR PORCIÓN: *calorías 130, grasa 4 g, proteínas 17 g, hidratos 7 g*

TodTé caliente de manzana y caramelo

Tisana* Rooibos de caramelo para cubrir el fondo de una tetera o una bolsita de té sabor a caramelo.
1 cucharadita de néctar de ágave o de cualquier miel, mezclada con 1 cucharada de agua caliente
1 cucharada de manzana fresca o seca pelada, cortada en cubos
1 taza de agua filtrada, hervida

Mezcla el té, el néctar de ágave y las manzanas en una tetera o taza. Agrega el agua y deja reposar por 3 a 4 minutos, cuela y sírvelo caliente.

*Si no tienes Rooibos de caramelo, usa cualquier té negro común o tisana Rooibos y agrega 1 cucharadita de chispas de caramelo mientras se está reposando.

Si quieres un Frostea, cuela la mezcla de té ya reposada sobre hielo en una licuadora y licua hasta alcanzar la consistencia deseada. Sirve. Vuelve a reposar el té suelto o en bolsita.

1 porción

NUTRICIÓN POR PORCIÓN: *calorías 60, grasa 0 g, proteínas 1 g, hidratos 14 g*

Ensalada de pollo o pavo frío con té

*Cuatro trozos Pollo asado con té (pág. 240) o Pollo con té a la barbacoa
  (pág. 260), Pechugas de pavo a la naranja con té (pág. 265) o Pollo
  con romero, naranja y té (pág. 282)*

1 naranja o naranja sanguina

½ pomelo

1 bulbo de hinojo, cortado en rebanadas delgadas

2 cabezas de lechuga romana, picada

*Un paquete de 16 onzas de repollo y zanahorias cortadas en tiras
  (mezcla de repollo y zanahorias)*

2 cucharadas de almendras picadas en astillas

¼ de cucharadita de pimienta negra molida

⅛ de cucharadita de té Oolong seco finamente molido

½ cucharadita de mostaza Dijon

2 cucharadas de aceite de oliva

Corta el pollo en trozos pequeños y colócalos en un gran cuenco para ensalada.

Ralla la cáscara de la naranja y deja a un lado. Corta la naranja por la mitad horizontalmente. Exprime el jugo de una mitad y deja a un lado. Corta y deshecha la membrana externa de la otra mitad y separa en gajos. Cortar los gajos en trozos grandes.

Corta y deshecha la cáscara y la membrana externa del pomelo. Separa los gajos y córtalos en grandes trozos.

Agrega el pollo, los trozos de naranja y de pomelo, el hinojo, la lechuga romana, la mezcla de repollo y las almendras.

En un cuenco pequeño, bate la ralladura y el jugo de naranja, la pimienta, el té seco y la mostaza. Agrega el aceite de oliva. Bate todo junto y rocía sobre la ensalada. Revuelve para mezclar.

4 porciones

NUTRICIÓN POR PORCIÓN: *calorías 400, grasa 11 g, proteínas 32 g, hidratos 49 g*

Puré de coliflor con té

1 cucharadita de té oolong seco

2 tazas de agua hirviendo

1 diente de ajo

1 libra de cabezuelas de coliflor, preferentemente frescas pero las congeladas están bien también

1/2 taza de caldo de pollo bajo en sodio

2 cucharadas de queso parmesano sin grasa rallado (opcional)

Sal

Pimienta negra molida

Deja reposar el té por 10 minutos en el agua. Cuela el té en una gran cacerola. (Vuelve a reposar las hojas de té para una taza de té mientras que cocinas.)

Agrega el ajo a la cacerola. Añade la coliflor. Agrega agua hasta cubrir la coliflor. Lleva al hervor. Reduce el fuego a medio. Hierve a fuego lento hasta que esté tierna al pincharla con el tenedor (aproximadamente 12 minutos). Reserva 2 cucharadas del líquido; drena el resto.

Pasa la coliflor, el ajo y el líquido reservado al recipiente de una procesadora. Agrega el caldo de pollo lentamente mientras procesas hasta que la coliflor esté suave y homogénea. Agrega el queso parmesano, si quieres. Sazona a gusto con la sal y la pimienta.

4 porciones

NUTRICIÓN POR PORCIÓN (CON QUESO): *calorías 60, grasa 5 g, proteínas 6 g, hidratos 9 g*

Ensalada de frutas con té

½ taza de cualquier té de fruta reposado

Jugo de 1 limón

2 cucharaditas de miel

1 cucharadita de menta fresca picada

1 libra de fresas

1 libra de arándanos

1 libra de frambuesas

3 kiwis, pelados y cortados en rebanadas

Durante los meses de invierno en los que no es fácil encontrar fresas, arándanos y frambuesas, se los puede sustituir por frutas de invierno o frutas congeladas, sin azúcar. Mezcla el té reposado, el jugo de limón, la miel y la menta. Pon toda la fruta en un cuenco grande. Vierte la cubierta sobre la fruta antes de servir.

4 porciones

NUTRICIÓN POR PORCIÓN: *calorías 130, grasa 0 g, proteínas 2 g, hidratos 36 g*

CapuTÉno Frostea

Té Oolong tostado para cubrir ½ tetera (o cualquier té Oolong o negro)
  o 1 bolsita de té Oolong

1 cucharadita de néctar de ágave o cualquier miel, mezclada con
  1 cucharada de agua caliente

1 cucharada de jarabe de café Torani sin azúcar, o cualquier jarabe de
  café sin azúcar

1½ cucharaditas de cualquier jarabe de avellana Torani sin azúcar, o
  cualquier jarabe de avellana sin azúcar

1 taza de agua filtrada, hervida

Hielo para llenar una licuadora

1 cucharada de crema batida sin azúcar ni grasa (opcional)

Mezcla el té, el néctar de ágave y los jarabes en una tetera o taza. Agrega el agua y deja reposar por 5 minutos. Cuela la mezcla del té ya reposado sobre el hielo en una licuadora y licua hasta que esté tan espeso como se desea. Sirve con crema batida, si lo deseas. Vuelve a reposar el té suelto o en bolsita.

También puede servirse caliente.

1 porción

NUTRICIÓN POR PORCIÓN: *calorías 25, grasa 0 g, proteínas 1 g, hidratos 6 g*

CON UNA CUCHARADA DE CREMA BATIDA: *calorías 30, grasa 0 g, proteínas 1 g, hidratos 7 g*

DÍA 9

TodTé caliente de canela tostada

Tisana* Rooibos de canela tostada en suficiente cantidad como para
　　cubrir el fondo de una tetera o 1 bolsita de té sabor a canela
1 cucharadita de néctar de ágave o cualquier miel, mezclada con
　　1 cucharada de agua caliente
1 taza de agua filtrada, hervida
1 cucharada de crema batida sin azúcar y sin grasa (opcional)

Mezcla el té y el néctar de ágave en una tetera o taza. Deja reposar por 3 a
4 minutos, cuela y sirve caliente con crema batida, si lo deseas.

*Si no tienes Rooibos de canela tostada, usa cualquier té negro común o
tisana Rooibos y agrega ½ cucharadita de canela molida mientras se está
reposando.

Si quieres un Frostea, cuela la mezcla de té ya reposado sobre hielo en una
licuadora y licua hasta que esté tan espeso como lo desees. Sirve con
crema batida, si lo deseas. Vuelve a reposar el té suelto o en bolsita.

1 porción

NUTRICIÓN POR PORCIÓN: *calorías 30, grasa 0 g, proteínas 1 g,
hidratos 7 g*

CON UNA CUCHARADA DE CREMA BATIDA: *calorías 35, grasa 0 g,
proteínas 1 g, hidratos 8 g*

Ensalada niçoise con té

8 papas rojas pequeñas (aproximadamente ½ libra)

1 cucharada de cualquier té que te guste

1 libra de habichuelas, limpias de parte desechables

1 filete de una libra de atún fresco, cortado en 6 trozos

Atomizador de aceite de oliva

¼ de cucharadita de Adobo común con té para pescado y verdura (pág. 236) o cualquier condimento que te guste, mezclado con una pizca de cualquier té seco finamente molido

Una mezcla preparada de ensalada de 5 a 7 onzas

1 pinta de tomates cherry

1 atado pequeño de rabanitos, limpios de partes desechables y cortados en rebanadas (opcional)

2 cucharadas de alcaparras, lavadas y escurridas

16 aceitunas Kalamata sin carozo

4 filetes de anchoas (opcional)

2 cucharadas de aceite de oliva

¼ de taza de vinagre balsámico

Llena un cuenco grande con hielo y agua.

En una cacerola pequeña, hierve las papas con suficiente agua como para que las cubra y el té seco, hasta que estén tiernas al pincharlas con el tenedor. Saca las papas del agua hirviendo y ponlas a un lado para que se enfríen. Conserva el agua con té. Corta en rodajas cuando estén lo suficientemente frías como para tocarlas y ponlas a un lado.

Cocina las habichuelas por 5 minutos en la misma agua hirviendo usada para las papas. Saca las habichuelas con una espumadera y ponlas inmediatamente en agua helada para ponerlas a temperatura ambiente rápidamente. Saca las habichuelas del agua helada, limpia cualquier hoja de té (o déjalas como hago yo) y ponlas a un lado.

Calienta una fuente para parrilla hasta que esté caliente. Rocía el atún de ambos lados con atomizador de aceite de oliva. Espolvorea ligeramente con Adobo común con té para pescado y verdura. Asa sobre la fuente para parrilla; el atún puede estar simplemente dorado rápidamente a fuego alto o totalmente cocido, como prefieras. Deja a un lado.

Sobre un gran plato para servir, usa la mezcla de lechuga para hacer un colchón para las otras verduras y pescado. Arriba de todo pon los tomates, los rabanitos cortados en rebanadas (si los estás usando), las habichuelas, las papas, las alcaparras y las aceitunas. Parte por la mitad los filetes de anchoa y agrégalos a la ensalada, si quieres. Pon el atún arriba de todo.

Mezcla el aceite de oliva con el vinagre balsámico. Rocía ligeramente por arriba y sirve.

6 porciones

NUTRICIÓN POR PORCIÓN: *calorías 410, grasa 13 g, proteínas 27 g, hidratos 50 g*

Manzanas al horno con té

4 manzanas medianas

1 taza de té sabor Caramel Dream Tea o cualquier té dulce que te guste, reposado

4 paquetes de Stevia, sucedáneo del azúcar, o cualquier otro edulcorante no calórico que te guste

1 cucharadita de canela molida

2 cucharadas de nueces picadas

2 cucharadas de pasas de uvas o pasas de Corinto

1 cucharada de miel

Precalienta el horno a 350 grados F.

Corta la parte de arriba de las manzanas y ponlas a un lado. Quítales el centro, con cuidado para no cortar la parte de debajo de las manzanas. Ubicar las manzanas en una fuente para horno poco profunda. Vierte el té sobre las manzanas. Espolvorea la mitad de la Stevia y la canela sobre las manzanas. Introduce las nueces y pasas dentro de las cavidades de las manzanas.

Vuelve a poner las partes de arriba de las manzanas sobre cada manzana. Dejar caer sobre ellas unas gotas de miel. Espolvorear el resto de la canela y la stevia sobre la parte de arriba de la manzana. Hornea por 45 minutos o hasta que estén tiernas al pincharlas con el tenedor.

Son deliciosas cuando se las come tibias.

4 porciones

NUTRICIÓN POR PORCIÓN: *calorías 120, grasa 2,5 g, proteínas 1 g, hidratos 28 g*

Bistec asado con té

1 libra de lomo de carne de res, limpio de partes desechables y cortado en 4 porciones
Atomizador de aceite de oliva
3 cucharaditas de Adobo con té para carne (pág. 237) o ¼ cucharadita de té seco, finamente molido, agregado a tus condimentos para bistec favoritos

Deja que los bistecs reposen fuera del refrigerador para que adquieran temperatura ambiente. Mientras tanto, calienta una fuente para parrilla o una barbacoa a medio caliente. Pulverizar ambos lados de los bistecs con el atomizador de aceite de oliva. Frota el Adobo con té para carne sobre los bistecs de ambos lados. Asa sobre una barbacoa o fuente para parrilla hasta el punto de cocción deseada. Saca del fuego. Tapa ligeramente y deja que repose por diez minutos antes de servir.

4 porciones

NUTRICIÓN POR PORCIÓN: *calorías 120, grasa 11 g, proteínas 22 g, hidratos 0 g*

TodTé caliente de Barrita Dulce del Dr. Té

Té negro de barrita dulce del Dr. Té* para cubrir el fondo de una tetera o
    1 bolsita de té negro común
1 cucharadita de néctar agave o cualquier miel, mezclada con
    1 cucharada de agua caliente
1 taza de agua filtrada, hervida

Mezcla el té y el néctar de ágave en una tetera o taza. Agrega el agua y deja reposar por 4 minutos. Cuélalo y sírvelo caliente.

*Si no tienes el Té negro de barrita dulce, usa cualquier té común o tisana Rooibos y agrega ½ cucharadita de mini chispas de chocolate y ½ cucharadita de chispas de caramelo mientras se está reposando.

Si quieres un Frostea, cuela la mezcla de té reposado sobre hielo en una licuadora y licua hasta que esté tan espeso como lo desees. Sirve. Vuelve a dejar en infusión el té suelto o en bolsita.

1 porción

NUTRICIÓN POR PORCIÓN: *calorías 45, grasa 1 g, proteínas 1 g, hidratos 9 g*

Revuelto de huevo con queso de cabra y té

1 cucharadita de aceite de oliva

4 trozos de tomates disecados al sol, escurridos si son envasados en
   aceite, picados finamente

1 taza de espinaca bebé sin apretar

6 claras de huevo

2 cucharadas de leche, sin grasa

¼ de cucharadita de pimienta negra molida

⅛ de cucharadita de té verde seco, molido finamente

2 onzas de queso de cabra suave (aproximadamente ½ taza),
   desmenuzado

Calienta el aceite de oliva en una sartén antiadherente grande sobre fuego medio. Agrega los tomates y cocina por sólo unos pocos minutos. Añade la espinaca y cocina hasta que la espinaca se ponga mustia.

Bate juntos las claras de huevo, la leche, la pimienta y el té seco. Añade la mezcla de huevo a la sartén.

Agrega el queso de cabra cuando los huevos estén casi hechos. Revuelve hasta que los huevos estén totalmente cocidos.

2 porciones

NUTRICIÓN POR PORCIÓN: *calorías 160, grasa 6 g, proteínas 20 g, hidratos 6 g*

Todté caliente de pastel de crema de chocolate

*Té negro de pastel de crema de chocolate * como para cubrir el fondo*
  de una tetera o 1 bolsita de té con sabor a chocolate
1 cucharadita de néctar de ágave o cualquier miel, mezclada con
  1 cucharada de agua caliente
1 taza de agua filtrada, hervida
1 cucharada de crema batida sin grasa ni azúcar (opcional)

Mezcla el té y el néctar de ágave en una tetera o taza. Agrega el agua, deja reposar por 4 minutos y sirve caliente con crema batida, si así lo deseas.

*Si no tienes té sabor a pastel de crema de chocolate, usa cualquier té común o tisana Rooibos y agrega ½ cucharadita de mini chispas de chocolate mientras está reposando.

Si deseas un Frostea, cuela la mezcla de té reposado sobre una licuadora y licua hasta que esté tan espeso como lo desees. Sirve con un copo de terminación batido, si así lo deseas. Vuelve a reposar el té suelto o en bolsita.

1 porción
NUTRICIÓN POR PORCIÓN: *calorías 35, grasa 0,5 g, proteínas 1 g, hidratos 7 g*
CON 1 CUCHARADA DE COPO DE TERMINACIÓN: *calorías 45, grasa 0,5 g, proteínas 1 g, hidratos 9 g*

Pollo con romero, naranja y té

¼ de taza de aceite de oliva

2 naranjas

1 cucharadita de pimienta negra molida

½ cucharadita de sal kosher

2 cucharaditas de romero fresco picado o 1 cucharadita de romero seco,
   más ramitos frescos para adorno

¼ de cucharadita de té verde finamente molido

1½ libras de mitades de pechugas de pollo sin piel y sin hueso

Mezcla el aceite de oliva, el jugo de 1½ naranjas (deja aparte la otra mitad), la pimienta, la sal, el romero picado y el té seco. Vierte este adobo dentro de una gran bolsa plástica de cierre hermético. Añade el pollo, sella la bolsa y refrigera por al menos 30 minutos.

Calienta una fuente para parrilla o una barbacoa hasta que esté caliente. Saca el pollo de la bolsa, desechando el adobo que queda y asa hasta que esté dorado de ambos lados. Corta en rodajas finas la mitad de la naranja que queda y sirve con el pollo. Decora con un ramito de romero.

4 porciones

NUTRICIÓN POR PORCIÓN: *calorías 170, grasa 2,5 g, proteínas 28 g, hidratos 8 g*

DÍA 11

Avena con infusión de té

Avena para 1 porción

3 pizcas de tu té seco favorito, finamente molido

Prepara la avena según las instrucciones del paquete, agregando el té durante la cocción.

1 porción

NUTRICIÓN POR PORCIÓN: *calorías 150, grasa 2,5 g, proteínas 6 g, hidratos 25 g*

Frostea de vainilla y frutos del bosque

Tisana Rooibos de vainilla y frutos del bosque* suficiente para cubrir el fondo de una tetera o 1 bolsita de té con sabor a vainilla

1 cucharadita de néctar de ágave o cualquier miel, mezclada con 1 cucharada de agua caliente

1 taza de agua filtrada, hervida

Hielo para llenar una licuadora

Mezcla el té y el néctar de ágave en una tetera o taza. Agrega el agua y deja reposar por 4 minutos. Cuela la mezcla de té reposada sobre el hielo en una licuadora y licua hasta que esté tan espeso como lo desees. Sirve. Vuelve a reposar el té suelto o en bolsita.

*Si no tienes un té o tisana con sabor a vainilla y frutos del bosque, usa cualquier té común o tisana Rooibos y agrega 1 cucharada de frutos del bosque que elijas, frescos o secos, y ¼ de cucharadita de extracto de vainilla mientras se está reposando.

También se lo puede servir caliente.

1 porción

NUTRICIÓN POR PORCIÓN: *calorías 50, grasa 0 g, proteínas 1 g, hidratos 10 g*

Ensalada chef con té

2 onzas de pastrami de pavo, cortado en rebanadas

2 onzas de pechuga de pollo cocida, cortada en rebanadas o en tiras

2 claras de huevo duro picadas

2 onzas de queso feta reducido en grasa desmenuzado
(aproximadamente ½ taza)

1 tomate Roma mediano, cortado en rodajas

½ taza de pepino picado

½ taza de zanahorias picadas

½ taza de jícama picado

¼ de taza de apio picado

Cualquier Adobo con té que te guste para espolvorear (pág. 238)

8 onzas o tanto como quieras de tu lechuga favorita o variedad de coles.

Aderezo con té para ensalada (pág. 238) o Aderezo para ensalada con
semillas de tomate y té (pág. 238)

Mezcla todo en un cuenco para ensalada y revuelve con suavidad.

4 porciones

NUTRICIÓN POR PORCIÓN (CON ADEREZO): *calorías 220, grasa 11 g, proteínas
20 g, hidratos 10 g*

DÍA 12

TodTé caliente de torta de naranja

Tisana Rooibos de naranja* suficiente para cubrir el fondo de una tetera
o 1 bolsita de té con sabor a naranja.

1 cucharadita de néctar de ágave o cualquier miel, mezclada con 1
cucharada de agua caliente

1 taza de agua filtrada, hervida

1 cucharada de crema batida sin grasa y sin azúcar (opcional)

Mezcla el té y el néctar de ágave en una tetera o taza. Agrega el agua y deja reposar por 3 a 4 minutos y sirve caliente con 1 cucharada de crema batida, si lo deseas.

*Si no tienes el Rooibos de Naranja, usa cualquier té negro común o tisana Rooibos y agrega 1 cucharada de ralladura de naranja y una pizca de canela molida mientras se está reposando.

Si deseas un Frostea, agrega la mezcla de té reposada sobre hielo en una licuadora y licua hasta que esté tan espeso como lo desees. Sirve con crema batida, si lo deseas. Vuelve a reposar el té suelto o en bolsita.

1 porción
NUTRICIÓN POR PORCIÓN: *calorías 35, grasa 0g, proteínas1 g, hidratos 8 g*
CON UNA CUCHARADA DE CREMA BATIDA: *calorías 40, grasa 0 g, proteína 1 g, hidratos 10 g*

Tomates asados al horno con té

1 libra de tomates cherry
2 cucharadas de aceite de oliva
2 cucharadas de vinagre balsámico
1 cucharadita de pimienta negra molida
¼ de cucharadita del té seco que elijas, finamente molido
Calienta el horno a 375 grados.

Mezcla los tomates, el aceite de oliva, el vinagre, la pimienta y el té en una fuente para hornear que contenga los tomates en una capa. Hornea hasta que los tomates comiencen a partirse, aproximadamente 25 minutos. Sírvelo caliente, tibio, a temperatura ambiente o frío.

4 porciones
NUTRICIÓN POR PORCIÓN: *calorías 100, grasa 7 g, proteínas 3 g, hidratos 7 g*

Arroz salvaje con té

Una caja de 7 onzas de arroz salvaje (de cualquier marca)
¼ de cucharadita de té Oolong seco, finamente molido

Sigue las indicaciones del paquete, substituyendo en la receta la sal por el té.

4 porciones

NUTRICIÓN POR PORCIÓN: calorías 170, grasa 0 g, proteínas 4 g, hidratos 38 g

Frostea de pastel de sámara y lima

Cualquier té o tisana* con sabor a limón o lima en suficiente cantidad
     como para cubrir el fondo de una tetera o 1 bolsita de té con sabor a
     limón o lima
1 cucharadita de néctar de ágave o cualquier miel, mezclada con
     1 cucharada de agua caliente
1 taza de agua filtrada, hervida
Hielo como para llenar una licuadora

Mezcla el té y el néctar de agave en una tetera o taza. Agrega el agua y deja reposar por 3 minutos. Cuela la mezcla de té reposado sobre el hielo en una licuadora y licua hasta que esté tan espeso como lo desees. Sirve. Vuelve a reposar el té suelto o en bolsita.

*Si no tienes té o tisana Rooibos de limón o lima, usa cualquier té o tisana común y agrega 2 cucharadas de jugo de limón o lima frescos mientras se está reposando.

También puede servirse caliente.

1 porción

NUTRICIÓN POR PORCIÓN: calorías 30, grasa 0 g, proteínas 1 g, hidratos 8 g

TodTé caliente de pastel de fresa y té verde

Té Verde de pastel de fresa*, suficiente cantidad como para cubrir el
    fondo de una tetera o 1 bolsita de té con sabor a fresa
1 cucharadita de néctar de ágave o cualquier miel, mezclada con
    1 cucharada de agua caliente
1 taza de agua filtrada, hervida
1 cucharada de crema batida sin grasa ni azúcar (opcional)

Mezcla el té y el néctar de ágave en una tetera o taza. Agrega el agua y
deja reposar por 2 minutos. Cuela y sirve caliente con crema batida, si lo
deseas.

*Si no tienes el té verde de pastel de fresa, usa cualquier té común o tisana
Rooibos y agrega 1 cucharadita de fresas secas o frescas picadas, mientras se está reposando.

Si deseas un Frostea, cuela la mezcla de té reposado sobre hielo en una licuadora y licua hasta que esté tan espeso como lo desees. Sirve con
crema batida, si lo deseas. Vuelve a reposar el té suelto o en bolsita.

1 porción
NUTRICIÓN POR PORCIÓN: *calorías 30, grasa 0g, proteínas 1g,*
hidratos 7g
CON UNA CUCHARADA DE CREMA BATIDA: *calorías 40, grasa 0g, proteínas*
1g, hidratos 9g

Ensalada china de pollo con té

2 pechugas de pollo enteras sin piel y sin hueso (aproximadamente
    1 libra)

2 cucharaditas de Adobo con té para pollo (pág. 236) o agrega ¼ de
    cucharadita de cualquier té seco finamente molido a un condimento
    para pollo que te guste.

½ taza de pimiento verde picado

1 cucharada de jugo de naranja

1 cucharada de pulpa de naranja

2 pizcas de cualquier té seco, finamente molido

½ cabeza de la lechuga que elijas, picada

1 cucharada de semillas de sésamo

Masajea el pollo con el Adobo con té para pollo. Corta el pollo en pequeños trozos. Mezcla el pollo, el pimiento verde, el jugo y la pulpa de naranja
y el té seco en una sartén antiadherente grande.

Cocina hasta que el pollo se vuelva blanco y esté firme al tocarlo. Pon la lechuga picada en un cuenco grande. Escurre cualquier líquido y pasa con
una cuchara la mezcla de pollo y pimiento al cuenco, sobre la lechuga. Decora con semillas de sésamo.

4 porciones

NUTRICIÓN POR PORCIÓN: *calorías 186, grasa 4 g, proteínas 30 g, hidratos 7 g*

Florentina de pavo con té

Dos paquetes de 10 onzas de espinaca congelada, descongelada

1 limón mediano

1 libra de pechuga de pavo

Atomizador de aceite de oliva

2 cucharadas de harina común

2 cucharaditas de Adobo con té para pollo (pág. 236) o ¼ de

cucharadita de cualquier té seco finamente molido agregado al

condimento para pollo que prefieras.

2 cucharadas de aceite de oliva

½ taza de vino blanco

Escurre todo el líquido de la espinaca. Ralla la cáscara del limón, luego corta el limón por la mitad y exprime el jugo.

Pulveriza ambos lados de cada chuleta con pulverizador de aceite de oliva. Pon la harina, 1 cucharadita del Adobo con té, y las chuletas en una bolsa de plástico de cierre hermético. Sacude la bolsa para rebosar las chuletas de modo uniforme. Calienta una cucharada del aceite de oliva en una sartén grande sobre fuego medio. Dora las chuletas de ambos lados hasta que estén totalmente cocidas. Saca de la sartén y mantenlas calientes.

Agrega el vino blanco y cocina por unos minutos, quitando cualquier costrita dorada. Añade el resto del aceite de oliva. Agrega la espinaca. Agrega el resto del Adobo con té y el jugo y ralladura del limón. Cocina por unos pocos minutos, hasta que la espinaca esté totalmente caliente. Revuelve bien para asegurarte de que todos los sabores se hayan incorporado. Pon las chuletas de pavo sobre la espinaca y sirve.

4 porciones

NUTRICIÓN POR PORCIÓN: *calorías 250, grasa 8 g, proteínas 33 g,*

hidratos 13 g

Salsa de arándonos con té

2 cucharadas de té de arándanos reposado o cualquier té que te guste,

reposado

Ralladura de ½ limón

1 taza de arándanos

1 cucharadita de maicena

1 cucharadita de jugo de limón

1 cucharadita de azúcar

½ cucharadita de extracto de vainilla

Mezcla 1 cucharada de té reposado, la ralladura del limón y los arándanos en una pequeña cacerola. Lleva al hervor.

En un cuenco pequeño, mezcla el resto del té reposado, la maicena, el jugo de limón, el azúcar y la vainilla. Revuelve hasta que la maicena se disuelva. Agrega a la cacerola y deja que llegue al hervor una vez más. Reduce el fuego y revuelve hasta que esté ligeramente espesa. Saca del fuego y déjala enfriar.

Puede servirse tibia o bien fría y con cualquier fruta que te guste.

4 porciones

NUTRICIÓN POR PORCIÓN: *calorías 30, grasa 0 g, proteínas 0 g, hidratos 8 g*

DÍA 14

Arándonos con infusión de té

¼ de taza de tu té de fruta favorito, reposado y caliente

1 taza de arándanos frescos

¼ de cucharadita de miel (opcional)

Vierte el té caliente sobre los arándanos. Si lo deseas, incorpora la miel y revuelve.

1 porción

NUTRICIÓN POR PORCIÓN (SIN LA MIEL): *calorías 80, grasa 1 g, proteínas 1 g, hidratos 23 g*

TodTé caliente de torta de piña al revés

Té verde con piña* en cantidad suficiente como para cubrir el fondo de
una tetera o 1 bolsita de té con sabor a piña

1 cucharadita de néctar de ágave o cualquier miel, mezclada con
1 cucharada de agua caliente

1 taza de agua filtrada, hervida

1 cucharada de crema batida sin grasa ni azúcar (opcional)

Mezcla el té y el néctar de ágave en una tetera o taza. Agrega el agua y
deja reposar por 3 a 4 minutos. Cuela y sirve caliente con crema batida, si
lo deseas.

*Si no tienes el té verde con piña, usa cualquier té verde común o tisana
Rooibos y agrega 1 cucharadita de piña fresca o seca picada mientras se
está reposando.

Si deseas un Frostea, cuela la mezcla de té reposada sobre hielo en una licuadora y licua hasta que esté tan espeso como lo desees. Sirve con un
copo de terminación batido, si lo deseas. Vuelve a reposar el té suelto o
en bolsita.

1 porción

NUTRICIÓN POR PORCIÓN: *calorías 35, grasa 0 g, proteínas 1 g, hidratos 8 g*
CON UNA CUCHARADA DE CREMA BATIDA: *calorías 40, grasa 0 g, proteínas
1 g, hidratos 9 g*

Sándwich de ensalada de huevo y tocineta de pavo con té

1 rodaja de tocino de pavo

4 claras de huevos duros, picadas

¼ de taza de té verde o blanco reposado

1 tomate grande o 7 tomates cherry, picados

1 cebolla verde (cebolla de verdeo), limpia de partes desechables y
  picada
2 rebanadas de pan multicereal

Cocina la tocineta de pavo hasta que esté tan crocante como lo desees y pícalo. Mezcla en un cuenco mediano con las claras de huevo, el té reposado, los tomates y la cebolla verde. Sirve sobre el pan como un sándwich cerrado o dos abiertos.

1 porción

NUTRICIÓN POR PORCIÓN: *calorías 370, grasa 8 g, proteínas 31 g, hidratos 44 g*

Chuletas marinadas con té y asadas

2 cucharadas de cualquier té sabor frutal, reposado
½ cucharadita de azúcar negra
1 cucharadita de canela molida
1 cucharada de mostaza Dijon
1 cucharadita de pimienta negra molida
1 cucharadita de jengibre molido
Cuatro chuletas de cerdo o de cordero de 4 onzas cortadas del centro,
  sin hueso, bien recortadas

En un cuenco pequeño, mezcla el té reposado, el azúcar negra, la canela, la mostaza, la pimienta y el jengibre. Vierte la mezcla en una bolsa plástica grande de cierre hermético. Agrega las chuletas. Deja que se asienten en el refrigerador durante toda la noche.

Calienta una fuente para parrilla o una barbacoa a fuego medio alto. Saca las chuletas de la bolsa. Deshecha el adobo.

Asa las chuletas hasta que estén doradas de ambos lados y cocidas hasta el grado de cocción deseado. Sacar del fuego y tapar ligeramente. Dejar reposar por 15 minutos antes de servir.

4 porciones

NUTRICIÓN POR PORCIÓN: *calorías 140, grasa 6 g, proteínas 20 g, hidratos 2 g*

TéBouleh

1 cucharadita de tu té seco favorito

1½ tazas de agua filtrada, hervida

1 taza de trigo bulgur

¼ de taza de jugo de limón fresco

1 cucharada de aceite de oliva

1 pepino inglés sin pelar, sin semillas y picado en trozos medianos

2 tazas de tomates cherry, cortados a la mitad

1 taza de perejil fresco picado

1 taza de cebollas verdes (cebollas de verdeo) picadas

½ taza de menta fresca picada

1 cucharadita de sal kosher

1 cucharadita de pimienta molida

Mezcla el té y el agua y deja reposar por 3 minutos.

En un cuenco grande, mezcla el trigo bulgur, el jugo de limón y el aceite de oliva. Cuela el té reposado sobre esta mezcla. Revuelve. Deja a un lado y deja que se asiente a temperatura ambiente por 1 hora.

Añade el pepino, los tomates, el perejil, las cebollas de verdeo, la menta, la sal y la pimienta. Revuelve bien. El TéBouleh puede servirse a temperatura ambiente o frío.

4 porciones

NUTRICIÓN POR PORCIÓN: *calorías 130, grasa 3 g, proteínas 5 g, hidratos 25 g*

Salsa de manzana con té

2 manzanas pequeñas, peladas, sin el centro y picadas

2 cucharadas de jugo de limón

2 cucharadas de cualquier té reposado

2 gotas de Stevia líquida, o cualquier substituto del azúcar equivalente a
    2 cucharaditas de azúcar

½ cucharadita de canela

Mezcla las manzanas, el jugo de limón y el té reposado en una licuadora. Procesa hasta que la mezcla esté suave y homogénea. Añade la Stevia y la canela y revuelva. Lleva al refrigerador y sirve fría.

2 porciones

NUTRICIÓN POR PORCIÓN DE 3/4 DE TAZA: *calorías 70, grasa 0g, proteínas 0g, hidratos 18g*

PARTE 3 ✳ RECETAS RÁPIDAS Y FÁCILES

Rápido y fácil: Yogur o queso Cottage con infusión de té

2 tazas de leche sin grasa

¼ de cucharadita de canela molida

3 cucharadas de té seco Masala Chai o cualquier otro té seco o tisana
    que te guste

1 gota de Stevia líquida (opcional)

Lleva al hervor la leche, la canela y el té seco Masala Chai en una cacerola mediana. Baja el fuego para hervir a fuego lento. Continúa cocinando, revolviendo la mezcla con frecuencia, hasta que el té y la canela se mezclen totalmente (aproximadamente 3 minutos). Saca del fuego y añade la Stevia, si la estás usando. Deja que se asiente. Quita las hojas de la mezcla. Se podría preparar la noche anterior. Lleva al refrigerador.

Pon de 4 a 6 onzas de yogur o queso cottage sobre tu plato y cubre con la salsa.

3 porciones

NUTRICIÓN POR PORCIÓN: *calorías 130, grasa 0g, proteínas 12g, hidratos 23g*

Rápido y fácil: Revuelto de clara de huevo, tocineta y queso parmesano con té

1 tazas de agua filtrada

1 cucharada de cualquier té verde seco

1 pedazo de tocino de pavo bajo en sodio

½ taza de hongos crimini o champiñones cortados en rebanadas

½ taza de pimientos de cualquier color, picados

1 taza de espinaca bebé sin apretar

3 claras de huevo

¼ de cucharadita de pimienta negra molida

Pizca de escamas de pimienta roja (opcional)

2 cucharadas de queso parmesano sin grasa rallado

Lleva el agua filtrada al hervor. En otra cacerola pon el té en el fondo y agrega el agua que ahora ya no está hirviendo y deja reposar por 3 minutos. Cuela. Puedes poner a reposar nuevamente las hojas.

Deja dos cucharadas del té reposado a un lado para que se enfríe. Disfruta del resto del té mientras preparas tu revuelto.

Pica el tocino de pavo y ponlo en una sartén antiadherente. Cocina sobre fuego medio hasta que esté cocido a la mitad. Agrega los hongos. Si no hay suficiente grasa del tocino, puedes añadir un poquito de té reposado a la sartén. Agrega los pimientos y cocina por unos minutos. Agrega la espinaca y cocina hasta que esté mustia.

En un cuenco pequeño, bate ligeramente las claras de huevo, 2 cucharadas del té reposado, la pimienta y las escamas de pimienta roja, si estás usando. Agrega la mezcla de huevo a la sartén y cocina, revolviendo, hasta que esté cocido al punto que te guste. Añade el queso y revuelve justo antes de servir.

1 porción
NUTRICIÓN POR PORCIÓN: *calorías 290, grasa 8 g, proteínas 32 g, hidratos 23 g*

Rápido y fácil: Omelette de espinaca y tocineta de pavo con té

3 claras de huevo
½ taza de té reposado (cualquier Oolong, Assam u otro té negro)
Un chorrito de salsa de Tabasco
Pimienta molida
2 tazas de espinaca bebé sin apretar
1 tomate roma mediano, sin semillas y picado
3 tajadas de tocino de pavo

Bate juntos las claras de huevo, 2 cucharadas del té reposado, la salsa Tabasco y una pizca de pimienta. En una sartén antiadherente mediana, pon mustia la espinaca en el té reposado restante. Agrega el tomate y cocina por unos minutos dejando que los sabores se unan. Saca la mezcla espinaca-tomate de la sartén.

Sobre fuego mediano, cocina el tocino en la sartén que usaste para la salsa. Saca y corta en trocitos del tamaño de un bocado.

Agrega las claras de huevo a la sartén y cocina sin tocar hasta que estén firmes. Pon la mezcla espinaca-tomate y tocino de pavo en mitad del omelette. Envuelve tapando con el otro lado. Mantén sobre el fuego sólo hasta que todo esté caliente.

1 porción
NUTRICIÓN POR PORCIÓN: *calorías 220, grasa 6 g, proteínas 31 g, hidratos 11 g*

Rápido y fácil: Omelette de clara de huevo con té

3 claras de huevo
½ cucharadita de té seco finamente molido
1 cucharadita de perejil fresco picado
Sal y pimienta
½ taza de verduras picadas*
1 cucharada de ricota sin grasa, feta reducido en grasa, queso cottage o string cheese picado

Bate las claras de huevo con el té seco, el perejil y la sal y pimienta a gusto. Introduce las verduras y el queso y revuelve. Calienta una sartén antiadherente mediana sobre fuego medio. Vierte la mezcla y cocina de un lado hasta que esté dorada. Hazla dar vuelta en el aire y cocina del otro lado.

*Usa cualquier verdura cocida que haya en tu heladera, espinaca, hongos, pimientos, zucchini, cebollas o cualquier verdura cruda que te guste.

1 porción
NUTRICIÓN POR PORCIÓN: *calorías 50, grasa 0 g, proteínas 0 g, hidratos 12 g*

Rápido y fácil: Sopa de brócoli con té

1 cucharada de aceite de oliva

1 cebolla mediana, cortada en rebanadas

1 libra de cogollos de brócoli

2 tazas de té oolong reposado

3 tazas de caldo de pollo o verdura bajo en sodio

Pimienta negra molida

¼ de taza de queso parmesano rallado

Calienta el aceite de oliva en una cacerola grande. Agrega la cebolla y cocina hasta que esté translúcida, aproximadamente 5 minutos. Agrega el brócoli, el té reposado y el caldo. Cocina sobre fuego medio a bajo hasta que el brócoli esté tierno, aproximadamente 20 minutos. Licuar en tandas pequeñas en una licuadora. Mantén una toalla sobre la tapa de la licuadora para evitar que salpique. Vuelve a calentar. Sazona la sopa a gusto con la pimienta negra. Sirve espolvoreada con queso parmesano.

6 porciones

NUTRICIÓN POR PORCIÓN: *calorías 80, grasa 4 g, proteínas 6 g, hidratos 7 g*

Rápido y fácil: Gazpacho con té

1 pimiento rojo mediano, sin semillas y picado

1 pimiento verde mediano, sin semillas y picado.

1 pepino grande, pelado, sin semillas y picado

Una lata de 28 onzas de tomates picados con su jugo

1 cebolla mediana, picada

2 dientes de ajo, picados

3 cucharadas de vinagre de vino tinto

1 cucharada de aceite de oliva

1 cucharadita de té Oolong seco finamente molido

4 gotas de salsa Tabasco

Sal y pimienta molida

Pon a un lado un cuarto de los pimientos y pepino para usar como adorno.

Pon los tomates, las cebollas, los pimientos restantes, el pepino, el ajo, el vinagre, el aceite y la salsa Tabasco en el recipiente de la procesadora y procesa hasta lograr la consistencia deseada. Siempre es bueno que tenga un poquito de textura.

Pasa la sopa a un recipiente, tapa y refrigera por unas horas o durante toda la noche. Si la sopa es demasiado espesa, adelgázala con té Oolong reposado en frío. Adapta el condimento a gusto.

Sírvela fría, decorada con los pimientos y el pepino picados que habías reservado.

4 porciones

NUTRICIÓN POR PORCIÓN: *calorías 180, grasa 5 g, proteína 9 g, hidratos 38 g*

Rápido y fácil: Ensalada de cangrejo con té en hojas de endivia

1 cabeza de endivia belga

¼ de libra de carne de cangrejo fresca

¼ de taza de té de pastel de lima o sámara, reposado, o cualquier té
    que te guste

1 cucharada de alcaparras, lavadas y escurridas

1 cucharada de albahaca fresca picada

1 cucharada de cebollas verdes picadas (cebollas de verdeo)

½ cucharadita de pimienta negra molida

Separa las hojas de endivia y ponlas sobre un plato para servir. Revisa la carne de cangrejo para asegurarte que toda la caparazón ha sido removida. En un cuenco, mezcla la carne de cangrejo con el té reposado, las alcaparras, la albahaca, las cebollas verdes y la pimienta. Pasa con una cuchara a las hojas de endivia.

1 porción

NUTRICIÓN POR PORCIÓN: *calorías 110, grasa 1 g, proteínas 21 g, hidratos 4 g*

Rápido y fácil: Hummus con pitas de trigo integral con té

Dos latas de 15 onzas de garbanzos, escurridos

¼ de taza de pasta de semillas de sésamo (tahini)

2 dientes de ajo, picados

½ cucharadita de sal kosher

½ cucharadita de pimienta negra molida

¼ de cucharadita de escamas de pimienta roja

½ taza de té de pastel de lima y sámara, reposado (o algún otro té con sabor a limón)

8 pitas de trigo integral

Calienta el horno a 350 grados F.

Pon los garbanzos, la pasta tahini, el ajo, la sal, la pimienta y las escamas de pimienta roja en el recipiente de una procesadora. Añade la mitad del té reposado. Mezcla, agregando el resto del té reposado lentamente hasta que el hummus tenga la consistencia deseada. Sazona a gusto con más sal y/o pimienta si es necesario.

Corta la pita en cuartos. Calienta la pita por algunos pocos minutos en el horno.

16 porciones

NUTRICIÓN POR PORCIÓN: *calorías 130, grasa 3,5g, proteínas 6g, hidratos 0,7408 oz.*

Rápido y fácil: Ensalada de pera y queso de cabra con té

1 pera firme Bartlett o Bosc

¼ de taza de vinagre balsámico

2 cabezas de lechuga romana

4 onzas de queso de cabra suave (aproximadamente 1 taza)

1 cucharada de nueces de Castilla, picadas

¼ de cucharadita de sal kosher

½ cucharadita de pimienta negra molida

¼ de cucharadita de té verde seco finamente molido

2 cucharadas de aceite de oliva

Corta la pera en rebanadas delgadas. Vierte un poquito de vinagre sobre la pera para evitar que se ponga amarillenta; la pera absorberá el sabor del vinagre. Corta la lechuga en trozos del tamaño de un bocado y ponla en un cuenco de ensalada grande. Corta o desmenuza el queso en pedazos pequeños y añádelo a la lechuga. Agrega la pera cortada en rebanadas y las nueces.

Mezcla la sal, la pimienta, el té seco, el aceite de oliva y el resto del vinagre balsámico. Añade a la ensalada y revuelve.

4 porciones

NUTRICIÓN POR PORCIÓN: *calorías 230, grasa 14g, proteína 9g, hidratos 20g*

Rápido y fácil: Pasta con verdura picante con té

2 cucharadas de aceite de oliva

1 libra de hongos crimini, cortados en rodajas

Una lata de 14 onzas de tomates picados

2 tazas de cogotillos de brócoli

2 tazas de hojas de espinaca sin apretar

1 cucharadita de pimienta negra molida

1 cucharadita de sal kosher

½ cucharadita de pimienta roja molida

Una pizca de escamas de pimienta roja

1 cucharadita de té Oolong seco

½ paquete de 12 a 14.5 onzas de fideos penne multicereal

½ taza de queso parmesano rallado

Lleva una gran cacerola de agua al hervor.

Mientras tanto, calienta el aceite de oliva en una sartén antiadherente grande sobre fuego mediano. Saltea los hongos en el aceite de oliva hasta que estén tiernos. Puedes agregar un poquito de agua una vez que el aceite de oliva ha sido absorbido. Agrega los tomates e hierve a fuego lento.

Hierve el brócoli o llévalo al microondas por sólo unos pocos minutos para ablandarlo ligeramente. Añádelo a la sartén. Agrega la espinaca y revuelve hasta que se ponga mustia. Agrega la pimienta negra, la sal y la pimienta roja molida y las escamas de pimienta y revuelve.

Añade el té seco al agua hirviendo. Cocina los fideos penne por 6 minutos o hasta que estén totalmente cocidos. Escurre la pasta.

Agregar la pasta a la sartén. Revolver. Agregar el queso parmesano y servir.

Puedes añadir pollo o carne de res asados a esta receta.

4 porciones

NUTRICIÓN POR PORCIÓN: *calorías 360, grasa 11 g, proteínas 14 g, hidratos 53 g*

Rápido y fácil: Camarones hervidos con té

Agua filtrada

½ *cucharadita de sal kosher*

¼ *de cucharadita de pimienta negra*

1 cucharada de té Oolong seco u otro té que te guste

1 libra de camarones sin nervadura, pelados, frescos o congelados (descongélalos si están congelados)

2 cucharadas de aceite de oliva extra virgen

1 diente de ajo pequeño a mediano, picado

3 cucharadas de jugo de limón fresco

Llena una gran cacerola o sartén profunda con agua filtrada. Llévala al hervor y agrégale la sal, la pimienta y el té seco. Añade los camarones y sácala del fuego. Deja que los camarones se asienten hasta que veas que se ponen rosados. Mientras que los camarones se están cocinando, en una cacerola mediana, calienta el aceite de oliva y el ajo. No dejes que se queme el ajo. Sácalo del fuego y agrégale el jugo de limón. Escurre los camarones.*

Pon los camarones en un gran cuenco para servir, revuelve con la salsa y sirve.

*Yo como las hojas de te con los camarones ya que les dan un sabor maravilloso, pero puedes quitarlas lavándolos bajo el agua.

4 porciones

NUTRICIÓN POR PORCIÓN: *calorías 190, grasa 9 g, proteínas 24 g, hidratos 3 g*

Rápido y fácil: Maíz en su mazorca con té

2 cuartos de agua filtrada

2 cucharadas de té verde seco

¼ de cucharadita de sal

¼ de cucharadita de pimienta molida

4 espigas de maíz frescas grandes, abiertas, sin hilos de seda (orgánicas
    si fuera posible)

Lleva al hervor el agua filtrada en una gran cacerola. Agrega el té seco, la sal y la pimienta al agua. Añade las espigas de maíz y cocina hasta lograr la firmeza deseada. Sácalas del agua y sírvelas.

4 porciones

NUTRICIÓN POR PORCIÓN: *calorías 130, grasa 1 g, proteínas 6 g,*
hidratos 29 g

Rápido y fácil: Salmón escalfado al horno con té

1 diente de ajo

1 cucharada de tu té de fruta seca favorito

3 tazas de agua filtrada

½ cucharadita de jengibre fresco picado o rallado

Cuatro filetes de salmón de 4 onzas

1 limón, cortado en rodajas

Precalienta el horno a 350 grados F.

Mezcla el ajo, el té seco, el agua filtrada y el jengibre en una cacerola mediana y lleva al hervor. Reduce el fuego y pon a hervir a fuego lento por 5 minutos. Vierte el líquido para escalfar en una fuente para horno con una rejilla inserta; el líquido no debería llegar hasta la rejilla.

Pon los filetes de salmón sobre la rejilla y cubre con las rodajas de limón. Ubica la fuente para horno cuidadosamente en el horno y hornea hasta que esté totalmente cocido, aproximadamente 20 minutos. El pescado está hecho cuando se desmenuza fácilmente con un tenedor.

4 porciones

NUTRICIÓN POR PORCIÓN: *calorías 190, grasa 6 g, proteína 32 g, hidratos 1 g*

PARTE 4 ✳ RECETAS ADICIONALES

SOPA

Sopa de cebolla con té

2 cucharadas de aceite de oliva

4 cebollas grandes, en rodajas finas

2 tazas de caldo de pollo bajo en sodio

4 tazas de té ya reposado (Assam dorado o cualquier té Oolong)

1 hoja de laurel

1 cucharadita de pimienta negra molida

2 cucharaditas de salsa Worcestershire

1 cucharada de Sherry o brandy

1 cucharada de queso parmesano rallado

4 rebanadas delgadas de pan francés (1 onza cada una)

Calienta el aceite de oliva en una cacerola grande. Agrega las cebollas y saltéalas hasta que estén translúcidas, de 3 a 4 minutos. Añade el caldo de pollo, el té reposado, la hoja de laurel, la pimienta y la salsa Worcestershire. Llévalo al hervor. Baja el fuego, y déjalo hervir a fuego lento por 30 minutos. Saca la hoja de laurel. Agrega el Sherry o brandy.

Mientras que la sopa está hirviendo a fuego lento, calienta el horno a 400 grados F. Espolvorea el queso parmesano sobre el pan y ponlo sobre una plancha para horno. Hornea por 15 minutos, o hasta que esté crocante y el queso se haya derretido.

Pon una rebanada de tostada en el fondo de cada uno de cuatro cuencos para sopa y vierte un cuarto de la sopa sobre cada uno.

4 porciones
NUTRICIÓN POR PORCIÓN (SOLO SOPA): *calorías 140, grasa 7 g, proteínas 4 g, hidratos 16 g*

GUARNICIONES

Pan francés con queso parmesano (opción con hidratos)

1 cucharada de queso parmesano rallado
4 rebanadas delgadas de pan francés

Calienta el horno a 400 grados F. Pon el pan sobre una plancha para horno. Espolvorea el queso parmesano sobre el pan. Hornea por 15 minutos o hasta que esté crocante y el queso se haya derretido.

4 porciones
NUTRICIÓN POR PORCIÓN: *calorías 90, grasa 1,5 g, proteínas 3 g, hidratos 16 g*

Yogur con té, tomate y pepino ayurvédico

1 cucharadita de semillas de comino
1 cucharadita de tu chai seco favorito o cualquier otro té seco

1 taza de yogur griego sin grasa o tu yogur sin grasa favorito

1½ tomates grandes, pelados, sin semillas y cortados en pequeños
   trozos*

*½ taza de pepino inglés o japonés pelado, sin semillas, cortado en
   cubos*

Sal y pimienta kosher

En una sartén seca pequeña, tuesta las semillas de comino, revolviendo hasta que estén ligeramente tostadas y comiences a percibir el aroma. Añade el té seco y tuesta por un minuto más sobre fuego bajo. Sácalos del fuego y ponlos en una licuadora o un mortero y muele el comino y el té hasta que estén convertidos en polvo.

Quítale cualquier condensación al yogur.

En un cuenco mediano, mezcla el tomate y el pepino con la sal y la pimienta a gusto. Incorpora el té y el comino en polvo y revuelve. Agrega el yogur y mezcla hasta que esté homogéneo. Tápalo y ponlo en el refrigerador hasta que sea necesario. Escurre cualquier líquido que se pueda haber acumulado antes de servir.

*Usa las semillas para el Aderezo para ensalada con semillas de tomate y té

4 porciones

NUTRICIÓN POR PORCIÓN: *calorías 50, grasa 0 g, proteínas 6 g, hidratos 6 g*

Ratatouille francés con té

1 cucharada de aceite de oliva extra virgen

*2 berenjenas pequeñas (preferentemente japonesas), cortadas
   longitudinalmente por la mitad*

1 diente de ajo pequeño a mediano, picado,

3 tazas de agua filtrada

1 cucharada de té Oolong seco

2 tomates, pelados y cortados en trozos grandes

1 cebolla, picada

1 taza de zucchini picados

¼ de cucharadita de sal kosher

¼ de cucharadita de pimienta negra molida

1 cucharada de jugo de limón fresco

Calienta el horno a 350 grados F.

Calienta el aceite de oliva en una sartén mediana. Añade la berenjena con la piel hacia abajo y cocina hasta que la piel esté tierna. Espolvorea el ajo alrededor de la berenjena y cocina hasta que el ajo se dore ligeramente. Saca del fuego.

Lleva el agua filtrada al hervor y deja a un lado por un minuto. Añade el té oolong seco y deja reposar por 3 minutos.

Pon la berenjena con la piel hacia abajo en una fuente para horno grande. Cubre con los tomates, las cebollas y el zucchini. Espolvorea con la sal y la pimienta, y vierte el té (incluyendo las hojas). Hornea por 30 minutos, o hasta que las verduras estén tan tiernas como se desee. Saca del horno y déjalo reposar por 15 minutos. Vierte el jugo de limón arriba de todo y sirve.

4 porciones

NUTRICIÓN POR PORCIÓN: *calorías 140, grasa 4,5 g, proteínas 5 g, hidratos 23 g*

PLATOS PRINCIPALES

Filetes de salmón con té cajún

1 cucharadita de té negro Lapsang Souchong seco, finamente molido o
   cualquier té negro que te guste.

1 cucharada de paprika

1 cucharadita de salvia disecada

½ cucharadita de cebolla en polvo

½ cucharadita de pimienta cayenne

½ cucharadita de sal kosher

½ cucharadita de pimienta molida

½ cucharadita de ajo en polvo

1 cucharadita de aceite de oliva extra virgen

4 filetes de salmón de 4 onzas

En un cuenco pequeño, mezcla el té seco, la paprika, la salvia, la cebolla
en polvo, la pimienta cayenne, la sal, la pimienta y el ajo en polvo. Espolvorea abundantemente con las especias el lado de la carne del salmón.
Calienta el aceite de oliva en una sartén grande sobre fuego medio-alto.
Cuando el aceite esté caliente, agrega los filetes con el lado de la piel hacia abajo. Baja el fuego a medio. Cocina hasta que esté bien dorado, de 3
a 4 minutos. Da vuelta los filetes con mucho cuidado y cocina por otros 3 a
4 minutos.

4 porciones

NUTRICIÓN POR PORCIÓN: *calorías 150, grasa 5 g, proteína 23 g,
hidratos 1 g*

Tacos suaves de pollo con té

Atomizador

1 libra de carne tierna de pollo

1 cucharadita de Adobo con té para pollo (pág. 236), finamente molido
o ¼ de cucharadita del té que te guste añadido al condimento para
pollo

4 chorritos de salsa Tabasco

El jugo de 1 lima

3 zucchini pequeños, cortados en rebanadas longitudinales en planchas

1 pimiento rojo, sin semillas y cortado en rebanadas

1 cebolla roja, cortada en rebanadas transversales

2 cucharadas de aceite de oliva

8 pequeñas tortillas de trigo integral

1 cucharada de cilantro picado

Rocía una bandeja para parrilla con atomizador de aceite. Calienta a fuego
medio-alto.

Condimenta el pollo con Adobo con té para pollo, la salsa Tabasco y la mitad del jugo de lima. Cocina el pollo hasta que esté bien dorado de todos
lados. Saca de la bandeja y deja a un lado.

Rocía ligeramente los zucchini, el pimiento rojo y la cebolla con el aceite
de oliva. Cocina en la bandeja para parrilla hasta que estén ligeramente
dorados de ambos lados. Saca de la bandeja y rocía con el jugo de lima
restante. Corta el pollo en tiras. Calienta las tortillas. Distribuye el pollo y
las verduras entre las tortillas. Espolvorea con el cilantro picado.

4 porciones

NUTRICIÓN POR PORCIÓN: calorías 370, grasa 10 g, proteínas 33 g,
hidratos 48 g

Piccata de pollo con té

2 cucharadas de harina común

1 cucharadita de pimienta molida

½ cucharadita de sal kosher

¼ de cucharadita de té oolong seco molido finamente

1 libra de mitades de pechugas de pollo sin piel y sin hueso

2 cucharadas de aceite de oliva

Jugo de 2 limones

½ taza de vino blanco

Mezcla la harina, la pimienta, la sal y el té seco en una bolsa de plástico grande de cierre hermético. Añade el pollo, cierra herméticamente la bolsa y sacude hasta que el pollo esté rebosado en forma uniforme.

Calienta el aceite de oliva sobre fuego medio en una sartén antiadherente grande. Pon el pollo en la sartén y cocina hasta que esté dorado de ambos lados, aproximadamente 3 minutos por lado. Saca el pollo de la sartén y ponlo sobre una hoja de toalla de papel para que absorba el exceso de aceite. Añade el jugo de limón y el vino blanco a la sartén. Cocina, quitando cualquier trocito o costra dorada que aparezca en la sartén, hasta que la salsa se reduzca a la mitad. Vuelve a poner el pollo en la sartén. Hierve a fuego lento por 5 minutos antes de servir.

Esto es delicioso servido sobre puré de coliflor con té.

4 porciones

NUTRICIÓN POR PORCIÓN: calorías 230, grasa 8 g, proteínas 27 g, hidratos 8 g

Berenjena y pollo con té y tomate disecado al sol

2 cucharadas de aceite de oliva

1 cebolla roja mediana, cortada en rodajas

2 dientes de ajo, picado

1 libra de mitades de pechugas de pollo sin piel y sin hueso

1 cucharadita de Adobo con té para pollo o verdura o ¼ de cucharadita
del té seco que más te guste molido finamente agregado a cualquier
condimento para pollo

½ cucharadita de orégano seco

Jugo de ½ limón

3 berenjenas japonesas, cortadas en rodajas de ½ pulgada

½ taza del té que más te guste, reposado, o más cantidad, de acuerdo a
tu necesidad

1 cucharada de tomates disecados al sol, picados (envasados en aceite)

Ralladura de ½ limón

1 cucharadita de albahaca fresca picada

Calienta el aceite de oliva en una sartén antiadherente grande sobre fuego medio-alto. Agrega la cebolla y el ajo y cocina hasta que estén tiernos. Sácalos de la sartén y ponlos a un lado.

Condimenta el pollo con el Adobo con té para Pollo, el orégano y el jugo de limón. Ubícalo en la sartén y cocínalo hasta que esté dorado de ambos lados. Agrega el pollo a la cebolla.

Pon las berenjenas en la sartén. Agrega ½ taza de té reposado y cocina hasta que estén tiernas. Espolvorea con una pizca de Adobo con té para pollo o verdura. Agrega los tomates disecados al sol y cocina sólo por unos pocos minutos para permitir que los sabores se mezclen. Puedes agregar unas cucharadas de té reposado a la sartén si sientes que necesitas más líquido.

Vuelve a poner el pollo y la cebolla en la sartén y cocina hasta que esté totalmente caliente. Añade la ralladura del limón y la albahaca picada. Ponlo sobre un plato para servir y sírvelo.

4 porciones
NUTRICIÓN POR PORCIÓN: *calorías 310, grasa 9 g, proteína 31 g, hidratos 28 g*

Pollo y alcauciles con té

2 cucharaditas de cualquier té verde seco

2 cucharadas de harina común

½ cucharadita de sal kosher

1 cucharadita de pimienta negra molida

1½ libras de mitades de pechugas de pollo sin piel y sin hueso

2 cucharadas de aceite de oliva

½ taza de vino blanco

Una lata de 14 onzas de corazones de alcaucil, escurridos y cortados en cuartos

8 trozos de tomates disecados al sol (escurridos si son envasados en aceite)

8 aceitunas Kalamata descarozadas y picadas

1 cucharada de albahaca picada o 1 cucharadita si es seca

1 cucharada de tomillo fresco picado o 1 cucharadita si es seco

¼ de cucharadita de escamas de pimienta roja

1 cucharada de alcaparras, lavadas y escurridas

Hierve 1 taza de agua. Agrégale el té seco y deja reposar por 10 minutos.

Pon la harina, la sal y la pimienta negra en una gran bolsa de plástico de cierre hermético. Agrega el pollo y sacude hasta que esté rebosado en forma pareja. En una sartén grande, calienta el aceite de oliva sobre fuego medio alto. Dora el pollo ligeramente de cada lado.

Sácalo de la sartén. Agrega el vino blanco a la sartén para desglasearlo, quitando cualquier trocito o costra dorada que aparezca en la sartén. Cuela el té y viértelo dentro de la sartén y cocina por 10 minutos.

Agrega los alcauciles, los tomates, las aceitunas, la albahaca, el tomillo y las escamas de pimienta roja. Hierve a fuego lento por 10 minutos. Vuelve a poner el pollo en la sartén. Revuelve hasta que esté bien cubierto. Cocina por aproximadamente 20 minutos, agregando las alcaparras aproximadamente 5 minutos antes de servir.

Este pollo puede hornearse en un horno a 350 grados F por 30 minutos en lugar de cocinarlo sobre la cocina, si lo prefieres.

6 porciones

NUTRICIÓN POR PORCIÓN: *calorías 360, grasa 8 g, proteínas 28 g,*
hidratos 46 g

Pechugas de pollo con albaricoques, jengibre y té negro

1 taza de albaricoques frescos o secos, cortados en pequeños trozos
   (descarozados si son frescos)

2 cucharadas de jengibre fresco picado finamente

2 cucharadas de té Earl Grey seco o tu té seco favorito

2 cucharadas de salsa de soja

2 dientes de ajo

1 cucharadita de aceite de oliva extra virgen

Cuatro mitades de pechugas de pollo de 4 onzas sin piel y sin hueso

2 cucharadas de cilantro picado

Calienta el horno a 375 grados F.

Mezcla los albaricoques, el jengibre, el té seco, la salsa de soja y el ajo en el recipiente de la procesadora y procesa hasta lograr un puré suave.

Pinta las pechugas de pollo con el aceite de oliva. Ponlas con la piel hacia abajo en una sartén para horno antiadherente y cocina a fuego medio alto hasta que la piel esté ligeramente dorada. Da vuelta las mitades de pechugas y dora del otro lado. Pinta con la mezcla de té generosamente sobre ese lado, luego da vuelta las pechugas y pinta generosamente sobre la piel. Pon la sartén en el horno y hornea por 30 a 40 minutos, o hasta que el albaricoque esté dorado pero no quemado.

Saca del horno, ponlo en un plato, espolvorea por arriba con el cilantro y sirve.

4 porciones
NUTRICIÓN POR PORCIÓN: *calorías 260, grasa 3 g, proteína 30 g, hidratos 27 g*

Lomo de vaca o cerdo con té de ciruela especial

3 dientes de ajo, picados

1 cucharada de romero fresco picado

1 cucharada de tomillo fresco picado

1 cucharadita de pimienta negra molida

1 cucharadita de ralladura de limón muy fina

1 cucharada de té Oolong de ciruela, seco, finamente molido, o 2 a 3 cucharadas de cualquier té seco que te guste con 1 cucharadita de ciruelas secas picadas, molidos juntos

1 cucharada de aceite de oliva extra virgen

1 cucharada de mostaza Dijon

2½ libras de lomo de cerdo sin hueso

Saca la carne del refrigerador 30 minutos antes de cocinarla. Precalienta el horno a 350 grados F.

En un cuenco pequeño, mezcla el ajo, el romero, el tomillo, la pimienta, la ralladura de limón y el té seco con el aceite de oliva y la mostaza hasta que se forme una pasta. Frota la mezcla sobre la carne. Pon la carne en una bandeja para asar y ásala por 1 a 1½ horas, o hasta que la temperatura interna alcance los 150 grados F. Tapa un poco y deja reposar por 20 minutos antes de cortar en rodajas y servir.

Si no comes cerdo, sustitúyelo por lomo de vaca limpio de partes deshechables.

8 porciones

NUTRICIÓN POR PORCIÓN: *calorías 230, grasa 12 g, proteínas 27 g, hidratos 2 g*

POSTRES

Pastel de manzana con té

Atomizador

5 tazas de manzanas Fuji o cualquier manzana que sea tu favorita, cortadas en rodajas

5 tazas de manzanas Granny Smith cortadas en rodajas

2 cucharadas de jugo de naranja

¼ de taza de tu té de frutas favorito, reposado

½ taza de harina de trigo integral

1 cucharadita de ralladura de naranja

2 cucharadas de canela molida

6 cucharadas de sucedáneo de azúcar granulado

½ taza de avena tradicional

½ taza de margarina para untar sin grasa

Precalienta el horno a 350 grados F. Pulveriza ligeramente con atomizador una bandeja para horno de 13 por 9 pulgadas.

Mezcla las manzanas en un cuenco grande. Vierte el jugo de naranja y el té reposado sobre las manzanas y mezcla para empaparlas. En un cuenco pequeño, mezcla ¼ de taza de harina, la ralladura de naranja, 1 cucharada de canela y 2 cucharadas del sucedáneo del azúcar. Mezcla ligeramente con las manzanas. Distribuye sobre la fuente para horno ya preparada.

Mezcla la harina restante, el sucedáneo del azúcar y la canela con la avena y la margarina. Revuelve hasta que la mezcla parezca desmigajarse. Espolvorea la cobertura sobre las manzanas.

Hornea por aproximadamente 50 minutos, hasta que las manzanas estén tiernas al tocarlas con el tenedor y burbujeantes, y la cobertura esté dorada.

Este pastel se puede hacer con cualquier fruta o una combinación de diferentes frutas.

12 porciones

NUTRICIÓN POR PORCIÓN: *calorías 160, grasa 8 g, proteína 2 g, hidratos 22 g*

Cubitos de hielo con té

Prepara tus cubitos helados con tu té favorito en lugar de agua. Tendrás té helado de un sabor pleno en lugar de té aguado.

Tómate un tiempito extra para hacer que tus cubitos de hielo sean especiales. Pequeñas rodajas de naranja, limón o lima agregadas a cada división de la cubetera antes de verter el té lucirán hermosas cuando estén congeladas y añadirán sabor extra a tu té cuando el cubito de hielo se disuelva.

Cubitos de té con arándanos: Agrega 2 arándanos a cada división de tu cubetera antes de verter el té. 6 porciones (1 cubetera de 12 cubitos). Calorías 5, grasa 0 g, proteínas 0 g, hidratos 1 g.

Cubitos de té con naranja: Corta la cáscara de una naranja en tiras largas. Añade un tira de cáscara de naranja a cada división de tu cubetera. Vierte el té y congela. 6 porciones. Calorías 0, grasa: 0 g, proteínas 0 g, hidratos: 1 g.

Cubitos de té con fresas: Agrega pequeños trozos de fresas a las divisiones de la cubetera antes de congelar. 6 porciones. Calorías 0, grasa 0 g, proteínas 0 g, hidratos 0 g.

Cubitos de té con manzana: Agrega pequeños trozos de manzana con piel a las divisiones de la cubetera antes de verter té de manzana o de cualquier otra fruta. 6 porciones. Calorías 5, grasa 0 g, proteínas 0 g, hidratos 1 g.

Cubitos de té con jengibre: Usa un rallador que haga largas tiras delgadas de jengibre para realzar los cubitos de té de jengibre. 6 porciones. Calorías 0, grasa 0 g, proteínas 0 g, hidratos 0 g.

Cubitos de té con piña: Agrega pequeños trozos de piña a tu cubetera antes de llenarla con el té. 6 porciones. Calorías 5, grasa 0 g, proteínas 0 g, hidratos 1 g

Diviértete con tus cubitos de hielo. Las variedades son infinitas.

PARTE 5 ✳ CENA PARA CUATRO CON MARIDAJE DE TÉ

ENTRADA

Camarones asados a la parrilla con salsa curry de yogur

Maridaje: Té verde Oolong

2 cucharadas de aceite de oliva extra virgen

2 cucharaditas de té Oolong reposado

$1/4$ de cucharadita de sal kosher

$1/4$ de cucharadita de pimienta negra molida

$1/4$ de cucharadita de escamas de pimienta roja

12 camarones crudos grandes (pelados pero con cola)

Verduras de hojas verdes para ensalada, para servir

Mezcla el aceite de oliva, el té reposado, la sal, la pimienta y las escamas de pimienta roja en una bolsa de plástico grande de cierre hermético o en un cuenco. Agrega los camarones y deja marinar por al menos 30 minutos en el refrigerador.

Calienta una fuente para parrilla sobre fuego alto. Asa los camarones hasta que estén cocidos. Sirve sobre ensalada de verduras de hojas verdes con Salsa Curry de Yogur.

Salsa curry de yogur

1 taza de yogur griego sin grasa o cualquier yogur sin sabor y sin grasa

½ cucharadita de curry en polvo

2 cucharaditas de Té de pastel de lima y sámara, seco, finamente molido
   o cualquier otro té seco

1 cucharadita de cebollines picados

Mezcla todos los ingredientes y sirve con los camarones.

4 porciones

NUTRICIÓN POR PORCIÓN (CON VERDURAS DE HOJAS VERDES PARA

ENSALADA): *calorías 170, grasa 10 g, proteínas 14 g, hidratos 6 g*

PLATO PRINCIPAL

Pollo con té Marsala-Masala

Maridaje: Chai Negro Masala

2 cucharadas de harina común

1 cucharadita de pimienta negra molida

8 partes tiernas de pechuga de pollo

4 cucharadas de aceite de oliva

2 chalotes, picados

12 onzas de hongos crimini cortados en rebanadas

½ taza de vino Marsala

1 taza de Masala Chai reposado o cualquier té negro, o más cantidad si
   es necesario

1 cucharada de crema agria baja en grasa

Sal kosher

Pon la harina y la pimienta negra en una gran bolsa de plástico. Agrega el pollo y sacude para que se rebose de modo uniforme.

Calienta 2 cucharadas del aceite de oliva en una gran sartén antiadherente sobre fuego medio. Agrega el pollo y cocina por aproximadamente 7 minutos de cada lado, hasta que esté dorado. Saca el pollo de la sartén y deja a un lado. Añade el resto del aceite de oliva a la sartén. Agrega los chalotes y cocina hasta que estén translúcidos, aproximadamente 2 minutos. Agrega los hongos y cocina por otros 2 minutos. Si todo el líquido desaparece en la cocción, no te preocupes, simplemente agrega un poquito de té reposado.

Agrega el vino Marsala y cocina por 2 minutos. Añade el té reposado. Cocina por aproximadamente 8 minutos, hasta que el líquido se reduzca en un tercio. Agrega la crema ácida y revuelve hasta que esté cremoso y homogéneo. Prueba la salsa y sazona a gusto, agregando un poquito de sal si fuera necesario.

Vuelve a poner el pollo en la sartén y vuelve a calentarlo por unos pocos minutos sobre fuego bajo. Sirve sobre Couscous con pasas de Corinto y té.

4 porciones

NUTRICIÓN POR PORCIÓN (POLLO Y SALSA): *calorías 240, grasa 13 g, proteínas 9 g, hidratos 17 g*

Couscous con pasas de Corinto y té

1 a 2 tazas de té o tisana frutal de fresa o frambuesa, reposados, o
   cualquier té negro (de acuerdo a las indicaciones del envase)
1 cucharada de manteca
1 taza de couscous instantáneo seco
1/2 taza de pasas de Corinto

En una cacerola mediana, lleva al hervor el té reposado y la manteca. Saca del fuego. Incorpora los couscous y las pasas y revuelve. Tapa y deja reposar por 5 minutos. Esponja con un tenedor.

4 porciones

NUTRICIÓN POR PORCIÓN: *calorías 240, grasa 3 g, proteínas 6 g, hidratos 47 g*

Tomates asados al horno con té

Prepara la receta de la página 285, usando tomates cherry en una variedad de colores si se encuentran. Si quieres, espolvorea los tomates con 1 cucharada de queso parmesano rallado en el momento en que los sacas del horno.

NUTRICIÓN POR PORCIÓN (SIN QUESO): *calorías 100, grasa 7 g, proteína 3 g, hidratos 7 g*

POSTRE

Manzanas al horno con té

Maridaje: tisana Rooibos de caramelo

Prepara la receta de la página 270. Son deliciosas cuando se las come tibias, y lucen elegantes cuando se las sirve con crema de vainilla sin azúcar o con crema batida sin grasa ni azúcar.

NUTRICIÓN POR PORCIÓN (SOLO LA MANZANA): *calorías 120, grasa 2,5 g, proteínas 1 g, hidratos 28 g*

NUTRICIÓN POR PORCIÓN (CON ½ TAZA DE CREMA): *calorías 229, grasa 4 g, proteínas 13 g, hidratos 40 g*

NUTRICIÓN POR PORCIÓN (CON 1 COPO DE CREMA BATIDA, SIN GRASA NI AZÚCAR): *calorías 207, grasa 4 g, proteínas 13 g, hidratos 35 g*

Perfil de un AmigoTÉ

Nombre: **Pam F.**

Edad: **39**

Peso perdido: **5 libras**

Pulgadas perdidas: **6,5**

Té favorito: **Con sabor a torta de naranja**

He tenido problemas con mi peso toda la vida. Había probado todo tipo de dietas —desde la dieta Scardale hasta la de Atkins y hasta la dieta líquida y Weight Watchers… La que digas, la probé. Usualmente pierdo peso al comienzo, pero luego me aburro de la dieta, y tan pronto como la abandono, vuelven mis kilos y un poco más.

Tengo que admitir que comencé con este programa deseando realmente perder mucho peso en poco tiempo. No sé de dónde saqué esa idea; probablemente sea de lo que estaba acostumbrada a leer en otros libros de dietas. De todos modos, no perdí toneladas de peso en varias de las primeras semanas. Pero sí perdí peso y pulgadas y, desde que he estado siguiendo este programa, mi piel luce mucho mejor (me han dicho que luzco mucho más joven). Tengo mucha más confianza en mi misma y me siento mucho mejor —no aletargada como me sentía antes.

Las mejores cosas que he aprendido estando en este programa son: 1) beberé té por el resto de mi vida —y trataré de que la mayor cantidad de gente posible lo haga; 2) soy más conciente de lo que estoy comiendo (y bebiendo); 3) el ejercicio es obligatorio en una vida saludable (me había lastimado el hombro y no hice ejercicios durante las primeras seis semanas, pero he estado regresando al ejercicio gradualmente. Me siento mucho mejor y tengo mucha más energía); 4) las pulgadas son tan importantes, o más, que las libras cuando estás perdiendo peso.

De todos modos, estoy muy agradecida de haber conocido al Dr. Té y haber sido incluida en un programa tan fantástico con personas tan maravillosas. Estaré hablando sobre este programa —y especialmente acerca del beber té— por el resto de mi vida. Soy una nueva persona (cambiada para bien).

La historia del té

L a historia del té es larga e intrincada. Viaja de un país a otro, comenzando en China y haciendo su camino alrededor del mundo a los tropezones, causando revoluciones en sabor, estilo de vida y, por supuesto, política. En realidad, si el té no hubiese sido descubierto, el curso de los eventos mundiales habría sido muy diferente.

Nadie sabe con seguridad cómo fue descubierto el té. Abundan las leyendas, aunque hay dos que son las más famosas.

La más conocida, y en la que más acuerdan los historiadores que podría haber sucedido realmente, involucra al emperador chino Shen Ning. Shen Ning era un líder hábil, un mecenas y un científico. Uno de sus edictos fue que toda el agua para beber debía ser hervida como precaución higiénica. Un día en 2737 AC, mientras él (o, más probablemente, su sirviente) estaba hirviendo agua para beber, algunas hojas de lo que ahora conocemos como la planta *Camellia sinensis* volaron y cayeron accidentalmente dentro de la vasija. Siendo el científico curioso que era, Shen Nung decidió probar el líquido y lo encontró muy refrescante. Y así, nació el té.

La segunda leyenda, que proviene de Japón, es un poco más sangrienta y mucho más extravagante. Cuenta que un príncipe indio llamado Bodhidharma estaba de visita en China, en representación de India, para difundir el Budismo. Se le dice que se siente mirando la pared en el Templo Shaolin y medite sin moverse por nueve años. En determinado momento, mientras lo estaba haciendo, cayó dormido. Supuestamente, esto lo hizo sentir tan frustrado que se arrancó los párpados y los tiró al suelo. Entonces, se dice, la deidad Quan Yin hizo que el primer arbusto de té brotara en el lugar donde habían caído sus párpados para ayudarlo a él y a todos los seguidores de Zen en su camino a la iluminación.

No hace falta decirlo, prefiero la leyenda número uno.

Lo que sigue es una historia resumida, no exhaustiva, de los hechos y fantasías acerca del té, de acuerdo a la historia y los rumores.

El té en Asia

* En sus primeros tiempos el té estuvo asociado a la realeza. Está documentado que alrededor del siglo XII a.C., el Rey Wen de Zhou recibió el té como un tributo a su reinado.

* Hasta el tercer siglo a.C., las hojas frescas de té eran simplemente hervidas en agua. Luego comenzó el secado y procesamiento de las hojas para convertirlas en té verde, y el consumo de té comenzó a extenderse por toda China.

* El té blanco era producido y reservado para la realeza.

✳ El registro documentado confiable más antiguo del té, que es realizado en un antiguo diccionario chino del 350 d.C. por el renombrado estudioso Kuo PO, describía el árbol del té y el modo de preparar esta bebida. En aquel momento, el té era una bebida medicinal de sabor amargo hecha con hojas de té verde sin tratar, que eran presionadas dentro de tortas, tostadas, machacadas en pequeños trozos, hervidas en una pava de agua y saborizadas con cebolla, jengibre y naranja.

✳ Para el siglo quinto d.C., el té estaba siendo usado como elemento de intercambio. Los comerciantes turcos comenzaron a regatear por té en la frontera con Mongolia.

✳ Durante la dinastía T'Ang, que duró del 618 al 907 d.C., el té en polvo se volvió furor. A menudo se lo mezclaba con otros ingredientes y se lo dejaba reposar, volviéndose una bebida popular en toda China. Caravanas llevaban té a lo largo de la Ruta de la Seda, comerciando con India, Turquía, y Rusia.

✳ Entre el 648 y el 749 d.C., un monje japonés llamado Gyoki llevó té al Japón. Construyó cuarenta y nueve templos Budistas a lo largo de todo el país y plantó arbustos de té en todos ellos. Este té japonés, escaso y caro, fue disfrutado mayormente por sacerdotes y la realeza.

✳ En el 780 d.C., el poeta y estudioso Lu Yu escribió el *Ch'a Ching*, o "The Classic of Tea" ("Lo clásico del té"), el primer libro integral sobre el té, escrito en forma exhaustivamente detallada, en el que el autor explica muchos aspectos del té, desde las técnicas para cultivarlo y prepararlo, hasta el arte de la apreciación del té. Comenzó a trabajar en el

760 y completó su trabajo veinte años más tarde. Este libro hizo de Lu Yu una celebridad en su tiempo.

✳ Con el advenimiento del libro de Lu Yu, el té se volvió extremadamente popular en China, y en el 800 d.C. comenzó a ser cultivado con fines comerciales.

✳ En el 803 d.C., el monje budista japonés Saicho fue a China a estudiar Budismo Zen. Regresó a su hogar en el 805 junto a un amigo, el monje Eichu, y trajo consigo semillas de té y el conocimiento de cómo crear té verde, presentándolo en la versión polvo y batiéndolo con bambú.

✳ La ceremonia del té japonesa actual (*Cha –no-yu*, o "el agua caliente para el té") originada en China, y aunque en China ha desaparecido, continúa en Japón. La ceremonia del té japonesa alentaba un tipo especial de arquitectura para "las casas del té"; también alentaba a las geishas a especializarse en la presentación de la ceremonia del té. Las familias adineradas participaban de torneos, en los cuales los contendientes, deseando ganar premios valiosos, competían en identificar varias combinaciones de té.

✳ 1280: Mongolia dominó a China. A los mongoles les gustaba tanto el té como a los chinos, y el beber té se vuelve más popular entre las masas y menos entre la aristocracia china.

✳ Luego de la caída de los mongoles, comenzó la Dinastía Ming (1368–1502). Se agregó al agua caliente té suelto procesado —blanco, verde, Oolong y negro— como lo conocemos hoy. A la gente comenzó a gustarle nuevamente el té. El método nuevo de preparación consistía en dejar reposar las hojas enteras en agua. El pálido líquido resultante necesitaba cerámica de color más claro que el que era popular en el pasado. La vajilla blanca y color hueso producida se volvió el estilo de ese tiempo. Las primeras teteras Yixing (ee-HSING) fueron hechas en ese momento. (Yixing es una región en China conocida por su arcilla de color púrpura, y las teteras sin esmaltar producidas con ella.)

El té en Europa

✳ Un navegante holandés Jan Hugo van Linschooten menciona el té por primera vez en una traducción al inglés de sus diarios de viajes en 1597, en el cual se refiere al té como "chaa".

✳ En 1602, se formó la Dutch East India Trading Company, que significó el comienzo del "comercio mundial" y condujo a la introducción del té en todo el mundo.

✳ 1610: El té verde se introdujo en Holanda a través de los barcos comerciales provenientes de Java donde habían adoptado el té que había sido dejado por las naves chinas. El té negro no reemplazó al verde sino hasta mediados del siglo dieciocho.

✳ El té llegó a Rusia por primera vez en 1618 cuando la embajada de China le obsequió al Zar algo de té (quién lo rechazó por inútil). Al final del siglo XVII, con el Tratado de Nerchinsk, comenzó el comercio con caravanas entre China y Rusia, y trenes de té a camello y caballo fueron llevados a la frontera e intercambiados por pieles rusas. Este viaje llevó cerca de un año y fue allí donde se ponía en infusión el té de noche con humo de los fuegos del campamento —y así nació el té Lapsong Souchong.

✳ Para 1675, el té era utilizado en toda Holanda como una bebida cotidiana. Produjo un gran revuelo en Francia y Alemania durante este mismo tiempo, pero perdió aceptación frente al vino y la cerveza.

✳ El primer té que arribó a París lo hizo en 1636 (veintidós años antes de hacerlo en Inglaterra). En los años 1670, Madame de Sévigné, quien era una famosa escritora de cartas y chimentos, le escribió a su hija, "Vi a la Princesa de Tarente... quien bebe doce tazas de té al día... las cuales, dice, la curan de todos sus enfermedades. Ella me asegura que Monsieur de Landgrave tomaba cuarenta tazas todas las mañanas... él estaba muriendo y el té lo trajo nuevamente a la vida ante nuestros ojos..."

✳ En otra carta Madame de Sévigné escribió sobre un amigo que estaba cansado de romper su preciosa vajilla de té por el calor del agua y un día le agregó leche fría antes del té. La vajilla no se rompió y así nació el agregado de leche al té. Exacto, no fueron los ingleses los que inventaron esto.

✳ De regreso en Rusia en los años 1730, comenzó una nueva tradición para beber té. Los rusos utilizaban concentrado de té, le agregaban agua caliente, le introducían una rodaja de limón, y bebían el té a través de un terrón de azúcar que sostenían entre los dientes.

ENTÉRATE

Impresiones del té

Hasta el mundo del arte fue influenciado por el té. En los años finales del siglo XVIII y los primeros del XIX, los europeos ricos estaban enamorados de todo lo que fuera oriental. La gente tenía que tener algo más que té importado de Oriente —tenía que tener vajilla para té también. Los pintores impresionistas como Monet, Cézanne y Renoir fueron influenciados por estampados artísticos japoneses (los cuales habían venido originalmente a Francia como papel para envolver productos importados), y por la vajilla para té que mostraba imágenes de la naturaleza como pájaros y árboles. Lo pintores comenzaron a copiar el estilo japonés que dejaba que se vieran los trazos del pincel, y que pintaba escenas al aire libre, o de la naturaleza (como opuestas a los retratos y paisajes hechos en el interior del estudio del artista).

El té en Inglaterra

✳ La primera evidencia real del té en Inglaterra fue en la forma de un aviso publicitario en un diario, por Thomas Garway en 1658. En una parte se leía, "Esa bebida excelente y aprobada por todos los médicos llamada tcha por los chinos, por otras naciones tay alias té es vendida en la casa Sultaness Head una casa Cophee en Sweetings Rent por la Royal Exchange London". Algunos de las afirmaciones sobre los beneficios del té incluían:

* Hace que el cuerpo esté activo y lozano

* Ayuda a aliviar el dolor de cabeza, el mareo y pesadez que produce el mismo.

* Termina con las obstrucciones del bazo.

* Quita la lasitud y aclara y purifica los humores de los adultos y el hígado caliente.

* Ayuda contra las groserías, fortaleciendo las debilidades del ventrículo o el estómago, provocando buen apetito y digestión, y particularmente para los hombres de cuerpo grande y tal como son los grandes comedores de carne.

* Derrota los sueños pesados, alivia el cerebro y fortalece la memoria.

* Vence al sueño superfluo e impide la somnolencia en general, si se toma un trago de la Infusión, se pueden pasar sin problema noches enteras dedicadas al estudio sin lastimar el cuerpo, ya que cierra y une moderadamente la boca del estómago.

* Es bueno para los resfríos, la hidropesía y el escorbuto, si es preparado adecuadamente, purgando la sangre de sudor y orina, y expele la infección.

* Cuando Garway comenzó a vender té, era muy caro: lo vendía a dieciséis chelines por libra o cerca de cinco dólares continentales de ese tiempo. Para fines de los 1700s, el té se había popularizado, y el precio cayó a un quinto de chelín la libra.

* A Garway se le atribuye también el primer reconocimiento en Inglaterra del uso de leche en el té. Escribe, "Al prepararse con leche y agua se refuerzan sus partes interiores". Originalmente no se usaba la leche en Inglaterra como se la

usa ahora. En cambio agregaban azafrán, jengibre, nuez moscada y sal. También se dice, aunque nunca fue documentado, que el uso de leche podría provenir de los mongoles, quienes aún hoy en día mezclan leche caliente con su té. Esta práctica fue finalmente traída a China y luego llevada al extranjero a través de la compañía Dutch East India Trading Company, que es de donde probablemente los franceses adoptaron la costumbre.

* En 1702, la reina Anne anunció que ella prefería beber té en lugar de cerveza por las mañanas para el desayuno. También se le atribuye que usara teteras de plata en vez de teteras de cerámica chinas. Este fue el primer cambio significativo en el uso del té en Inglaterra; se creó una gran demanda de té, como así también una demanda sin precedentes de equipos para el servicio del té en plata inglesa.

* El té negro reemplazó al verde que venía de China. El té negro, que es oxidado, se conserva por mucho más tiempo que el verde. Esta era una consideración importante en aquellos días en los que podía llevar varias semanas o meses que el té llegara a Europa e Inglaterra desde China.

* En 1706, Thomas Twining comenzó a servir té en Tom's Coffee House en Londres. Para 1717, ya había evolucionado y se había convertido en la primera casa de té, llamada Golden Lyon, que dio origen a una nueva costumbre: permitió tanto a hombres como a mujeres frecuentar el negocio.

* Las Guerras del Opio: El té se volvió tan popular para los ingleses hacia mediados de 1700, que estaban importando más de 4,5 millones de toneladas de té negro por año. Pagar este té estaba creando una carga para las reservas de d

visas en Inglaterra. El gobierno vio su respuesta en los cultivos de opio de India, una colonia bajo el control inglés. Al principio del siglo XIX, los comerciantes ingleses comenzaron a contrabandear opio a China con el fin de equilibrar sus compras de té para Gran Bretaña. En 1839, China destruyó una gran cantidad de opio confiscado a los mercaderes británicos. Gran Bretaña respondió enviando barcos cañoneros para atacar varias ciudades costeras chinas. China fue vencida y obligada a firmar tratados que abrieron muchos de sus puertos al comercio inglés. En 1856, se inició una segunda guerra. China fue nuevamente vencida y obligada a aceptar más tratados, en los que también tomaron parte Francia, Rusia y Estados Unidos, abriendo aún más puertos al comercio.

✳ En 1840, Anna, la duquesa de Bradford, dio comienzo a la costumbre del té de la tarde en Inglaterra. Por ese tiempo, los ingleses tomaban un pequeño desayuno por la mañana y luego no comían nuevamente hasta las ocho o nueve de la noche. Como resultado, a menudo estaban hambrientos durante la tarde. La duquesa, dándose cuenta de que todas las tardes sentía una "sensación de desaliento" comenzó a pedir que le llevaran a su tocador, en forma secreta, una pequeña comida con pan, manteca, tortas, tartas y panecillos. Pensó que si era descubierta sería ridiculizada —pero resultó que todos los demás también estaban hambrientos y su idea se impuso a las masas. En una coincidencia histórica, la duquesa concibió la idea del té de la tarde aproximadamente al mismo tiempo que el Conde de Sándwich concibió la idea de poner relleno entre dos rebanadas de pan...

ENTÉRATE

Transmíteme el té

En los años 1700s y 1800s, el té era un artículo de lujo adquirido sólo en las casas más ricas. Para la gente adinerada su té era un bien muy preciado, y lo mantenía guardado en arcones para té. Volvían a reposar el té muchas veces. Luego de varios reposos, los sirvientes tomaban las hojas de té y las usaban para prepararse ellos mismos sus propios tés. Luego de eso, vendían las hojas usadas a los vendedores callejeros, quienes las introducían en tortas de té (a veces mezcladas con estiercol de los caballos de la calle). Se las vendían a aquellas personas que sólo podían pagar un penique o dos por el té.

Es de estos vendedores callejeros que surgió la frase "té para dos", o *"tea for two"* en inglés. Los vendedores usualmente vendían una vasija de té por tres peniques, o *thruppence*. Pero si querían dar impulso al negocio, a veces rebajaban el precio a *tuppence*, o dos peniques, gritando, "Té para/por dos".

El té en la India

✳ La planta *Camellia sinensis* es nativa de la India; de todos modos, no fue identificada hasta los primeros años del siglo XIX. Como resultado de las Guerras del Opio, los británicos estaban buscando modos de disminuir su dependencia de China respecto del té, por lo tanto en 1778, el naturalista inglés Sir Joseph Banks, contratado por la empresa East India Company, sugirió que la India cultivara las plantas del té importadas de China. Aunque trataron por cincuenta años, en general no tuvieron éxito, dado que las plantas no crecían bien en el clima más cálido de India.

* Entre los años 1815 y 1831, los botánicos de la East India Company llegaron a reconocer que, en realidad, existían plantas de té autóctonas de India.

* En 1835, la East India Company organizó la primera plantación de té en Assam, India.

* La primera subasta de té cosechada en India fue llevada a cabo en Londres en 1838; de todos modos el té era de plantas chinas que finalmente habían logrado cultivar en India.

* En 1856, el té chino fue plantado en y alrededor de Darjeeling, India, y creció muy bien. El té Darjeeling se convirtió en uno de los más caros y mejores tés de las variedades chinas.

* A finales del siglo diecinueve, luego de la Guerras del Opio, China no proveería más té a Inglaterra. El mercado de té indio floreció. Hoy India produce más té que cualquier otro país excepto China.

El té en Estados Unidos:
Cómo el té dio forma a nuestro país

* En 1650, el té fue introducido a la colonia holandesa New Amsterdam (más tarde New York) por Peter Stuyvesant. Se dice que esta colonia disfrutaba del té aún antes de que fuera introducido en Inglaterra.

✳ Los británicos dominaron New Amsterdam en 1664 y le dieron un nuevo nombre, New York. Descubrieron que las colonias ya estaban bebiendo más té verde que lo que se bebía en Inglaterra.

✳ Para 1765, el té era la bebida más popular en las colonias americanas.

✳ En 1767, el Parlamento Británico aprobó el Acta Townsend Revenue, estableciendo un impuesto al té y otras mercancías importadas a las colonias británicas. Esto tenía mucho que ver con los ingresos adicionales necesarios para financiar el propio consumo inglés de té proveniente de China.

✳ En 1770, se revocaron los impuestos sobre todos los artículos —salvo sobre el té.

✳ ¡Las mujeres salvaron el día! Se unieron y decidieron no comprar más té. Esta acción fue tomada a pecho por las mujeres de todas las colonias de modo que el té nunca sería descargado de los barcos en ningún puerto.

✳ El 16 de diciembre de 1773, unos 5.000 colonos se reunieron para decidir qué se debería hacer con el impuesto al té. Aquella noche, cincuenta hombres vestidos como indios atacaron los tres barcos ingleses que estaban en Boston Harbor y descargaron cuarenta toneladas de té verde en el puerto. Actos similares sucedieron en Philadelphia, New York, Maine, North Carolina y Maryland a lo largo de 1774.

✳ Los británicos intentaron varia veces sofocar la rebelión, pero en 1776 comenzó la Revolución Americana.

* George Washington era un ávido bebedor de té y bebía tres tazas de té cada mañana, aún durante la guerra. Continuó con esta práctica de las tres tazas de té verde en el desayuno durante su ejercicio como presidente.

* En la década de 1830, se introdujeron en los mares los barcos clíper. El armazón de los barcos era característicamente angosto y pesadamente inclinado hacia delante, lo cual les permitía cortar o atravesar rápidamente las olas. La creación de los barcos cliper agregó velocidad al transporte del té desde China. Esto fue crucial para la frescura de los tés, lo que contribuyó al sabor. Además, los barcos cliper trajeron trabajo chino a Estados Unidos, lo cual contribuyó a la construcción de nuestro país. Los más famosos de esos barcos eran los chinos, también llamados clipers del té, diseñados para navegar las rutas comerciales entre Europa y las Indias Orientales. El último ejemplo sobreviviente de estos barcos fue el Cutty Sark que fue preservado en un dique seco en Greenwich, Inglaterra. Desafortunadamente, sufrió un gran daño debido a un incendio, el 21 de mayo de 2007.

* El té dio nacimiento a millonarios: Algunos de los primeros millonarios americanos hicieron su fortuna gracias al té. John Jacob Astor, el primer millonario en Estados Unidos, T.H. Perkins, un enormemente adinerado comerciante de Boston, y Stephen Girard de Philadelphia, conocido como "el amable comerciante del té," hicieron su fortuna comerciando té con China. Lo vendían a través de minoristas como el Great Atlantic and Pacific Tea Company —que fue conocida como A&P, la primera cadena de supermercados del país.

＊ La historia más famosa de cómo fue inventado el té helado dice lo siguiente: El dueño de una plantación y comerciante del té, Richard Blechynden, llevó té negro a la St. Louis World's Fair (Feria del mundo de St. Louis) de 1904, planeando regalar muestras gratis de té caliente. Pero hacía tanto calor afuera, que nadie estaba interesado. Entonces se les ocurrió servirlo sobre hielo... y lo demás es historia. De todos modos, hay casos registrados de personas bebiendo té helado antes de 1904. Un artículo de un periódico que detallaba una Reunión del Estado de Missouri de Veteranos Ex confederados, llevada a cabo en Nevada, el 20 y 21 de septiembre de 1890, describe que la comida fue "bajada... 880 galones de té helado". Y de acuerdo a Pat Vilmer de la sociedad de St. Louis World's Fair (tal como fue dicho a la Asociación Mundial del Té Verde —World Green Tea Association), "La buena gente del sur estaba bebiendo té helado en sus hogares mucho antes de la Feria... Fue llamado té dulce servido frío y no caliente en el verano del sur. Se usaba hielo cuando había disponible. Recuerda, el hielo era el producto de lujo en aquellos lejanos días antes de la refrigeración, no el té".

＊ La próxima invención americana vinculada al té provino del importador de té Thomas Sullivan. Para proveer muestras de hojas de té a sus clientes, Sullivan las empaquetó en bolsitas de seda cocidas a mano. A los clientes les agradó tanto la comodidad de estas bolsitas, que pidieron recibir sus tés en estilo similar. Por lo tanto Sullivan reemplazó la seda por gasa más económica, y así nacieron las bolsitas de té.

ENTÉRATE

¿Quieres un servicio más rápido?

Las cafeterías fueron lugares de encuentro populares en el siglo XVIII en Inglaterra, y se volvieron aún más populares cuando agregaron té a sus menús. A menudo se las llamaba "Universidades por un penique" porque por un penique podías obtener una taza de té y un periódico, y usualmente encontrar a alguien con quien establecer una conversación "importante". Muchas tradiciones que aún están vigentes tuvieron sus raíces en estos establecimientos. En una cafetería en particular llamada Turk's Head, se originaban muchas discusiones. Para resolver estas disputas, el dueño traería una vieja caja de madera y los clientes votarían qué lado debería ganar la discusión. Cuando la democracia se impuso, esto se volvió la plantilla para la ahora familiar urna de votación.

A menudo estas cafeterías estarían tan ocupadas, que los clientes encontrarían que tenían una larga espera antes de ser servidos. Si querían asegurarse un servicio rápido, pondrían dinero en una caja de madera con una etiqueta que decía T.I.P. (*To Insure Promptness*, por sus siglas en inglés): Para Asegurarse Prontitud. De ese modo, se desarrolló el concepto moderno de dejar propina.

Perfil de un AmigoTÉ

Nombre: **Meghan C.**

Edad: **23**

Peso perdido: **12 libras**

Total de Pulgadas Perdidas: **16,5**

Té favorito: **Menta marroquí**

Cuando fui a la Universidad, me beneficié con todo lo que la universidad tenía para ofrecerme —lo que incluía comida y bebida— y simplemente aumenté de peso hasta llegar a un peso que no era saludable. Ya tenía una historia médica, a pesar de mi edad, así que quería perder peso por mi salud. Además, quería lucir mejor.

Tengo un esquema de trabajo bastante apretado. Soy asistente de producción en un programa televisivo. Hay un montón de cosas para hacer. Durante el día, empecé a subir por escalera aún antes de comenzar la dieta, y trabajo en un séptimo piso. Después de comenzar la dieta, empecé a ir a un gimnasio. Ya estaba corriendo; acostumbraba a correr en pista. Empecé a correr cuatro millas por día. Ahora estoy corriendo algo así como siete u ocho millas diarias.

Como en un montón de lugares en este negocio, siempre tenemos comida alrededor. Y un montón de comida no saludable. Cuando está allí, bien al alcance de tu mano, es difícil no comer. Así que aumenté un montón de peso esta temporada simplemente por trabajar en mi programa. Tenía delante de mis ojos comida no saludable todo el tiempo. A la mañana, comía cereales o una bagel, a lo mejor algo de fruta y siempre un par de tazas de café. Al almuerzo lo pedía de algún lugar cercano, usualmente sándwiches. La cena era muy esporádica. Compraba algo camino a casa, o algo que hubiese quedado del almuerzo en la oficina. O me preparaba una lata de sopa.

Desde que comencé la dieta, empecé a comer yogur con frutas a la mañana, o claras de huevo con un trozo de jamón o una rebanada de queso descremado. Cuando quería algunos hidratos, especialmente cuando estaba corriendo mucho, comía un muffin inglés de harina integral o algo de avena con frutas frescas. El almuerzo era la comida más difícil de cambiar. Dejé de ir al tenedor libre y comencé a llevar mi propia comida saludable. Algunas veces me preparaba simplemente un sándwich con un par de rebanadas de pavo y verduras. A veces ordenaba algo de fuera del trabajo, una ensalada o un trozo de salmón con algo de salsa a un lado.

La cena también fue un gran cambio. Mi compañera de cuarto y yo —ella también sigue la dieta— comenzamos a cocinar para nosotras. Todo fruta fresca, verduras frescas, pollo o albóndigas. Utilizamos un montón de las recetas del Dr. Té. Al principio estábamos un poco recelosas de cocinar con té. Pero probamos todos los adobos y nos encantaron. Cada vez que cocíamos a vapor verduras, usamos té. Cada vez que tienes que usar agua en una receta, nosotras usamos té en cambio.

Al comienzo, fue difícil hacer todos estos cambios. Pero luego, bebía té y esto me ayudaba a no comer todo el día. Cuando recién empecé fue duro dejar el café. Lo dejé de una vez después de la primera reunión y no he tomado una taza desde entonces. Reemplacé las dos tazas de café de la mañana por dos tazas de té. Luego usualmente bebo otra taza de té después de haber desayunado. Eso me hace sentir satisfecha. Bebo una o dos después de almorzar, dependiendo de cuán ajetreado esté mi día de trabajo. A veces es difícil cuando estoy corriendo por ahí, haciendo mandados para mi trabajo. Pero entonces comencé simplemente a tener conmigo una gran botella de agua llena de té. Luego mi compañera y yo conseguimos esas grandes jarras de agua con espita. La vaciamos, usamos el agua para hacer té, la volvimos a llenar con el té, y la tenemos en el refrigerador. Por lo tanto en vez de tener que hacer té para cada pequeña botella de agua, simplemente abrimos la espita, llenamos una botella de agua directamente del refrigerador y estamos listas para salir.

Una de las razones por las que me gusta esta dieta es porque definitivamente requiere que tengas algo de tiempo "para ti". Yo tengo este trabajo tan ajetreado en el que tengo que satisfacer a un montón de gente. Realmente no estaba ocupándome de mi misma. Llegaba a casa y me quedaba dormida. Estaba muy cansada todo el tiempo. No me sentía bien, ni física ni mentalmente. Gracias a la dieta comencé a hacerme tiempo para entrenar y comencé a comer mejor. Me volví más conciente de las decisiones que tomaba. Dejé de beber cerveza, lo cual, siendo una persona joven fue bastante difícil de manejar — con toda esa presión de mis pares. Pero me siento mucho mejor ahora. Estoy menos cansada. Mi cuerpo se siente mejor. Siento como si pudiera hacer más cosas.

Epílogo

Es increíble como la vida gira en círculos. Mi familia ha estado en el negocio del té por más de 200 años. Mi abuelo fue uno de los grandes distribuidores de té en Medio Oriente. Era un mayorista, y aunque manejaba muchos otros mercancías, su pasión era el té. Cuando fue comerciante en Iraq, no había televisión, no había películas. Como sucedía en la mayor parte de Medio Oriente, la vida social se centraba en el té. En los 1950s, mi abuelo, sintiendo que ya era momento de partir, sacó a sus hijos fuera de Medio Oriente. Y mi familia más o menos abandonó el té.

Mi padre, quien finalmente se recibió de contador, comenzó a beber café porque todos en América lo hacían. Mi abuelo aún bebía té, y lo mismo hacían los padres de mi mamá, pero ya no era el centro de la vida social. Teníamos ambos en casa, té y café, y los bebíamos por igual.

Crecí ni interesado ni desinteresado en el té. Era parte de mi historia, pero nada más.

De todos modos, cuando crecí, descubrí que era un hombre de nariz y paladar —lo que significa que amo todo lo relacionado con los sentidos. Siempre he amado la comida y las complejidades de la cocina. Me volví un entendido de la comida fina, vinos, bebidas alcohólicas, cervezas, y tabaco. Soy una de esas personas que se apasionan por las cosas. No puedo evitarlo; así soy.

Cuando comencé a hacer cambios en mi vida, cuando dejé el café y empecé a beber té, se volvió no sólo mi pasión, sino mi vida. Ahora, cada vez que mi padre entra en dr. tea's, se ríe de ver cómo la vida ha cerrado el círculo, de su padre a su hijo.

Escribir este libro ha sido un viaje increíble y un honor para mi, y espero que leerlo lo sea para ti también, Para mi no tiene importancia si pierdes 10 ó 100 libras. Lo que sí es importante es que hayas empezado el proceso para cambiar tu vida de a una taza de té a la vez.

Ahora que has llegado al final de este libro, no has finalizado tu viaje. Esto es sólo el comienzo. Puedes seguir andando por esta nueva ruta que has empezado a transitar. Todo lo que tienes que hacer es recordar: Si digo que puedo, podré; si digo que no puedo, no podré.

Me encantaría escuchar tu TÉstimonio. Por favor envíame tus historias. Escríbeme si tienes alguna consulta. Ven y visítame en dr. tea's. Mantengámonos en contacto; estaré esperando saber de ti.

¡Tú eres la nueva voz de *La dieta del té*!

Dr. Té
Dr. tea's
8612 Melrose Avenue
West Hollywood, CA 90069
1-310-657-9300
1-800-UTD-TEAS
drtea@ultimateteadiet.com
www.utimateteadiet.com
www.doctor-tea.com
www.shopdrtea.com

RECONOCIMIENTOS

Rusty Robertson, por su visión, guía, entrenamiento y habilidades extraordinarias para hacer realidad *La dieta del té*, Dr. Té, y dr. tea's. Eres realmente única y estoy muy agradecido por tus esfuerzos incansables.

Mary Ellen O'Neill, mi editora, ¡quién lo consiguió! ¡Estaré agradecido por siempre, MEO!

Sharyn Kolberg, por sus palabras y oh tantas otras cosas.

Christine Bybee y Pam Ross, por su pericia, tiempo, y lealtad a La Dieta del Té.

Paul Olsewski, Angie Lee, Janina Wong, Teresa Brady, Laura Dossier, y al equipo entero de HarperCollins.

Ed Robertson, Sue Schwartz, Angee Jenkins, Karen Reifschneider, Karen Saunders, y Woody Frasier, por sus esfuerzos inextinguibles:

Todos los miembros del grupo de estudio de La dieta del té, que dedicaron ocho semanas de sus vidas (ahora para el resto de sus vidas), que dijeron PUEDO, y PUDIERON perder peso y pulgadas; pero lo que es más importante, confirmaron que el té cambia la vida de uno de muchos modos y en todas las edades. Por esto estaré orgulloso por siempre de todos y cada uno de ustedes.

Abuelita, por su amor y dedicación y por mostrar que todo en la vida es mejor cuando se le agrega amor. ¡Sé que estarías orgullosa!

Abuelito, por su gran taza de té cotidiana.

Mi papá y toda mi familia Ukra de Bagdad, quienes comenzaron con el negocio del té 200 años atrás. Tu padre y mi abuelo estarían orgullosos.

Mi mamá Charlotte, quien nunca me abandonó.

Mi hermana Tara McMahon, por su dedicación de toda la vida, y mi cuñado Paul McMahon, por su guía y sabiduría.

Jan y Michael Schwartz, por estar siempre allí.

Toda nuestra familia y amigos, que son una fuente permanente de amor, apoyo, y aliento.

Toda nuestra familia y leal personal de dr. tea's, pasado y presente, que hacen mucho más divertido lo que hacemos a diario.

Nuestros maestros espirituales y ashram interior, cuya guía y sabiduría nos han guiado al lugar en el que estamos ahora.

Dr. Robert Gerard, mi maestro, que a los 90 años creyó en mi, y cuyas enseñanzas y guía me enseñaron las meditaciones e invocaciones que nos guiaron a dr. tea's, encontrando mi verdadero camino en la vida, y mi conciencia planetaria.

Mis dos dedicadas y amorosas asistentes Curly y Lulu, con las que pasé cada hora investigando y escribiendo este libro.

Y Julie, mi esposa y compañera de vida, y Lucky, mi hija y maestra constante y mi orgullo y gozo, que me dieron el coraje para escribir este libro. Su amor y dedicación y luz fueron mi incentivo para hacer realidad este libro y por ello estaré agradecido por siempre.

Fuentes

Hay miles de sitios web que ofrecen té y accesorios para el té. Los que están listados debajo son sólo unos pocos que quizá quieras visitar.

TÉ

dr. tea's
www.ultimateteadiet.com
1-888-UTD-TEAS

CVS
www.cvs.com
1-888-607-4287

Dean & Deluca
www.deandeluca.com
1-800-221-7714

Lipton Tea
www.liptont.com
1-888-547-8668

Art of Tea
www.artoftea.com
1-877-268-8327

Tea Affair
www.tea-affair.com
1-866-832-7467

Red & Green Company
www.rngco.com
1-415-626-1375

Adagio Teas
www.adagio.com

Stash Tea
www.stashtea.com
1-503-603-9905

Republic of Tea
www.republicoftea.com
1-800-298-4832

Upton Tea
www.uptontea.com
1-800-234-8327

Tazo Tea
www.tazo.com
1-800-365-6983

Special Teas
www.specialteas.com
1-800-365-6983

Harney & Sons
www.harney.com
1-888-427-6398

The Tao of Tea
www.taooftea.com
1-503-736-0198

In Pursuit of Tea
www.inpursuitoftea.com
1-866-878-3832

Revolution Tea
www.revolutiontea.com
1-888-321-4738

Whole Foods Market
www.wholefoodsmarket.com
1-512-477-4455

Bigelow Teas
www.begelowtea.com
1-888-244-3569

ACCESORIOS PARA EL TÉ

dr. tea's
www.ultimateteadiet.com
1-888-UTD-TEAS

Dean & Deluca
www.deandeluca.com
1-800-221-7714

Art of Tea
www.artoftea.com
1-877-268-8327

Bodum
www.bodum.com
1-800-232-6386

Stash Tea
www.stashtea.com
1-503-603-9905

Café de Fiori
www.cafedefiori.com
1-818-901-7777

The Tao of Tea
www.taooftea.com
1-503-736-0198

Bigelow Teas
www.begelowtea.com
1-888-244-3569

Special Teas
www.specialteas.com
1-800-365-6983

En estos días, probablemente tu supermercado trae una amplia variedad de tés en un vasto despliegue de sabores. Aquí están sólo algunos de los que puedes encontrar en un negocio cercano (y si no puedes, intenta por sus sitios de Internet)

Dr. Tea's Ultimate Diet Teas
www.ultimateteadiet.com

Lipton Tea
www.liptont.com

Rishi Tea
www.rishi-tea.com

Two Leaves and a Bud
www.worldpantry.com

Republic of Tea
www.republicoftea.com

Triple Leaf Tea
www.tripleaf-tea.com

Mighty Leaf Tea
www.mightyleaf.com

Stash Tea
www.stash.com

Twinings Tea
www.twinings.com

Allegro Tea
www.allegrocoffee.com

Yogi Tea
www.yogitea.com

Golden Moon Tea
www.goldenmoontea.com

Referencias

Adhami,V.M., N. Ahmad, and H.Mukhtar. Molecular targets for green tea in prostate cancer prevention. *Journal of Nutrition* 2003 Julio133 (7): 2417S- 2424S. Extracto disponible en http://www.nutrition.org/cgi/content/abstract/133/7/2417S.

Ahmad, N., et al. Antioxidants in chemoprevention of skin cancer. *Current Problems on Dermatology* 2001; 29:128–39.

Ahmad, N., et al. Green tea polyphenols and cancer: biologic mechanism and practical implications. Nutrition Revision 1999 Marzo; 57(3):78–83.

Ahmed, S., et al. Green tea polyphenol epigallocatechin-3-gallate (EGCG) differentially inhibits interleukin-1β- induced expression of matrix metalloproteinase-1 and 13 in human chondrocytes. *Journal of Pharmacology And Experimental Therapeutics* 2004; 308(2):767–73.

Anderson, R.A., and M.M. Polansky. Tea enhances insulin activity. *Journal of Agricultural and Food Chemistry* 2002 Nov; 50(24):7182–6.

Arteel, G.E., T. Uesugi, et al. Green tea extract protects against early alcohol-induced liver injury in rats. Biological Chemistry 2002 Mar- Abril; 383(3–4):663–70.

Aschan, Stefan. "Caffeine Exposed." *ABC News*, Marzo 29, 2007. http://abcnews.go.com/Health/Diet/Story?id=2990014& page=1, accessed April 15, 2007.

Astrup, A., S. Toubro, et al. Caffeine: a double-blind, placebo-controlled study of its thermogenic, metabolic, and cardiovascular effects in healthy volunteers. *American Journal of Clinical Nutrition* 1990; 51:759–67.

Baker, J.A., et al. Consumptionof black tea or coffee and risk of ovarian cancer. *International Journal of Clinical Nutrition* 1990; 51:759–67.

Benrjee, S., P. Maity, et al. Black tea prevents cigarette smoke-induced apoptosis and lung damage. Journal of Inflammation 2007 Abril; 4(1):3.

Bell, S.J., et al. A functional food product for the management of weight. *Critical reviews in Food Science and Nutrition* 2002; 42(2):163–78.

Bettuzzi, S., M. Brausi, et al. Chemoprevention of human prostate cancer by oral administration of green tea cachetins in volunteers with high-grade prostate intraepithelial neoplasia: a preliminary report from a one-year proof-of-principle study. *Cancer Research* 2006 Enero; 66(2):1234–40.

"Black Tea Soothes Away Stress." *BBC News* Octubre 4, 2006. hhtp://news.bbc.co.uk/2/hi/health/5405686.htm.

Bliss, Rosalie Marion. Brewing up the latest tea research. Agricultural Research. Sept.2003:11–13.

Bukowski, J.F. et al. Human gamma –delta T cells recognize alkykamines derived frommivrobes, edible planta, and tea : implications for innate immunity. *Immunity* 1999 Julio; 11 (1): 57–65.

"Caffeine Nation." CBS News. Septiembre 7, 2003. http://www .cbsnews.com/stories/2002/11/14/sunday/MAIN529388.sht ml, accessed May 6, 2007.

"Caffeine: How Much is Too Much?" http://www.mayoclinic .com/health/caffeine/NU00600 accessed April 1, 2007.

Cao, H., M.A. Kelly, et al. Green tea increases anti-inflammatory tristetraprolin and decreases pro-inflammatory tumor necrosis factor mRNA levels in rats. *Journal of Inflammation* 2007; 4:1. http://www.journal-inflammation.com/content/4/1/1.

Chantre, P., D. Lairon. Recent findings of green tea extract AR25 (exolise) and its activity for the treatment of obesity. *Phytomedi-cine* 2002Enero; 9(1):3–8.

Cherniske, Stephen, *Caffeine Blues: Wake Up to the Hidden Dangers of America's #1 Drug.* New York: Warner Books, 1998.

Das, M. et al. Studies with black tea and its constituents on leuke-mic cells and cell lines. *Journal of Experimental & Clinical Cancer Research* 2002; 21(4):563–8.

Davies, M.J., J. T. Judd, et al. Black tea consumption reduces total and LDL cholesterol in mildly hypercholesterolemic adults. Journal of Nutrition 2003; 133:3298S–3302S.

Doheny, Kathleen. Pros and cons of the caffeine craze. http:// www.webmd.com/content/Article/128/117161.htm, accessed Mayo 2,2007.

Duffy, S.J., et al. Short- and long term black tea consumption re-verses endothelial dysfunction in patients with coronary artery disease. *Circulation* 2001; 104:151–6.

Dulloo A.G., C. Duret, et al. Efficacy of a green tea extract rich in catechin polyphenols and caffeine in increasing 24-h energy expenditure and fat oxidation in humans. *American Journal of Clinical Nutrition* 1999 Dic; 70:1040–45.

Dulloo A.G.,J. Seydoux, et al. Green tea and thermogenesis : inte-raction between catechin-polyphenols, caffeine, and sympathetic activity. International Journal of Obesity and Related Metabolic Disorders 2000 Feb; 24(2): 252–8.

Dulloo, A.G., C.A. Geissler, et al. Normal caffeine consumption : influence on thermogenesis and daily energy expenditure in lean and postobese human volunteers. *American Journal of Clinical Nutrition* 1989; 49 (1): 44–50.

Egashira, N., K. Haykawa, et al. Neuroprotective effect of gammaglutamylethylamide (theanine) on cerebral infaction in mice. *Neuroscience Letters* 2004 Junio 3; 363(1): 58–61.

Ganio, M.S., et al. Evidence-based approach to lingering hydration questions. *Clinics in Sports Medicine* 2007 Enero; 26 (1): 1–16.

Geleijnse, J.M., et al. Inverse Association of tea and flavonoid intakes with incident myocardial infarction: The Rotterdam study. *American Journal of Clinical Nutrition* 2002; 75 (5): 880–6.

Genesee Country Health Department Staff. Beware of caffeine in energy drinks. *Flint Journal* Abril 30, 2007; http://www.mlive.com/entertainment/fljournal/index.ssf?/base/features-6/11 77941143183520.xml&coll=5, accessed May 2, 2007.

Gilbert, Monica. Tea Leaves Promise Well-Being. *The natural Foods Merchandiser* Nov. 1, 2004; XXV (11):46–48.

Graham, H.N. Green tea composition, consumption, and polyphenols chemistry. *Preventive Medicine* 1992 May; 21(3): 334–50.

Granato, Heather. It's Tea Time. *Natural Products Insider* May 26, 2003; http://www.naturalproductsinsider.com/articles/468/468_361fbff1.html, accessed April 27, 2007.

"Green Tea and EGCG May Help Prevent Autoimmune Diseases." *Science Daily* April 20, 2007; http//www.sciencedaily.com/releases/2007/04/070419140910.htm.

University of Chicago Medical Center. Green tea derivative causes loss of appetite, weight loss in rats. Feb. 23, 2000; http://www .uchospitals.edu/news/2000/20000223-tea.html.

"Green tea may keep HIV at bay." BBC *News* March 29, 2007; http://news.bbc.co.uk/go/pr/fr/-/2/hi/health/6502399. stm, accessed April 6, 2007.

Greider, Katherine, and Roberta Yared. Debunking Decaf. *AARP Bulletin* December 2006.

Gupta S., T. Hussain, et al. Molecular pathway for (-)-epigallo-catechin-3-gallate-induced cell cycle arrest and apoptosis of human prostate carcinoma cells. *Archives sof Biochemistry and Biophysics* 2003 Feb 1; 410(1):117–85.

Gupta, S., B. Saha, et al. Comparative antimutagenic and anticlas-togenic effects of green tea and black tea: a review. *Mutation Research* 2002; 512(1)37–65.

Hakim, I., R. Harris, et al. Effect of increased tea consumption on oxidative DNA damage among smokers: a randomized con-trolled study. *Journal of Nutrition* 2003 Oct; 133(10):3303S–3309S.

Han, L.J., T. Takaku, et al. Anti-obesity action of oolong tea. *In-ternational journal of Obesity* 1999 Jan; 23(1):98–105.

Haqqi, T.M., et al. Prevention of collagen-induced arthritis in mice by a polyphenolic fraction from green tea. *Proceedings of the National Academy of Science* 1999 April 13; 96(8): 4524–29.

Hegarty, V.M et al. Tea drinking and bone mineral density in older women. *American Journal of Clinical Nutrition* 2000; 71:1003–7.

Hindmarch, I., P.T. Quinlan, et al. The effects of black tea and other beverages on aspects of cognition and psychomotor per-formance. *Psychopharmacology* 1998; 139(3):230–8.

Hirano, R., Y. Momiyama, et al. Comparison of green tea intake in Japanese patients with and without angiographic coronary artery disease. *American Journal of cardiology* 2002 Nov. 15; 90:1150–53.

Hodgson, J.M. Effects of tea and tea flavonoids on endothelial function and blood pressure: a brief review. *Clinical and Experimental Pharmacology and Physiology* 2006 Sept; 33(9): 838–41.

Hollman, P.C.H., et al. The addiction of milk to tea does not affect the absorption of flavonoids from tea in man. *Free Radical Research* 2001 March; 34(3):297–300.

Hsu, S., W. Bollag, et al. Green tea polyphenols induce differentiation and proliferation in epidermal keratinocytes. *Journal of Pharmacology and Experimental Therapeutics* 2003; 306:29–34.

Hsu, S., D. Dickinson, et al. Inhibition of autoantigen expression by (-)-epigallocatechin-3-gallate (the major constituent of green tea) in normal human cells. *Journal of Pharmacology and Experimental Therapeutics* 2005 July 26; 315:805–811.

Hurley Deriso, Christine. Green tea linked to skin cell rejuvenation. Medical College of Georgia, February 3, 2006; http://www.mcg.edu/news/2003news-rel/hsu.htm, accessed April 25, 2007.

Ikeda, I., R. Hamamoto, et al. Dietary gallate esters of tea catechins reduce deposition of visceral fat, hepatic triaglycerol, and activities of hepatic enzymes related to fatty acid synthesis in rats. *Bioscience, biotechnology, and Biochemistry* 2005; 69(5): 1049–53.

Imai, K., K. Suga, et al. Cancer-preventative effects of drinking tea among a Japanese population. *Preventive Medicine* 1997 Nov-Dec; 26(6):769–75.

Isaacson, Andy. Steeped in Tea: The Social Significance of One Hot Drink. *Utne Reader*, Jan-Feb 2007; 51–57.

Juhel, C., M. Armand, et al. Green tea extract (AR25) inhibits lipolysis of triglycerids in gastric and duodenal medium in vitro. *Journal of Nutritional Biochemistry* 2000 Jan; 11(1):45–51.

Kakuda, T, et al. Inhibiting effects of theanine on caffeine stimulations evaluated by EEG in the rat. *Bioscience, Biotechnology and Biochemistry* 2000 Feb; 64:287–93.

Kakuda, T. Neuroprotective effects of the green tea components theanine and catechins. *Biological and pharmaceutical Bulletin* 2002 Dec; 25(12):1513–18.

Kallen, Ben. Fat loss in a tiny bag: if you belly runneth over, fill your cup with green tea to shrink it. *Men's Fitness*. Sept. 2002; http://www.findarticles.com/p/articles/mi_m1608/is_9_18/ai_9068387, accessed April 13, 2007.

Kamath, A.B., et al. Antigens in tea-beverage prine human Vγ2Vδ2 T cells in vitro and in vivo for memory and nonmemory antibacterial cytokine responses. *Proceedings of the National Academy of Science of the United States of America* 2003 May; 100(10):6009–14.

Katiyar, S.k. Skin photoprotection by green tea: antioxidant and immunomodulatory effects. *Current Drug Targets. Immune Endocrine and Metabolic Disorders 2003 Sep; 3(3):234–42.*

Kiefer, Dale. Theanine: an amino acid from tea has numerous health-protecting effects. *Life Extension*, August 2005; http://lef.org/magazine/mag2005/aug2005_aas_01.htm, accessed April 18, 2007.

Lane, J.D., et al. Caffeine impairs glucose metabolism in type 2 diabetes. *Diabetes Care* 2004 Aug; 27:2047–48. http://care.diabetesjournals.org/cgi/content/extract/27/8/2047.

Lane, J.D., C.F. Piper, et al. Caffeine affects cardiovascular and neuroendocrine activation at work and home. *Psychosomatic Medicine* 2002; 64(4):595–603.

Larsson, S. C., A. Wolf. Tea consumption and ovarian cancer risk in a population-based cohort. *Archives of International Medicine* 2005 Dec; 165(22):2683–86.

Leenan, R., et al. A single dose of tea with or without milk increase plasma antioxidant activity in humans. *European Journal of Clinical Nutrition* 2005 Jan; 54(1):87–92.

Leung, L.k., et al. Theaflavins in black tea and catechins in green tea are equally effective antioxidants. *Journal of Nutrition* 2001; 131(9):2248–51.

Liao, S. The medicinal action of androgens and green tea epigallo-catechin gallate. *Hong Kong Medical Journal* 2001 Dec; 7(4): 369–74.

Lindahl, B., I. Johansson, et al. Coffee drinking and blood cholesterol effects of brewing method, food intake and life style. *Journal of Internal Medicine 1991 Oct; 230(4):299–305.*

"Look Younger Without Going Under the Knife." *Today, Weekend Edition* May 26, 2006; http://www.msnbc.msn.com/id/12645683, accessed October 26, 2006.

Lorenz, M., et al. Addition of milk prevents vascular protective effects of tea. *European Heart Journal* 2007 Jan; 28(2):219–23.

Lu, K., M.A. Gray, et al. The acute effects of L-theanine in comparison with alprazolam on anticipatory anxiety in humans. *Human Psychopharmacology* 2004 Oct; 19(7):457–65.

Lu, Y.P., Y.R. Lou, et al. Inhibitory effects of orally administered green tea, black tea, and caffeine on skin carcinogenesis in mice previously treated with ultraviolet B light (high risk mice) : relationship to decreased tissue fat. *Cancer Research* 2001 July 1; 61(13):5002–9.

Maron, D.J., G. P. Lu, et al. Cholesterol-lowering effect of a theaflavin enriched green tea extract: a randomized controlled trial. *Archives of Internal Medicine* 2003 June 23; 163(12): 1448–53.

Mason, R. 200mg of Zen: L-theanine boosts alpha waves, promotes alert relaxation. *Alternative & Complementary Therapies* 2001 April; 7(2):91–95.

McCusker, R., B. Fuehrlein, et al. Technical note: caffeine content of decaffeinated coffee. *Journal of Analytical Toxicology* 2006 Oct; 30(8):611–13.

Murase, T., and S. Haramizu. Reduction of diet-induced obesity by a combination of tea-catechin intake and regular swimming. *International Journal of obesity* (Lond) 2006 Mar; 30(3): 561–8.

Murase, T. S. Haramizu, et al. Green tea extract improves endurance capacity and increases muscle lipid oxidation in mice. *American Journal of Physiology Regulatory, Integrative and Comparative Physiology* 2005 Mar; 228(3):R708–15.

Murase, T., S. Haramizu, et al. Green tea extract improves running endurance in mice by stimulating lipid utilization during exercise. *American Journal of Physiology-Regulatory, Integrative and Comparative Physiology* 2006 Jan; 290(6):R1550–56.

Nagao, T., et al. Ingestion of a tea rich in catechins leads to a reduction in body fat and malondialdehyde-modified LDL in men. *American Journal of Clinical Nutrition* 2005 Jan; 81(1): 122–129.

Nakachi K., H. Eguchi, et al. Can tea time increase one's lifetime? *Ageing Research Reviews* 203 Jan; 2(1):1–10.

Noriyasu, O., S. Satoko, et al. Effects of combination of regular exercise and tea catechins on energy expenditure in humans. *Journals of Health Science* 2005; 51(2):233–36.

Okakura, Kakuzo. *Book of tea*. Mineola, NY: Dover Publications, 1964.

Okello, E.J., et al. In vitro anti-beta-secretase and dual anti-cholinesterase activities of Camelia sinesis L. (tea) relevant to treatment of dementia. *Phytotherapy Research* 2004 Aug; 18(8):624–27.

Ostrowska, J., W. Luczaj, et al. Green tea protects against ethanol-induced lipid peroxidation in rat organs. *Alcohol* 2004 Jan; 32(1):25–32.

Pajonk, F., A. Riedisser, et al. The effects of tea extracts on proinflammatory signaling. BMC Medicine 2006 Dec; 4:28.

Patenaude, Frédéric. Coffee: the great energy sapper. http://www.healthfree.com/raw_food_art_coffee.htm, accessed May 11, 2007.

Petrie, H.J., et al. 2004. Caffeine ingestion increases the insuline response to an oral-glucose.-tolerance test in obese men before and after weight loss. *American Journal of Clinical Nutrition* July 2004; 80(1):22–28. http://www.ajcn.org/cgi/content/abstract/80/1/22.

Perricone, Nicholas, MD. *The Perricone Prescription*. New York: Harper Resourse, 2002.

Quinan, P.T., Lane, J., et al. The acute physiological and mood effects of tea and coffee: the role of caffeine level. *Pharmacology Biochemistry and Behavior* 2000 May; 66(1):19–28.

Ralof, Janet. Trimming with tea. *Science News Online* February 12, 2005; 167(7). http://www.sciencenews.org/articles/20050212/food.asp, accessed April 14, 2007.

Rees, Judy R., Therese A. Stukel, et al. Tea consumption and basal cell and squamous cell skin cancer: results of a case-control study. *Journal of the American Academy of Dermatology* 2007 May; 56(5):781–85.

Roca, D.J., G.D. Schiller, and D.H. Farb. Chronic caffeine or theophyline exposure reduces gamma-aminubutyric acid/benzodiazepine receptor site interactions. *Molecular Pharmacology*, 1988 May; 33(5):481–85.

Rosick, Edward R. EGCG Can Help You Lose Weight. *Life Enhancement* December 1, 2005. http://www.life-enhancement. com/article_template. Asp? Id-1154, accessed October 10, 2006.

Rumpler, W., et al. Oolong tea increases metabolic rate and fat oxidation in men. *Journal Nutrition* 2001 Nov; 131(11): 2848–52.

Salvaggio, A. M., Periti, et al. Coffee and cholesterol, an Italian study. *American Journal of Epidemiology* 1991; 134(2):149–56.

Sartippour M.R., D. Hebber, et al. Green tea and its catechins inhibits breast cancer xenografts. *Nutrition and Cancer* 2001; 40(2):149–56.

Sartippour, M.R., Z. M. Shao, et al. Green tea inhibits vascular endothelial growth factor (VEGF) induction in human breast cancer cells. *Journal of Nutrition* 2002 Aug; 132(8):2307–11.

Sato D., and M. Matsushima. Preventive effects of urinary bladder tumors induced by N-butyl-N- (-4-hydroxybutyl)-nitrosamine in rats by green tea leaves. *International Journal of Urology* 2003 March; 10(3):160–66.

Sato, Y., H. Nakatuska, et al. Possible contribution of green tea drinking habits to the prevention of stroke. *Tohoku Journal of Experimental Medicine* 1989 Apr; 157(4):337–43.

Scott, Elizabeth, "Caffeine, Stress and Your Health: Is Caffeine Your friend or Your Foe?" http://stress.about.com/od/stress health/a/caffeine.htm?p=1, accessed May 1, 2007.

Sesso, H.D., J.M. Gaziano, et al. Coffee and tea intake and the risk of myocardial infraction. *American Journal of Epidemiology* 1999 Jan; 149(2):162–67.

Setiawan, V.W., A. Zhang, et al. Protective effect of free tea on the risks of chronic gastritis and stomach cancer. *International Journal of Cancer* 2001; 92(4):600–604.

Shimotoyodome, A., S. Haramizu, et al. Exercise and green tea extract stimulate fat oxidation and prevent obesity in mice. *Medicine and Science in Sports Exercise* 2005 Nov; 37(11):1884–92.

Skrzydlewska, E., J. Ostrowska, et al. Green tea as a potent antioxidant in alcohol intoxication. *Addiction Biology* 2002 July; 7(3):307–314.

Song, C.H., et al. Effects of theanine on the release of brain alpha waves in adult males. *Korean Journal of Nutrition* 2003; 36(9):918–23.

Steptoe, A., E.L. Gibson, et al. The effects of tea on psychophysiological stress responsivity and post-stress recovery: a randomized double-blind trial. *Psychopharmacology* 2007 Jan; 190(1): 81–89.

"Study: Drinking Coffee Has Health Benefits." August 28, 2005. http://abcnews.go.com/GMA/health/story?id=1074559, accessed Oct, 1, 2006.

Sugiyama T. and Y. Sadzuka. Theanine and glutamate transporter inhibitors enhance the antitumor efficacy of chemotherapeutic agents. *Biochimica at Biophysica Actai Reviews on Cancer* 2003 Dec; 1653(2):47–59.

Taillefer, Theresa. Does coffee or caffeine affect my diabetes? Ask the Dietitian (Diabetes Dialogue, Winter 1997) http://www.diabetes.ca/Section_About/caffeine.asp, accessed April 15, 2007.

"Tea 'healthier' drink than water." BBC *News* August 24, 2006. http://news.bbc.co.uk/2/hi7health/5281046.stm, accessed April 4. 2007.

"tea Snobs and Coffee Bigots." *New York Times* November 30, 2006. http://select.nytimes.com/search/restricted/article?res F50A13F63A5D0C738FDDA80994DB484D81, accessed May 25, 2007.

Tsubono, Y., Y. Nishino, et al. Green tea and the risk of gastric cancer in Japan. *New England journal of Medicine* 2001 Mar 1; 3344(9):632–36.

Tuomilehto, J., G. Hu, et al. Coffee consumption and risk of type 2 diabetes mellitus among middle-aged finish men and women. JAMA 2004 March; 291(10):1213–19.

Van het Hof, K.H., et al. Bioavailability of catechins from tea_ the effect of milk. *Eur Journal Clinical Nutrition* 1998May; 52(5): 356–59.

Vayalil P.K., A. Mittal, et al. Green tea polyphenols prevent ultraviolet light induced oxidative damage and matrix metallopreoteinases expression in mouse skin. *Journal of Investigative Dermatology* 2004 Jun; 122(6):1480–7.

Vergote, D., C. Cren-Olivé, et al. (-)-Epigallocatechin (EGC) of green tea induces apoptosis of human breast not of their normal counterparts. *Breast Cancer Research and Treatment* 2002 Dec; 76(3):195–201.

Vijayakum, C., G.V. Reddy, et al. Addition of milk does not alter the antioxidant activity of black tea. *Annals of Nutrition and Metabolism* 2005 May-Jun; 49(3):189–95.

Wang, Y.C., and U. Bachrach. The specific anti-cancer activity of green tea (-)-epigallocatechin-3-gallate (EGCG). *Amino Acids* 2002 March; 22(2):131–43.

Wansink, Brian. *Mindless eating: Why We Eat More Than We Think*. New York: Bantam, 2006.

Weil, Andrew, and Winifred Rosen. *From Chocolate to Morphine: Everything You Need to Know About Mind-Altering Drugs*. Boston: Houghton Mifflin, 2004.

Weisburger, J.H., E. Veliath, et al. Tea polyphenols inhibit the formation of mutagens during the cooking of meat. *Mutation Research* 2002 Apr26; 516(1–2):19–22.

Westertrep-Plantenga, M.S., et al. Body weight loss and weight maintenance in relation to habitual caffeine intake and green tea supplementation. *Obesity Research* 2005; 13(7):1195–1204.

Wolfam, S., Y. Wang, et al. Anti-obesity effects of green tea: from bedside to bench. *Molecular Nutrition & Food research* 2006 Feb; 50(2):176–87.

Yokosawa T., and E. Dong. Influence of green tea and its three major components upon low-density lipoprotein oxidation. *Experimental and toxicologic Pathology* 1997 Dec; 49(5):329–35.

Yokosawa, T., T. Nakagawa, et al. Antioxidative activity of green tea polyphenols in cholesterol-fed rats. *Journals of Agricultural and Food Chemistry* 2005; 50(12):3549–52.

Zhang, M., et al., Green tea and the prevention of breast cancer: a case-control study in southeast China. *Carcinogenesis* 2007 28(5): 1074–78. Advance access December 20, 2006 at http://carcin.oxfordjournals.org.

Zhang M., C.W. Binns, et al. Tea consumption and ovarian cancer risk: a case-control study in China. *Cancer Epidemiology Biomarkers & Prevention* 2005Aug; 11(8):713–18.

Zheng G., K Sayama, et al. Anti-obesity effects of three major components of green tea, catechins, caffeine and theanine, in mice. *In Vivo* 2004 Jan-Feb; 18(1):55–62.

Zhou, J.R., et al. Soy Phytochemicals and tea bioactive components synergistically inhibit androgen-sensitive human prostate tumors in mice. *Journal of Nutrition* 2003 Feb; 133(2): 516–21.

ÍNDICE DE TEMAS

ÍNDICE DE RECETAS